Lorna R. Vanderhaeghe
Patrick J. D. Bouic, Ph. D.

Für immer gesund

Lorna R. Vanderhaeghe
Patrick J. D. Bouic, Ph. D.

Für immer gesund

Wie Sie in 30 Tagen
Ihr Immun-System optimal stärken

Aus dem Englischen von
Manfred Rometsch

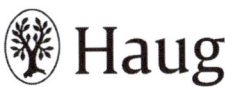

Die Deutsche Bibliothek – CIP-Einheitsaufnahme

Ein Titeldatensatz für diese Publikation ist bei Der Deutschen Bibliothek erhältlich.

Titel der kanadischen Originalausgabe The Immune System Cure
© Lorna R. Vanderhaeghe, 1999

erstmalig erschienen bei Prentice-Hall Canada Inc., Scarborongh, Ontario

© 2001 Karl F. Haug Verlag in MVH Medizinverlage Heidelberg GmbH & Co. KG,
Fritz-Frey-Str. 21, 69121 Heidelberg
Büro Stuttgart: Steiermärker Straße 3–5, 70469 Stuttgart

Die Ratschläge und Empfehlungen dieses Buches wurden von Autor und Verlag nach bestem Wissen und Gewissen erarbeitet und sorgfältig geprüft. Dennoch kann eine Garantie nicht übernommen werden. Eine Haftung des Autors, des Verlages oder seiner Beauftragten für Personen-, Sach- oder Vermögensschäden ist ausgeschlossen.

Lektorat: Dr. Elvira Weißmann-Orzlowski
Zeichnungen: Christine Lackner, Ittlingen
Fotos: Photo Disk (S. 10, 14/15, S. 96); Photo Alto (S. 110–111); MEV (S. 13)
Umschlagfoto: Photo Alto
Umschlaggestaltung: CYCLUS · Visuelle Kommunikation, Stuttgart
Satz: Fotosatz H. Buck, Kumhausen
Druck und Verarbeitung: Westermann Druck, Zwickau

www.haug-gesundheit.de

ISBN 3-8304-2059-5   1 2 3 4 5

Inhalt

Danksagung

Viele Menschen haben mir durch ihre Ermutigung, Begeisterung und Unterstützung bei diesem Projekt geholfen. Meinen Kindern Crystal, Kevin, Caitlyn und Kyle danke ich für ihre Geduld, während ich an diesem Buch arbeitete. Eure Liebe und euer Verständnis bedeuten mir sehr viel. Mama, dir danke ich für die robuste Konstitution und den Erfolgswillen, den ich von dir geerbt habe. Ich danke John Barson für das Schulterklopfen und die lange Internetsuche. Mein besonderer Dank gilt Dr. Emanuel Cheraskin, der mir Mut gemacht hat. Auch Rose und Abraham Hoffer danke ich für ihre Ermutigung, als ich für das *Journal of Orthomolecular Medicine* arbeitete und forschte. Mein Dank gilt auch dem verstorbenen Linus Pauling, der mir erzählte, wie seine Frau sich in einer Zeit durchsetzte, als Frauen nicht die verdiente Anerkennung fanden. Er hat mich inspiriert, Dogmen aller Art zu misstrauen. Siegfried Gursche und Claire Farr danke ich dafür, dass sie immer an mich geglaubt haben. John Morgenthaler, einem gleichgesinnten Geist, bin ich dankbar für seinen Respekt und Ronald Reichert, Udo Erasmus und Dr. Richard Johnson für die stundenlangen Gespräche über Biochemie und Ernährung. Ein Dankeschön auch meinem guten Freund Josef Tyls für seine Studien über unser Trinkwasser und über oxidative Therapien; Deane Parkes für seine lange Freundschaft und seine unermüdliche Unterstützung dieses Projekts; meinen Mitarbeitern Hazel Gill und Tanja Hutter, die mir geholfen haben, dieses Buch zusammenzustellen und zu schreiben; Andrew Munaweera für seinen Beitrag über Diabetes und Ryan Ligeza für seine Zeichnungen. Ich danke Lu Cormier, der dieses Buch in Rekordzeit produziert hat, Jim MacLachlan für seinen Rat als Lektor und Liba Berry für ihr Geschick und ihre Freundlichkeit beim Lektorat. Dean Hanneford hat alle verlegerischen Grenzen gesprengt, und ich habe ihm ebenso zu danken wie David Chapman und Poon Liebenberg, die mich nach Südafrika schickten, um Material für dieses Buch zu sammeln, Herrn Roelof Liebenberg, der sein Lebenswerk mit mir teilte, und Patrick für sein immunologisches Fachwissen, seine Forschungen und seine Kameradschaft. Mein besonderer Dank gilt den Pionieren, die neue Wege gingen, um kranken Menschen mit neusten Erkenntnissen zu helfen. Ich danke allen, deren Arbeiten und Ideen wir der ganzen Welt vorlegen.

Lorna R. Vanderhaeghe

Vorwort

Seit Jahrzehnten suchen wir nach einem Heilmittel für Krebs, Arthritis, Schnupfen und nun auch AIDS. Eine magische Arznei, ein Antibiotikum oder ein Impfstoff sind die Ziele der Forschung. Aber der mächtigste aller Heiler steht uns bereits zur Verfügung, weil er ein Teil unseres Körpers ist: das Immunsystem. Die Natur hat uns in weiser Voraussicht die Instrumente gegeben, die wir brauchen, um die meisten Krankheiten zu besiegen. Wenn wir unser Immunsystem aber vernachlässigen, missbrauchen und überlasten, kann es nicht mehr optimal arbeiten. In diesem Buch geht es nicht um ein Zaubermittel, sondern um Therapien, die das Immunsystem ankurbeln und harmonisieren, damit es bekommt, was es braucht.

Zahlreiche neue, fundierte Studien bestätigen die Wirkung der in diesem Buch beschriebenen Verfahren. Wir hoffen, dass die endlosen Fragen skeptischer Ärzte und Laien nun verstummen. Der erste Teil legt die Grundlagen für die Heilung des Immunsystems. Wenn Sie die Empfehlungen befolgen, die wir diesen Kapiteln geben, bringen Sie Ihr Immunsystem in Topform und sind vor Krankheiten optimal geschützt. Wenn Sie mehr über das Immunsystem wissen wollen, wird Ihnen das Kapitel „Was ist Immunität" gefallen, und wenn Sie weniger an Details interessiert sind, kommen Sie im zweiten Teil des Buches auf Ihre Kosten, wo wir einige wichtige Krankheiten besprechen.

Dieser Teil befasst sich vor allem mit jenen Krankheiten, die in unserer Gesellschaft gefürchtet sind, und erläutert einfache, preiswerte und wirksame Behandlungsmethoden. Sprechen Sie mit Ihrem Arzt über die Empfehlungen, die Sie darin finden und heilen Sie gemeinsam mit ihm Ihr Immunsystem.

Im Anhang finden Sie nützliche Informationen über Produkte und Bezugsquellen.

Wir müssen unsere Lebensweise ändern und unser Immunsystem stärken. Nichts könnte im neuen Jahrtausend für unsere Gesundheit wichtiger sein. Schützen Sie sich, seien Sie der beste Freund Ihres Immunsystems – und die Selbstheilungskräfte Ihres Körpers werden ihren Gipfel erreichen.

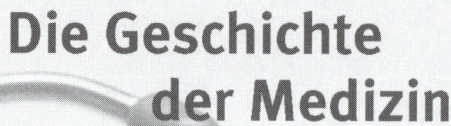

Die Geschichte der Medizin

2000 v. Chr.
Da, iss diese Wurzel!

1000 v. Chr.
Diese Wurzel ist heidnisch.
Sprich dieses Gebet.

1805 n. Chr.
Beten ist abergläubisch.
Hier, trink diese Tinktur.

1940 n. Chr.
Diese Tinktur ist unwirksam.
Schluck diese Tablette.

1985 n. Chr.
Diese Tablette nützt nichts.
Nimm dieses Antibiotikum

2000 n. Chr.
Dieses Antibiotikum wirkt nicht mehr.
Da, iss diese Wurzel!

Einführung

Es ist erstaunlich, wie viele Menschen an Krebs, Autoimmunkrankheiten und anderen chronischen Krankheiten leiden. Oft gelten die Erbanlagen als die Schuldigen, aber wir müssen auch berücksichtigen, wie sehr falsche Ernährung, Stress und eine ungesunde Lebensweise unserem Immunsystem schaden. Um Krankheiten zu besiegen, müssen wir dafür sorgen, dass das Immunsystem gesund bleibt. Wie das geht? Die Natur kennt die Antwort.

Die Ernährung spielt eine große Rolle bei der Vorbeugung. Wir brauchen nur einen Blick nach Afrika zu werfen, wo Unterernährung weit verbreitet ist und Krebs, Parasiten und chronische Infektionen fast schon normal sind. Leider sind nur wenige Schulmediziner bereit, Nährstoffmängel zu untersuchen, wenn sie Patienten behandeln.

Das Immunsystem ist ein integriertes Netzwerk von Zellen, die uns vor Infektionen schützen. Es ist ein faszinierendes System, das in der Lage ist, in Zeiten der Not schnell und zweckmäßig zu reagieren. Dieses System hat aber auch viele Steuerungsmechanismen, und wenn diese versagen, gerät es aus den Fugen, zerstört gesunde Zellen und wehrt sich nicht mehr gegen eindringende Bakterien und Viren. Wie kann es dazu kommen? Darauf gibt es verschiedene Antworten, und die wichtigste lautet: Wir schwächen unser Immunsystem, weil wir ihm nicht die notwendigen Nährstoffe geben und weil wir unter körperlichem und seelischem Stress leiden. Wenn wir dem Körper nicht die richtigen Nährstoffe geben, bricht das Immunsystem unter dieser Belastung zusammen und seine Widerstandskraft gegen Krankheitserreger lässt nach. Dann besteht die Gefahr, dass sich chronische Krankheiten und Allergien entwickeln.

Dieses Buch zeigt Ihnen wie Sie Ihrem Immunsystem helfen, damit es optimal arbeiten kann. Wir werden viele Nährstoffe besprechen (s. S. 37 ff.), die unerlässlich sind, damit das Immunsystem Invasionen fremder Organismen abwehrt und sich in friedlichen Zeiten zurückhält. Gute Ernährung ist das Sicherheitsventil; sie sorgt dafür, dass das Immunsystem nicht kämpft, wenn es gar keine Feinde gibt – so wie bei Autoimmunkrankheiten (s. S. 136 ff.) und Allergien (s. S. 165 ff.) –, und dass es Krebszellen vernichtet, bevor daraus Tumore werden.

Die Natur hat uns alles gegeben, was ein Immunsystem braucht. Immer mehr pflanzliche Substanzen werden entdeckt, die den Kampf gegen Krankheiten unterstützen. Unserer Meinung nach wird ein beson-

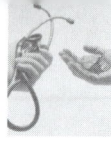

ders wichtiger Wirkstoffkomplex namens Moducare, der pflanzliche Sterole und Steroline enthält, der Nährstoff des neuen Jahrtausends sein. Sterole und Steroline stärken nachweislich das Immunsystem; sie helfen uns, es gesund zu erhalten und sorgen dafür, dass die Zellen dieses komplexen Systems angemessen reagieren, wann immer es notwendig ist. Moducare aktiviert jene Zellen, die Bakterien, Viren und Parasiten bekämpfen und zerstören.

Wir können uns Sterole und Steroline als Regulatoren des Immunsystems vorstellen; denn die Immunität gleicht einer Balkenwaage, die aus dem Gleichgewicht gerät, wenn die positiven Kräfte die negativen nicht mehr aufwiegen können. Die positiven Kräfte sind die spezialisierten weißen Blutkörperchen. Sie können ihre Feinde nur besiegen, wenn sie in ausreichender Zahl gebildet werden. Leider sind sie manchmal im Nachteil, weil diese Feinde (Bakterien und Viren) bereits in unseren Zellen leben und weil wir dem Körper die Nährstoffe vorenthalten, die er für eine starke Abwehr braucht. Wenn die Feinde die schwache Schutztruppe überwinden, bricht die Infektionskrankheit aus. Sterole und Steroline geben dem Organismus zusätzliches „Gewicht", so dass er diese Diskrepanz ausgleichen kann. Diese Pflanzenfette schicken den Immunzellen die richtige Botschaft. Sterole und Steroline bremsen außerdem das Immunsystem, wenn es überaktiv ist. Das kommt bei chronischen Krankheiten wie rheumatoider Arthritis, Lupus, Sklerodermie und anderen Autoimmunkrankheiten vor, aber auch bei Allergien wie Asthma, Ekzemen, Dermatitis, Sinusitis und Rhinitis. Sterole und Steroline liefern regulierende Faktoren, die solche Störungen lindern oder beseitigen. In diesem Buch stellen wir wissenschaftliche Studien vor, die das bestätigen.

Im Gegensatz zu den traditionellen Therapien behandeln wir nicht mit Medikamenten, die das gesamte Immunsystem „abschalten", wenn es überaktiv ist. Moducare veranlasst die Immunzellen, wieder normal zu arbeiten. Wir schießen also nicht mit der Schrotflinte auf Spatzen, sondern bemühen uns, Fehler zu beseitigen, ohne dass die unangenehmen oder gefährlichen Nebenwirkungen eintreten, die mit der Einnahme von Medikamenten verbunden sind. Zum ersten Mal gibt es also ein Mittel, das unser Immunsystem tiefgreifend harmonisiert und die natürliche Widerstandskraft gegen Infektionen stärkt. Auch Sie können jetzt Ihr Immunsystem heilen. Die Natur gibt Ihnen, was Sie dafür brauchen – aber Sie müssen es nutzen.

Patrick J. D. Bouic, Ph. D.

Ode an große Männer

In Roelof Liebenberg sah ich einen mächtigen Geist,
so mächtig wie andere große Männer, denen ich begegnen durfte:
den verstorbenen Linus Pauling,
Dr. Emanuel Cheraskin,
Dr. Abraham Hoffer,
Männer deren Vision größer sind als die Träume der meisten anderen,
Männer, die noch im hohen Alter aktiv und voller Begeisterung sind,
die unermüdlich arbeiten und die Wissenschaft voranbringen,
weil sie die Menschen heilen wollen.
Diese Männer sind meine Mentoren,
sie sind jünger als andere, die nur halb so alt sind,
sie sind sanfte Riesen auf ihre eigene Art,
sie ermutigen uns, nie aufzugeben
und immer nach unserem großen Traum zu leben.

Lorna R. Vanderhaeghe

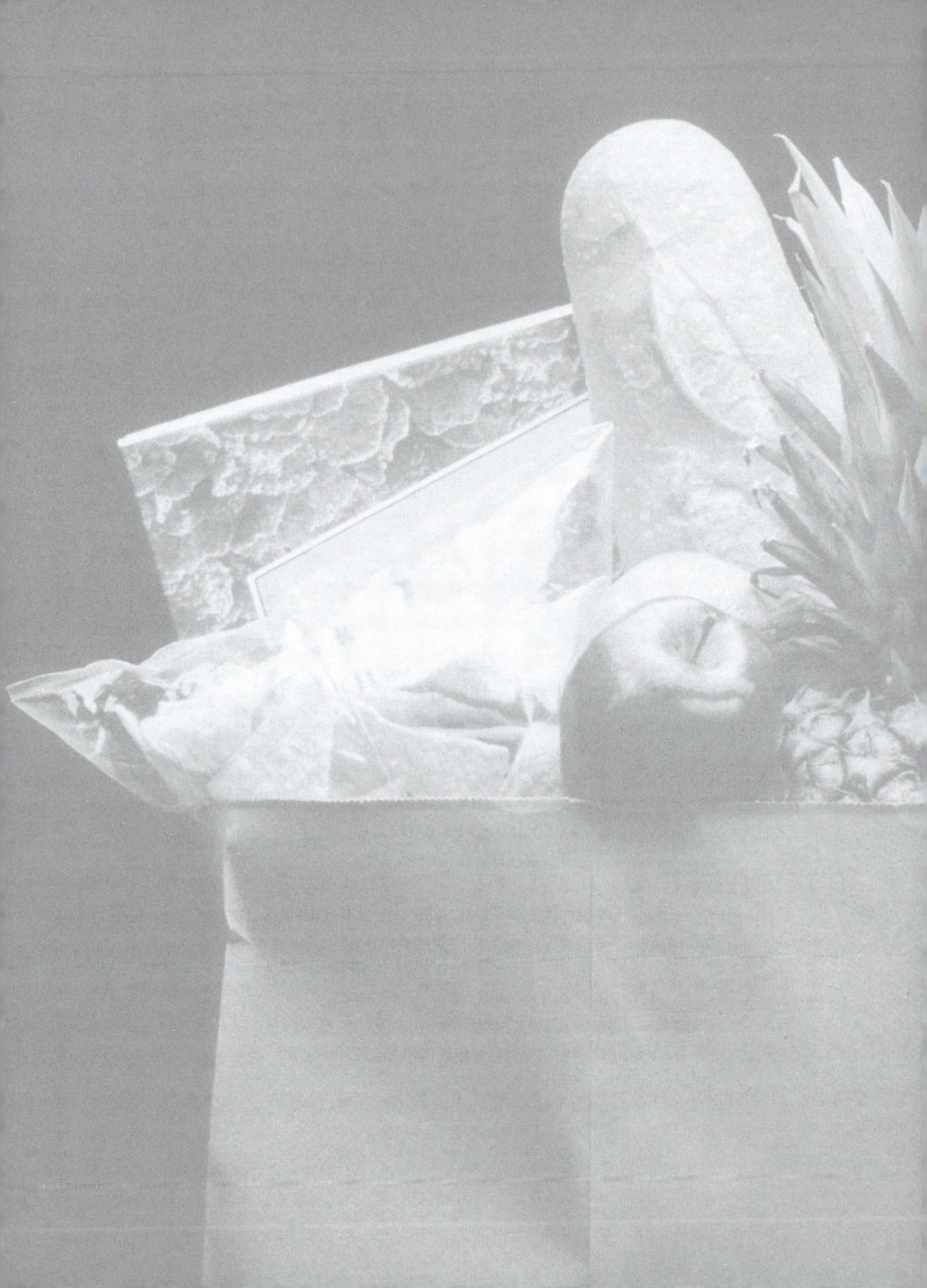

Die Ernährung und das Immunsystem

Aus dem Inneren Afrikas

Was der menschliche Geist sich vorstellen und glauben kann, das kann er auch erreichen.   *Napoleon Hill*

Warum bekommt ein Mensch Schnupfen oder Grippe, während ein anderer davon verschont bleibt? Warum erkranken manche HIV-Infizierten nie an AIDS, während andere daran sterben? Warum steckt sich während einer Epidemie nur ein Teil der Bevölkerung an, und warum sterben nicht alle Kranken? Entscheidend sind ihre Lebensweise, ihre Ernährung und die Gene, die sie von den Eltern bekommen haben. Wir können uns unsere Eltern nicht aussuchen, aber wir können entscheiden, was wir essen, wo wir leben und wie wir leben.

Wir fürchten uns heute vor neuen ansteckenden Krankheiten, vor „Fleisch fressenden" Bakterien und vor dem Ebola-Virus. Der Flugverkehr macht es einem Virus oder Bakterium leicht, von einem Teil der Welt in einen anderen zu reisen. Wie können wir uns davor schützen? Müssen wir Gesichtsmasken tragen und den Kontakt mit anderen meiden? Die Lösung ist viel einfacher – und wir finden sie nicht da draußen, sondern in uns selbst. Geben Sie Ihrem Immunsystem, was es braucht. Das ist die ganze Antwort.

Der Körper kann sich vor fremden Organismen schützen, und wir können diese Fähigkeit stärken oder schwächen. Haben Sie sich schon einmal nach starkem Stress erkältet? Zu viele Feiertage, anstrengende Arbeit, Schlafmangel, ein übervoller Terminkalender können uns krank machen. Nach einem schweren Schicksalsschlag – das kann der Tod eines Angehörigen, eine Scheidung oder Arbeitslosigkeit sein – sind Menschen viel anfälliger für Herzinfarkte, chronische Krankheiten und sogar Krebs. Richtige Ernährung, Ergänzungsmittel, pflanzliche Nährstoffe (Phytochemikalien) und Sport haben großen Einfluss auf das Tempo unserer Genesung.

Unsere Gefühle sind eng mit dem Immunsystem verbunden. Freude und Zufriedenheit, liebevolle Beziehungen und Gebete schützen unsere Gesundheit. Ja, Beten und Lachen können Krankheiten heilen. Rümpfen Sie nicht die Nase über solche Berichte. Das Nervensystem hat einen so großen Einfluss auf das Immunsystem, dass Wissenschaftler staunen. Diese Erkenntnis ist allerdings noch neu, und viele Lehrbücher müssen erst umgeschrieben werden. In den kommenden zehn

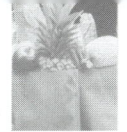

Jahren werden faszinierende Entdeckungen unsere Einstellung zu den Gefühlen verändern.

Das erworbene Immunschwächesyndrom (AIDS) und das „humane Immunschwächevirus" (HIV) haben in der Immunologie bewirkt, was Erkenntnisse über den Einfluss der Gefühle auf die Gesundheit in der Neurologie bewirkt haben. Den intensiven Forschungen über die Natur des AIDS-Virus verdanken wir eine Fülle von Informationen über das Immunsystem. Keine andere Krankheit hat den Eifer der Wissenschaftler, die nach einem Heilmittel suchen, stärker entfacht. Die Entdeckung des HIV hat uns klar gemacht, wie sehr Viren die Menschheit bedrohen. Die Furcht vor diesem Virus, das ständig mutiert, sitzt tief, und die Zeitungen sind voll von Berichten über die unaufhörlich steigende Zahl von Infizierten und Toten. Was die Krankheiten unserer Zeit betrifft, wird nur in die Krebsforschung mehr Geld gesteckt als in den Kampf gegen AIDS. Jede Forschergruppe will als erste einen Impfstoff entdecken, der Krebs verhindert, oder ein Medikament, das AIDS-Viren abtötet.

Pflanzen als Retter

Viele spekulieren darauf, dass der Durchbruch in der AIDS-Forschung in Afrika gelingen wird, allein wegen der großen Zahl von Infizierten. Aber niemand hat wohl erwartet, dass eine AIDS-Therapie sich auf heilende pflanzliche Substanzen stützen würde.

Pflanzen enthalten nicht nur Vitamine, Mineralien und Spurenelemente, sondern auch Phytochemikalien (*phyto* = Pflanze), mit denen sie sich vor Sonnenstrahlen, Schädlingen und Giften schützen. Bekannte Medikamente werden aus Pflanzen gewonnen: Digitalis stammt aus dem Fingerhut, Aspirin aus der Weidenrinde. Bevor es Pharmazeutika gab, verwendeten die Heiler der Naturvölker Pflanzenarzneien. Als man Antibiotika entdeckte, waren pflanzliche Heilmittel schnell vergessen; heute greift man wieder auf sie zurück, denn die Bakterien werden allmählich gegen Antibiotika resistent. Die üblichen Medikamente sind gegen die Krankheiten des 21. Jahrhunderts wenig wirksam, weil diese auf falsche Ernährung, Stress und Umweltgifte zurückzuführen sind. Natürliche Heilmittel, die seit Generationen benutzt werden, sind dagegen imstande, das Immunsystem so anzuregen, dass es mit Erregern selbst fertig wird.

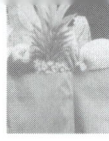

Phytochemikalien haben also die Fähigkeit, unsere eigenen Abwehrkräfte zu stärken. Pflanzliche Stoffe wie Sterole und Steroline helfen dem Immunsystem, Krebszellen, Bakterien und Viren zu vernichten und die Alterung zu verlangsamen. Afrika ist der Kontinent, dem wir das einzigartige Produkt verdanken, in dem diese Mikronährstoffe enthalten sind.

Es gibt zwar viele Nährstoffe und Nahrungsmittel, die das Immunsystem stärken, aber kein anderes Mittel hat eine so positive Wirkung auf das Immunsystem wie Moducare. Studien belegen, dass diese Kombination aus pflanzlichen Sterolen und Sterolinen erstaunliche Heilkräfte bei Krebs, AIDS, Tuberkulose und Autoimmunkrankheiten entfaltet.

Wie kam dieses Produkt zustande? Seine Geschichte beginnt mit Roelof Wilke Liebenburg, den wir R. W. nennen wollen. Dank seines Forschergeistes sah er manches, was andere nicht sahen, und seine Entschlossenheit, Antworten zu finden, verhinderte, dass er aufgab. Dieser südafrikanische Gentleman mit der leisen Stimme wusste, dass er einer wichtigen Entdeckung auf der Spur war – einem Heilmittel für den Krebs. Und das ist seine Geschichte.

Als Junge lebte R. W. in einem abgelegenen Gebiet Südafrikas, wo Ärzte ein Luxus waren, den arme Familien sich nicht leisten konnten. Seine Mutter war weit und breit dafür bekannt, dass sie mit Kräutern allerlei Krankheiten heilen konnte. Sie behandelte ihre Familie, Freunde und Nachbarn mit selbstgebrauten Tinkturen, die gegen Erkältungen, Grippe, Fieber, Infektionen und Kinderkrankheiten halfen. Damit hinterließ sie bei R. W. einen bleibenden Eindruck, und Jahre später machte er das Studium der Heilpflanzen zu seiner Lebensaufgabe.

Seine Forschungen begannen im Jahr 1958. Sein Onkel, der 76-jährige Oom Koos, wurde mit Prostatakrebs aus einem Krankenhaus in Pretoria entlassen. Die Ärzte erklärten der Familie, der Tumor sei so weit fortgeschritten, dass man ihn weder operieren noch therapieren könne. Oom Koos fiel immer wieder ins Koma, und man nahm an, dass er nur noch ein paar Tage zu leben habe. Angehörige versammelten sich, und Freunde kamen zu einem letzten Besuch. Ein Nachbar, der gehört hatte, Oom Koos leide an der „Krankheit der alten Männer", grub in einem Feld eine wilde Pflanze aus und wies Oom Koos' Frau an, daraus ein traditionelles Naturheilmittel zu bereiten. Innerhalb einer Woche saß Oom Koos im Bett und wollte etwas essen. Er lebte noch zehn Jahre und starb nicht an Krebs.

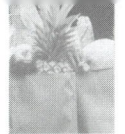

Dieses Erlebnis und die Heilkünste seiner Mutter, aber auch die vielen Freunde, die Opfer des Krebses geworden waren, weckten in R. W. ein unstillbares Verlangen: Er wollte ein Heilmittel gegen die am meisten gefürchtete Krankheit finden. Er las Bücher des verstorbenen Dr. Max Gerson, der seinen Krebspatienten eine strenge Diät aus Obst- und Gemüsesäften verordnet hatte. Gersons Methode (die heute noch angewandt wird) bestätigte R. W. in seinem Glauben, dass Pflanzen Substanzen enthalten, die Krebs heilen können. In den nächsten vierzig Jahren untersuchte er die pflanzlichen Verbindungen, die seinem Onkel geholfen hatten. Obwohl er keine wissenschaftliche Ausbildung hatte, brachte er sich selbst Chemie, Biologie und Physiologie bei. Er las und prüfte alles, was er über Krebs, das Immunsystem und die natürliche Heilkraft des Körpers finden konnte. Er studierte Berichte über krebshemmende Eigenschaften bestimmter Nahrungsmittel und wissenschaftliche Dokumente der amerikanischen Krebsgesellschaft. Er erkannte, dass in allen Pflanzen enorme Heilkräfte schlummern, und suchte eifrig nach den Hinweisen, die ihn letztlich zu einem wirksamen Heilmittel für das Immunsystem führen sollten.

Wichtige Leute traten in sein Leben und unterstützten ihn. Dank einer wundervollen Frau, die er später heiratete, traf er Dr. Scheffel, der Anfang der Sechzigerjahre nach Südafrika gereist war, um das Trachom, eine Augenkrankheit, zu behandeln. Dr. Scheffel war der erste Mediziner, der R. W. zuhörte. Er besuchte sogar Oom Koos und probierte den traditionellen Heiltrank. Dr. Scheffel war bald von R. W. überzeugt und versprach, ihm bei seinen Forschungen zu helfen.

Einige Jahre später setzte Dr. Scheffel, der jetzt in Deutschland lebte, sich mit dem bekannten Urologen Dr. Dieter Ebbinghaus vom Kreiskrankenhaus Hellersen-Lüdenscheid in Verbindung. Dorthin wurden alle Patienten aus vielen Landesteilen geschickt, um ihre Prostatabeschwerden zu behandeln. Nachdem Dr. Ebbinghaus die Berichte über das Prostataheilmittel studiert hatte, war er zu einer kleinen Studie mit seinen Patienten bereit. Er behandelte die Kranken einen Monat lang und hielt sorgfältig nach abträglichen Nebenwirkungen Ausschau. Seine Befunde waren ermutigend: Einige Symptome der so genannten benignen Prostatahyperplasie (einer gutartigen, aber äußerst unangenehmen Schwellung der Prostata) wurden gelindert. Die Urinausscheidung nahm zu, der Restharn in der Blase nahm ab, und der Muskeltonus der Blase – die bereits wegen der ständigen Überfüllung mit Urin gedehnt

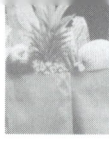

war – verbesserte sich ebenfalls. Dieser Pflanzenextrakt war eindeutig wirksam, und darum wurden die Studien fortgesetzt.

R. W. war inzwischen Karl Pegel begegnet, der an der Witwaterstrand-Universität in Johannesburg Phytochemie (Pflanzenchemie) studierte. Pegel beendete sein Studium und wurde Professor. R. W. bat ihn, den aktiven Bestandteil in der Pflanze, die Prostatabeschwerden linderte, zu identifizieren. Dr. Pegel war einverstanden, und R. W. stellte einen kleinen Geldbetrag zur Verfügung, damit die wissenschaftliche Assistentin Engela de Witt Professor Pegel unterstützen konnte. Nach einigen Monaten extrahierte de Witt eine Fettsubstanz aus der Pflanze und schickte sie dem Rat für wissenschaftliche und industrielle Forschung, um sie analysieren zu lassen. R. W. füllte 300 Kapseln mit jeweils zehn Milligramm der Mixtur, flog nach Düsseldorf und besuchte Dr. Scheffel und Dr. Ebbinghaus.

Dr. Ebbinghaus begann, Patienten damit zu behandeln. Er stellte fest, dass der isolierte Stoff nicht so wirksam war wie die erste Substanz – immerhin förderte er die Heilung ein wenig. Die Fettsubstanz war inzwischen als Sitosterol identifiziert worden, und R. W. erfuhr zu seiner Enttäuschung, dass Sitosterol schon 1922 isoliert worden war und dass die amerikanische Krebsgesellschaft es für unwirksam in der Krebstherapie befunden hatte. Doch Dr. Pegel kannte sich in Phytochemie aus, und darum entdeckte er, was ihnen entgangen war.

Pegel wusste, dass Pflanzen gebundene und freie Sterole und Steroline enthalten. Sterolin ist ein Sterolmolekül, das mit einem Glukosemolekül verbunden ist. Pegel erkannte, dass Sterolin dank seiner Struktur leichter löslich ist und daher besser absorbiert wird als Sterol. Beim Versuch, den aktiven Bestandteil der Pflanze zu isolieren, waren die Sterole und Steroline durch Hydrolyse entfernt worden. Dabei wurde das Glukosemolekül abgetrennt, und übrig blieben zwar Sterole, aber keine Steroline. Der Durchbruch kam, als dem Forscherteam klar wurde, dass Sterole und Steroline ihre natürliche Form so genau wie möglich beibehalten müssen. Darum also hatte die isolierte Substanz bei Dr. Ebbinghaus' Patienten nicht so gut gewirkt. Ihr hatte der wichtigste Bestandteil gefehlt: das immunstärkende Sterolin. (Wissenschaftler suchen oft nach isolierten Substanzen und vernachlässigen die vielen anderen wichtigen Heilkräfte der ganzen Pflanze. Das gilt zum Beispiel auch für das Carotin. Viele Wissenschaftler glauben, dass wir verschiedene Carotinoide zu uns nehmen müssen und dass isolierte Bestandteile die Wirkung schmälern.)

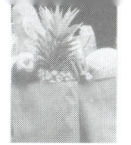

Professor Rogers schloss sich dem Team an, um ein Produkt zu entwickeln, das die gleiche Wirkung haben sollte wie die Pflanze. Das Vorhaben gelang, und man schickte Dr. Ebbinghaus' Kapseln nach Deutschland. Dort wurden mehrere klinische Studien durchgeführt, und das Ergebnis war im Jahr 1974 ein patentiertes Heilmittel für benigne Prostatahyperplasie (BPH). Weitere wissenschaftliche Forschungen und die moderne Herstellungstechnik führten zu einem verbesserten Produkt namens Moducare.

Was ist Immunität?

Wir können der Natur nur befehlen, wenn wir ihr gehorchen.

Francis Bacon

Das Immunsystem ist ein hochspezialisiertes Abwehrsystem, das Krankheitserreger sowie entartete oder infizierte Zellen aufspürt, angreift und zerstört. Es sichert das Überleben des Körpers, indem es ihn vor Krankheiten schützt. Wenn das Immunsystem optimal arbeitet, ist es erstaunlich leistungsfähig, und es kommt selten vor, dass Viren, Bakterien, Pilze oder Parasiten sich ausbreiten und Schäden anrichten können. Allerdings kann das Immunsystem auch Amok laufen und den eigenen Körper angreifen. Das geschieht zum Beispiel bei Krankheiten wie Lupus und rheumatoider Arthritis.

Um zu verstehen, wie unentbehrlich das Immunsystem ist, brauchen wir uns nur das Schicksal jener Menschen anzusehen, deren Immunität aufgrund einer ererbten oder erworbenen Krankheit geschwächt ist. Kinder, die mit einem inaktiven Immunsystem geboren werden, überleben nur, wenn man sie in einer absolut keimfreien Umgebung aufwachsen lässt. Patienten, deren Immunität mit Medikamenten unterdrückt wurde, um die Abstoßung transplantierter Organe zu verhindern, sind zeitweilig überaus anfällig für Infektionen und bestimmte Krebsarten. Das gleiche gilt für Krebskranke, denen Knochenmark transplantiert wurde.

Das erworbene Immunschwächesyndrom (AIDS) hat die Immunologie revolutioniert. Nie zuvor in der Geschichte der Medizin hat eine Krankheit sich so hartnäckig allen Bemühungen widersetzt, sie zu heilen. AIDS-Kranke sind mit dem humanen Immunschwächevirus (HIV) infiziert, das ihr Immunsystem schädigt, so dass sie extrem anfällig für Infektionen – zum Beispiel Lungenentzündung – werden. Solche Folgekrankheiten nach einer vorausgehenden Immunschwache nennt man „opportunistisch". Normalerweise wird das Immunsystem leicht mit ihnen fertig; bei AIDS haben diese Infektionen jedoch verheerende, oft sogar tödliche Folgen.

Symptome eines geschwächten Immunsystems

- häufige Erkältungen und Grippe
- Herpes (Bläschenausschlag)

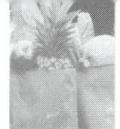

- ständige Müdigkeit
- Candidiasis
- schmerzende Gelenke und Muskeln
- Psoriasis und Ekzeme
- Entzündungen

Die Immunologie – ein Teilbereich der Medizin, der sich mit dem Immunsystem befasst – entstand nach der Beobachtung, dass Menschen, die von einer Infektion (Mumps, Windpocken, Masern usw.) genesen sind, die gleiche Krankheit meist nie wieder bekommen. Kinderkrankheiten sind eine Art Training für das Immunsystem: Es lernt, den Körper vor eindringenden Mikroorganismen zu schützen.

Eine der Aufgaben des Immunsystems ist die Produktion spezifischer Proteine (Eiweiße). Diese Antikörper zerstören Antigene. Antigene sind fremde Substanzen, die eine Immunreaktion auslösen. Es handelt sich um Proteine und Polysaccharide an der Oberfläche von Bakterien und Viren. Wenn ein Antigen in den Körper gelangt, bildet dieser spezifische Antikörper, die dieses und nur dieses Antigen vernichten. Für andere Antigene werden andere Antikörper benötigt. Die Fähigkeit, Krankheitserreger abzuwehren, nennen wir Widerstandskraft, und die spezifische Widerstandskraft, die wir antigenspezifischen Antikörpern verdanken, heißt Immunität. Dem Körper stehen aber auch unspezifische Abwehrmechanismen zur Verfügung.

Immunität, mit der wir geboren werden

Gesunde Menschen haben die unspezifische Immunität geerbt und können somit zahlreiche fremde Eindringlinge abwehren. Zum Abwehrsystem gehören auch die Haut und die Schleimhäute. Eine gesunde Haut ist eine fast undurchdringliche Barriere und die erste Verteidigungslinie gegen Invasoren. Die Schleimhäute sind ebenfalls ein wichtiger Teil der Abwehr. Sie kleiden Körperhöhlen aus, die sich zur Außenwelt hin öffnen und daher Keimen als Einfallstor dienen können. Speichel, Tränen und Scheidensekrete verdünnen Mikroben und spülen sie weg; auch sie dienen also dem Schutz des Körpers.

Phagozyten

Wenn eine Mikrobe Glück hat und ins Innere des Körpers gelangt, ist sie längst noch nicht am Ziel. Denn das Immunsystem verfügt über Zel-

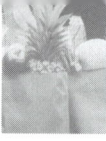

len, die Eindringlinge fressen und verdauen. Diese Phagozyten teilt man in Granulozyten und Makrophagen ein. Nach einer Infektion eilen die Phagozyten zum „Unfallort" und zerstören die Invasoren. Da sie keine Rezeptoren haben wie andere Immunzellen, verschlingen sie Bakterien, Viren, alte und tote Zellen gleichermaßen. Diese Abwehrmethode ist sehr wirksam, auch wenn einige Mikroben ungeschoren davonkommen. Staphylokokken, Tuberkulosebazillen und einige andere Mikroorganismen zerstören oft die Phagozyten oder „schlummern" monate- oder gar jahrelang und warten auf eine Schwäche des Immunsystems. Bleibt das Immunsystem in optimaler Verfassung, hält es diese Mikroben in Schach, so lange wir leben.

Fieber

Fieber ist eine weitere Methode, die der Körper benutzt, um uns vor Bakterien und Viren zu schützen. Bei höherer Temperatur werden die Erreger träge oder sterben sogar ab. Das Fieber entsteht, weil die Phagozyten so genannte Pyrogene absondern.

Die Entzündung

Auch mit einer Entzündung kann der Körper sich verteidigen. Nach einer Verletzung oder Infektion wird das Immunsystem innerhalb von Sekunden aktiv. Rötung, Schmerzen, Schwellung und Wärme sind Schutzmaßnahmen, die Mikroben, Gifte und andere fremde Substanzen vernichten sollen. Außerdem bereitet die Entzündung die betroffene Stelle auf die Reparatur vor und verhindert weitere Schäden.

Das Komplement

Als Komplement bezeichnet man elf Eiweißenzyme, die im Blut zirkulieren und Antikörperreaktionen auslösen und steuern. Wenn eine Mikrobe eindringt, werden diese Enzyme der Reihe nach abgesondert. Jedes einzelne spielt bei der Vernichtung des Feindes seine eigene Rolle. Komplementproteine locken Phagozyten an den Ort einer Entzündung und veranlassen sie, Eindringlinge zu fressen.

Die natürlichen Killerzellen

Die natürlichen Killerzellen (NK-Zellen) sind die erste Verteidigungslinie des Körpers gegen eindringende Bakterien, Viren, Pilze und Parasiten. Außerdem spüren sie Krebszellen auf und vernichten sie, bevor sie

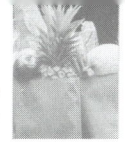

einen Tumor bilden können. Wie die Phagozyten brauchen die NK-Zellen dafür keine Anweisung. Sie handeln selbstständig. Im Gegensatz zu den anderen Zellen des Immunsystems haben sie kein Gedächtnis und müssen sich mit jedem Eindringling auseinandersetzen, als sei es das erste Mal.

NK-Zellen haben einiges mit den zytotoxischen T-Zellen gemeinsam, denn auch sie sondern giftige Enzyme ab, die fremde Organismen zerstören. Allerdings sind NK-Zellen noch grimmigere Tötungsmaschinen als zytotoxische T-Zellen. NK-Zellen sind auch die ersten, die Krebszellen und infizierte Zellen angreifen. Studien belegen, dass die Zahl der NK-Zellen bei Krebspatienten sinkt, wobei das Ausmaß des Rückgangs mit der Schwere der Krebskrankheit zusammenhängt.

NK-Zellen erhalten keinen Angriffsbefehl von den Helferzellen, sondern greifen den Feind aus eigenem Entschluss an. Besonders interessant ist ihre Fähigkeit, Interferon abzusondern, das Viren an der Vermehrung hindert. Interferon macht die NK-Zelle zudem aggressiver und lockt weitere NK-Zellen an.

Die Wächter des Immunsystems

Manche fremden Organismen überwinden die ersten Barrieren des Immunsystems und mogeln sich auch an den Phagozyten (siehe Anhang) vorbei. Das gelingt ihnen vor allem dann, wenn die Abwehr nicht optimal arbeitet, weil wir uns falsch ernähren oder weil wir unter Stress stehen. Das Immunsystem ist durchaus in der Lage, uns gesund zu erhalten – aber wir müssen ihm die Werkzeuge geben, die es dafür braucht: richtige Ernährung, Ergänzungsmittel, Stressabbau und körperliche Bewegung. Auf die Nährstoffe, die ergänzenden Wirkstoffe und die Lebensweise gehen wir in den folgenden Kapiteln ein.

Die Hauptaufgabe des Immunsystems ist die Abwehr von Krankheitserregern. Ein kurzer Blick auf einige seiner Teile verdeutlicht, was für ein fein abgestimmtes Instrument der menschliche Körper ist.

Der **Thymus** ist eine flache, weiche, rosa-graue Drüse im oberen Brustkorb. Er liegt vor dem Herzen und ist bei Neugeborenen ziemlich groß (etwa so groß wie das Herz). Dann wächst er bis zur Pubertät weiter und erreicht sein Höchstgewicht von rund 35 Gramm.

T-Zellen reifen im Thymus und erwerben dort die Fähigkeit, fremde Organismen zu bekämpfen. Später wandern sie ins Lymphsystem ab.

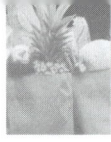
Das **Lymphsystem** besteht aus der (flüssigen) Lymphe, den Lymphgefäßen, dem Knochenmark (von dort stammen die Immunzellen), den Lymphdrüsen, der Milz und den Mandeln. Es spielt eine Rolle bei der Beseitigung von Abfallprodukten aus dem Gewebe und ist ein integraler Bestandteil des Immunsystems. Die Muskeln, nicht das Herz, pumpen die Lymphe durch den Körper. An einem trägen Lymphsystem ist meist Bewegungsmangel schuld. Wenn der Körper eine Infektion abwehrt, schwellen die Lymphdrüsen an, weil sie jetzt zusätzlich belastet werden.

B-Zellen entwickeln sich im Knochenmark. Sie werden nicht vom Thymus geprägt, sondern von bestimmten T-Zellen, und halten sich in den Lymphknoten auf.

Die Immunreaktion gleicht einem gut ausgebildeten Orchester mit dem Thymus im Zentrum. Bei Neugeborenen ist der Thymus, der hinter dem Brustbein liegt, etwas größer als das Herz. Anfang des 20. Jahrhunderts hielten die Ärzte diesen großen Thymus irrtümlich für krankhaft und bestrahlten ihn, um ihn zu verkleinern. Wenn wir älter werden, schrumpft der Thymus langsam. Dadurch wird die Abwehr geschwächt, denn die Drüse schüttet nach und nach weniger Thymulin aus. Dieses Hormon sorgt für die Produktion von T-Zellen und die Reifung aller Immunzellen. Ohne reife T-Zellen sind die B-Zellen nicht imstande, Antikörper zu bilden, so dass Infektionen, Krebs und Autoimmunstörungen zunehmen. Bis vor kurzem galt dieses Schrumpfen als normale Folge des Alterns. Heute wissen wir, dass es nicht unvermeidlich und, wie Sie noch erfahren werden, sogar reversibel ist.

Die Immunzellen

Das Blut enthält rote und weiße Blutkörperchen. Die weißen sind die Immunzellen. Weiße Blutkörperchen eines speziellen Typs, die Lymphozyten, entstehen im Mark der langen Knochen. Sie leben lange und „erinnern" sich an vergangene Infektionen. Wenn sie reif werden, bleiben einige von ihnen im Knochenmark und entwickeln sich zu B-Zellen; andere verbreiten sich über das Blut im ganzen Körper und gelangen in die Lymphe und schließlich in den Thymus, wo sie zu T-Zellen werden. Im Thymus lernt jede T-Zelle, eines der Millionen Antigene zu erkennen, mit denen wir in unserer Umwelt in Kontakt kommen.

T-Zellen erkennen auch den Unterschied zwischen Invasoren („nicht-selbst") und körpereigenen Zellen („selbst"). Normalerweise

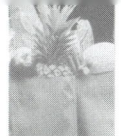

greift das Immunsystem nur Substanzen oder Keime an, die es für fremd hält. Es kann sich um Eindringlinge von außen oder um Krebszellen handeln. Manchmal gerät das Immunsystem jedoch in Verwirrung und attackiert gesunde Körperzellen. Daran könnten bestimmte Mikroben schuld sein. Chlamydia- und Streptococcus-Bakterien, die durch Geschlechtsverkehr übertragen werden, bringen möglicherweise das Immunsystem dazu, eigene Zellen anzugreifen. Wenn das geschieht, kommt es zu Autoimmunstörungen (siehe Kapitel „Autoimmunkrankheiten"). Solche Krankheiten (z. B. rheumatoide Arthritis, Lupus und perniziöse Anämie) sind auf eine Überproduktion von Lymphokinen zurückzuführen, die B-Zellen zur Bildung von Antikörpern anregen. Die Antikörper greifen dann die Körperzellen an. Bestimmte pflanzliche Nährstoffe, die Sterole und Steroline, veranlassen die T-Zellen zur Produktion von Lymphokinen, die das Immunsystem harmonisieren und die Gesundheit wiederherstellen.

Zytokine sind Proteine, die (als Monokine) von Monozyten und (als Lymphokine) von Lymphozyten abgesondert werden und das Ausmaß einer Entzündung oder einer Immunreaktion steuern.

Die Krieger des Immunsystems

T-Zellen sind für die zellvermittelte Immunreaktion verantwortlich. Diese Reaktion ist sehr wichtig, wenn Viren, Bakterien, Pilze und Parasiten bekämpft werden müssen, vor allem wenn die Erreger sich in Zellen einnisten. Die Immunzellen wandern durch den ganzen Körper, um solche Eindringlinge aufzuspüren und zu vernichten.

Es gibt drei Haupttypen von T-Zellen: Helferzellen, Suppressorzellen und zytotoxische T-Zellen.

Helfer-T-Zellen

Helferzellen, auch T4-Zellen oder CD4-Zellen genannt, schlagen Alarm und unterstützen die zytotoxischen T-Zellen. Außerdem sondern sie Interleukin-2 (IL-2) ab, das die Bildung von zytotoxischen T-Zellen anregt und diese Zellen aktiviert. Helferzellen setzen zudem Proteine frei, die Entzündungen verstärken und Makrophagen stimulieren. Makrophagen sind große weiße Blutkörperchen, die zum Ort der Entzündung wandern und Mikroben töten. Ohne die Erlaubnis der Helferzellen können zytotoxische T-Zellen und andere Immunzellen nicht tätig wer-

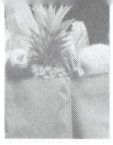

den. Die B-Zellen produzieren ihre Antikörper auf Anweisung der Helferzellen.

Wir können zwei Arten von Helferzellen unterscheiden: T_H1-Zellen und T_H2-Zellen. Beide stellen ganz unterschiedliche Lymphokine her. Die Zahl der T_H1-Zellen und der T_H2-Zellen muss ausgewogen sein; wenn ein Typ dominiert, werden wir krank. Am Ende dieses Kapitels werden Sie erfahren, dass Moducare dieses Gleichgewicht fördert.

T_H1-Zellen produzieren Lymphokine, die dem Immunsystem helfen, Viren, intrazelluläre Bakterien, Pilze und Parasiten zu bekämpfen und die zytotoxischen T-Zellen (oder die Suppressorzellen) zu aktivieren. T_H1-Zellen töten abnorme Zellen, die mit Bakterien oder Viren infiziert oder entartet sind. Außerdem steuern sie die Aktivität der T_H2-Zellen. Sterole und Steroline steigern die Zahl der T_H1-Zellen und fördern dadurch eine positive Immunreaktion.

T_H2-Zellen treten eher bei Allergien und Antikörper-Reaktionen auf. Sie steigern die Bildung von Antikörpern und zerstören manchmal sogar Körperzellen. T_H2-Zellen sondern IL-6 ab, das Entzündungen fördert, etwa bei rheumatoider Arthritis. Wir brauchen also ein Produkt, das den T_H1-Spiegel erhöht und die Absonderung von IL-6 durch die T_H2-Zellen hemmt. Studien an der Universität Stellenbosch in Kapstadt haben gezeigt, dass pflanzliche Sterole und Steroline die T_H1-Produktion steigern können.

Zytotoxische T-Zellen

Zytotoxische T-Zellen wandern an den Ort einer Invasion und heften sich an infizierte Zellen oder Krebszellen. Sie besitzen auf der Oberfläche spezifische Rezeptoren, die spezifische Antigene erkennen, und sie töten eine fremde Zelle, indem sie ein Zytokin injizieren. Außerdem sondern sie eine Substanz ab, die Makrophagen anlockt und aktiviert. Vor allem aber setzten die zytotoxischen T-Zellen Interferon frei, das Viren an der Vermehrung hindert und die T-Zellen aggressiver macht. Zytotoxische T-Zellen sind besonders wirksam gegen Krebszellen und sich langsam vermehrende Bakterien (zum Beispiel Tuberkulose-Bazillen).

Suppressor-T-Zellen

Suppressorzellen beenden einige Wochen nach einer Infektion bestimmte Aktivitäten der Immunreaktion. Sie helfen, das Gleichgewicht im Immunsystem wiederherzustellen. Außerdem hindern sie zytotoxi-

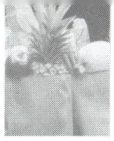

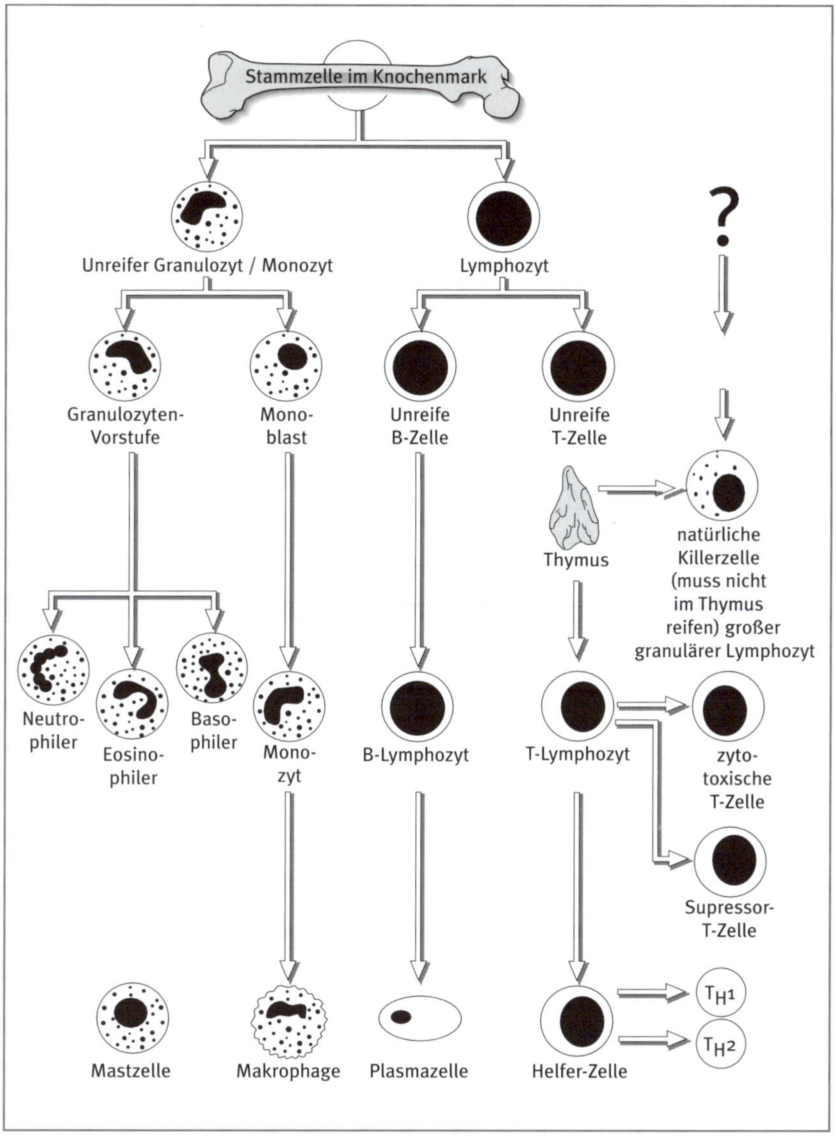

Stammzelle im Knochenmark

Unreifer Granulozyt / Monozyt

Lymphozyt

?

Granulozyten-Vorstufe

Mono-blast

Unreife B-Zelle

Unreife T-Zelle

Thymus

natürliche Killerzelle (muss nicht im Thymus reifen) großer granulärer Lymphozyt

Neutro-philer

Eosino-philer

Baso-philer

Mono-zyt

B-Lymphozyt

T-Lymphozyt

zyto-toxische T-Zelle

Supressor-T-Zelle

Mastzelle

Makrophage

Plasmazelle

Helfer-Zelle

$T_{H}1$

$T_{H}2$

Die Zellen des Immunsystems

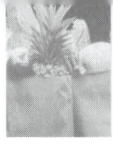
sche T-Zellen daran, Zytokine abzusondern, und sie unterbinden die Produktion von Antikörpern. Normalerweise kommt eine Suppressorzelle auf eine Helferzelle. Ist die Zahl der Suppressorzellen zu niedrig, setzen die B-Zellen ihre Tätigkeit ungehindert fort und richten im Körper Verwüstungen an.

Jeden Tag setzt das Immunsystem schnell und präzise Tausende von Reaktionen in Gang, und das noch bevor Krankheitssymptome auftreten. Milliarden von T-Zellen kommunizieren miteinander, damit wir gesund bleiben.

Einige Immunzellen sondern immunmodulierende Zytokine ab, nämlich Interferone und Interleukine. Das sind Proteine mit sehr wichtigen Immunaufgaben. Wir unterscheiden Lymphokine, die von Lymphozyten gebildet werden, und Monokine, die von Monozyten produziert werden.

Immunzellen sind in der Lage, diese Zytokine zu erkennen und sich mit ihnen zu verbinden. Diese biochemischen Botenstoffe haben viele verschiedene Wirkungen auf die Immunzellen. Jeden Tag werden neue Zytokine mit neuen Aufgaben entdeckt.

Interleukine

Bisher wurden mehr als 30 Interleukine (IL) entdeckt. Wir möchten hier nur vier von ihnen besprechen.

Interleukin-1

IL-1 ist eines der Zytokine, die Fieber auslösen. Fieber kann Viren und Bakterien lähmen oder sogar abtöten. Manchmal genügt dafür schon eine Temperaturerhöhung um wenige Zehntelgrad. Makrophagen produzieren den größten Teil des IL-1. Sobald sie es abgesondert haben, regt es die T-Zellen an, mehr IL-2 zu bilden. Vielleicht wundern Sie sich darüber, wie all diese Reaktionen reibungslos ablaufen können. Leider ist das nicht immer der Fall, und wenn etwas schief geht, sind Allergien, Muskel- und Nervenschäden und Krankheiten wie Fibromyalgie die Folge.

Interleukin-2

IL-2 weist gemeinsam mit den Helferzellen die zytotoxischen T-Zellen an, eingedrungene Mikroben zu vernichten. Außerdem informiert es alle T-Zellen davon, dass mehr IL-2 benötigt wird. Es ist besonders wirk-

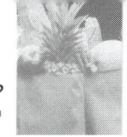

sam, wenn die Immunreaktion gegen Tumore verstärkt werden muss. IL-2 ist ein sehr starker Immunmodulator, der zudem die Produktion von T-Zellen fördert.

Interleukin-4

IL-4 regt die B-Zellen an, Antikörper zu bilden, vor allem IgG und IgE. Außerdem aktiviert es Helferzellen und zytotoxische T-Zellen. Wenn zuviel IL-4 erzeugt wird, sind Allergien die Folge. Studien zeigen, dass eine Absenkung des IL-4-Spiegels die IgE-Antikörper hemmt und dadurch allergische Reaktionen dämpft. Immunmodulatoren sollten jedoch ein Gleichgewicht anstreben und den IL-4-Spiegel nicht so stark absenken, dass die B-Zellen kein IgE mehr produzieren und die zytotoxischen T-Zellen inaktiv werden.

Interleukin-6

IL-6 wird von Makrophagen, Monozyten und einigen T-Zellen abgesondert. Es regt die B-Zellen an, Antikörper zu bilden. Wird zuviel IL-6 erzeugt, sind Autoimmunstörungen, Entzündungen und Allergien die Folge. Studien belegen, dass die T_H2-Zellen bei Psoriasis zu viel IL-6 freisetzen, das die Produktion von Hautzellen steigert. Man hat festgestellt, dass Moducare die Zahl der T_H1-Zellen erhöht und die Zahl der T_H2-Zellen reduziert, so dass weniger IL-6 gebildet wird. Dadurch können die Symptome der Psoriasis völlig verschwinden.

Eine abnorm hohe Produktion von Zytokinen bringt das Immunsystem aus dem Gleichgewicht und setzt manchmal die Bildung von Autoantikörpern in Gang, die eigene Körperzellen angreifen. Die Folge ist eine meist lokale Entzündung. Die Autoantikörper können folgende Beschwerden hervorrufen: rheumatoide Arthritis (betroffen sind die Gelenke), Multiple Sklerose (dabei wird die Myelinschicht zerstört, die Nerven umhüllt), die Crohnsche Krankheit (dabei werden Dickdarmzellen angegriffen), systemischen Lupus erythematodes (betroffen ist das Bindegewebe) und Diabetes Typ I (dabei werden bestimmte Pankreaszellen zerstört).

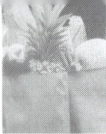

Kämpfer gegen den Krebs

Seit Jahren versuchen Wissenschaftler, das Immunsystem so zu stimulieren, dass es bösartigen Tumoren den totalen Krieg erklärt. Zytokine wie IL-2, Interferon und TNF werden heute synthetisch hergestellt und bei der Therapie bestimmter Krebsarten eingesetzt. In sehr hohen Dosen können diese Zytokine gewisse Erfolge vorweisen, vor allem beim Kaposi-Sarkom, bei der Haarzellen-Leukämie und beim Nierenzellen-Karzinom. Leider haben sie sehr unangenehme Nebenwirkungen, zum Beispiel Schädigung des Knochenmarks, starke Gewichtsabnahme und Leberschäden. Ernährungswissenschaftler haben festgestellt, dass viele natürliche Substanzen, besonders Phytosterole und -steroline imstande sind, die körpereigene Zytokinproduktion ohne Nebenwirkungen zu steigern.

Interferon, der Viruskiller

Interferone gehören zur ersten Verteidigungslinie des Immunsystems gegen die meisten Viren. Wir kennen mehrere Arten von Interferonen: Alpha-, Beta- und Gamma-Interferon. Die Interferone machen gesunde Zellen widerstandsfähiger gegen eine Infektion. Viren machen uns nur dann krank, wenn sie sich in unseren Zellen vermehren können. Interferon hindert sie daran und ist daher ein wirksamer Viruskiller. Auch T-Zellen sondern Interferon ab, um natürliche Killerzellen anzulocken. In den USA ist ein synthetisches Interferon für die Therapie der Haarzellen-Leukämie und der Hepatitis C zugelassen; aber die Ergebnisse sind enttäuschend und die Nebenwirkungen ernst.

Der Tumor-Nekrose-Faktor

Der Tumor-Nekrose-Faktor wird von Makrophagen freigesetzt. Er löst Fieber aus, tötet manche Krebszellen ab und setzt die Bildung von Lymphokinen in Gang. Auch der TNF wird heute synthetisch hergestellt.

B-Zellen

Der Körper stellt nicht nur Tausende von T-Zellen her, sondern auch Tausende von B-Zellen, und alle reagieren auf ganz bestimmte Antigene. B-Zellen stammen hauptsächlich aus dem Knochenmark und nisten sich in den Lymphdrüsen ein. Im Gegensatz zu den T-Zellen zirkulieren sie also nicht im Blut. Sie haben die Aufgabe, Antikörper zu bilden (da-

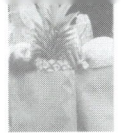

bei werden sie von T-Zellen unterstützt) und abzusondern. Jede B-Zelle erkennt ein bestimmtes Antigen und informiert die T-Zellen darüber.

Wenn Mikroben in den Körper eingedrungen sind, weisen die T-Zellen die B-Zellen an, Antikörper herzustellen. Daraufhin verwandeln die B-Zellen sich in Plasmazellen und produzieren Millionen von Antikörpern, die genau auf die Eindringlinge abgestimmt sind. Diese Antikörper heften sich an die Antigene und vernichten sie. Viele Antikörper hüllen Invasoren ein und inaktivieren sie, oder sie halten die Eindringlinge so lange fest, bis andere Immunzellen sie zerstören.

Plasmazellen erinnern sich an Antigene und werden daher zu Gedächtniszellen. Wenn der gleiche Feind noch einmal angreift, dann stehen Antikörper viel schneller zur Verfügung. Plasmazellen leben nur 4 bis 5 Tage. In dieser Zeit sondern sie Antikörper mit der phantastischen Geschwindigkeit von 2000 Molekülen pro Sekunde ab. B-Zellen, die sich nicht in Plasmazellen verwandeln, bleiben Gedächtniszellen und leben Monate oder Jahre. Sie sind stets bereit, sofort zu reagieren, sobald sie „ihren" Gegner aufgespürt haben. Gedächtniszellen vergessen nichts – sie erinnern sich immer an das Antigen, das eine Immunreaktion ausgelöst hat.

Antikörper

Die fünf Arten von Antikörpern, die man Immunoglobuline (Ig) nennt, sind IgA, IgE, IgG, IgM und IgD. Da IgD selten vorkommt und seine Aufgabe unklar ist, befassen wir uns hier nur mit den ersten vier.

IgA ist in Tränen, Milch, Schweiß, Speichel und Schleimhäuten enthalten. Es trägt dazu bei, eindringende Mikroben abzuwehren oder aus dem Körper zu befördern. Wenn der Magen-Darm-Trakt zu wenig IgA enthält, liegt meist Immunschwäche vor.

IgE ist an allergischen Reaktionen beteiligt. Dabei werden Mastzellen (große Zellen im Bindegewebe) dazu angeregt, Histamin abzusondern, eine Substanz, die allergische Reaktionen auslöst. Bei schweren Allergien kann die Histaminschwemme zu einem anaphylaktischen Schock und zum Tod führen. IgE löst außerdem Entzündungen aus, um den Körper vor Parasiten zu schützen. Heuschnupfen und ähnliche entzündliche Reaktionen sind möglicherweise Schutzmaßnahmen, obwohl die Betroffenen vermutlich anderer Meinung sind.

IgG ist der häufigste Antikörper. Es umhüllt Mikroben und tötet bestimmte Bakterien und Viren. Außerdem aktiviert es einige Enzyme,

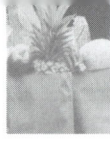

die beim Verdauen von Eindringlingen helfen. IgG kann Löcher in Zellmembranen bohren und ins Innere einer Zelle vordringen. Das ist besonders wichtig, wenn intrazelluläre Viren bekämpft werden müssen. Es gibt vier Unterarten von IgG, und wenn nur eine von ihnen in zu kleiner Menge gebildet wird, ist die Immunfunktion gestört.

Da IgM größer ist, bleibt es im Blut und inaktiviert dort Bakterien.

Anatomie eines Schnupfens

Wie reagiert nun der Körper auf eindringende Mikroorganismen? Sehen wir uns diesen komplexen Vorgang einmal am Beispiel eines Schnupfenvirus an. Zuerst stürzt sich eine Makrophage auf das Virus; sie frisst und verdaut es und zeigt ein Stückchen von ihm einer Helfer-T-Zelle. Daraufhin springt die Helferzelle auf die Makrophage, klammert sich an ihr fest und veranlasst sie, mit Hilfe von Botenstoffen andere T-Zellen auf die eingedrungenen Viren aufmerksam zu machen. Gleichzeitig weist die T-Zelle die B-Zellen an, Antikörper zu produzieren, damit die Invasoren identifiziert werden können.

Inzwischen läuft Ihre Nase, die Muskeln tun weh, und Sie fühlen sich schlapp. Je nachdem, welches Virus in den Körper gelangt ist, kann es eine Weile dauern, bis die B-Zellen genügend Antikörper gebildet haben, um das Virus besiegen zu können. Ihre Körpertemperatur ist gestiegen, weil dadurch einige Viren absterben. Während Sie ein Papiertaschentuch nach dem anderen verbrauchen, bemüht sich das Immunsystem, die Viren durch die Nase aus den Schleimhäuten zu entfernen. Es kann mehrere Tage dauern, bis es Ihnen besser geht. Das hängt davon ab, wie stark die Mikrobe und wie leistungsfähig das Immunsystem ist.

Wenn die B-Zellen Antikörper in ausreichender Menge hergestellt haben, greifen Suppressor-T-Zellen ein und weisen die B-Zellen an, ihre Tätigkeit zu beenden. Dann klingen die Symptome bald ab, und Sie fühlen sich besser. Wenn Sie später erneut mit dem gleichen Virus Kontakt haben, erinnert sich das Immunsystem an den Eindringling und erzeugt sofort die richtigen Antikörper, meist ohne besondere Symptome – Sie sind also immun geworden.

Bei klinischen Studien mit dem Phytonährstoff Moducare wurde festgestellt, dass der Körper gesund ist, solange die Helferzellen T_H1 und T_H2 sich im Gleichgewicht befinden. Sinkt die Zahl der T_H1-Zellen,

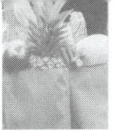

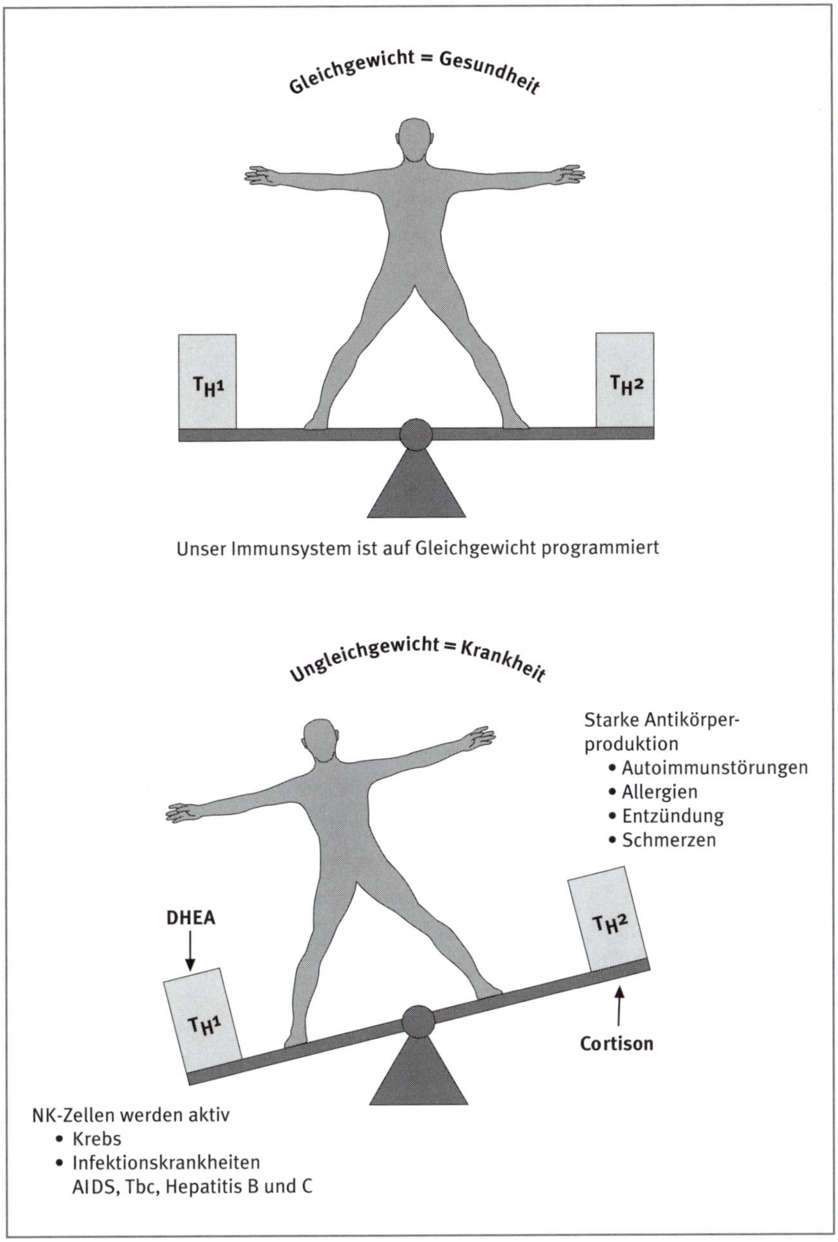

Gleichgewicht = Gesundheit

T_H1   T_H2

Unser Immunsystem ist auf Gleichgewicht programmiert

Ungleichgewicht = Krankheit

Starke Antikörper-
produktion
• Autoimmunstörungen
• Allergien
• Entzündung
• Schmerzen

DHEA

T_H2

T_H1

Cortison

NK-Zellen werden aktiv
• Krebs
• Infektionskrankheiten
AIDS, Tbc, Hepatitis B und C

Gleichgewicht = Gesundheit.
Unser Immunsystem ist auf Gleichgewicht programmiert

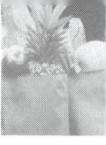
weil vermehrt Kortison gebildet wird (das geschieht zum Beispiel bei Dauerstress), nimmt die Zahl der T_H2-Zellen zu. Krebs, Allergien und Autoimmunkrankheiten können die Folge sein. Aber auch die Aktivität der zytotoxischen T-Zellen lässt nach. Wenn Patienten dreimal am Tag eine Kapsel Moducare auf leeren Magen nehmen, steigt die Zahl der T_H1-Zellen drastisch an, während die Zahl der T_H2-Zellen sinkt. Außerdem wird die Bildung von Interleukin-6 gehemmt und somit die Entzündungsreaktion gedämpft.

Wenn zuviel IL-6 produziert wird, geben die Knochen Kalzium an das Blut ab. Darum kann man Osteoporose, deren Ursache ein gestörter Kalziumstoffwechsel ist, mit einer Kombination von Moducare und Kalziumcitrat langfristig wirksam behandeln. Kalziumcitrat, Bor und andere knochenstärkende Mineralien fördern den Neuaufbau der Knochensubstanz.

Das Immunsystem gleicht einem Artisten auf einem Hochseil, denn es passt sich jeder neuen Herausforderung an und ist ständig um ein gesundes Gleichgewicht bemüht. Moducare ist die Stange, die der Artist in den Händen hält und die den Balanceakt leichter macht.

Zehn Nährstoffe für das Immunsystem

Was für ein Meisterwerk ist der Mensch! ... ausdrucksvoll und vortrefflich in der Form und in der Bewegung. Er bewegt sich einem Engel gleich! *William Shakespeare*

Dieses Buch befasst sich mit der Frage, wie wir das Immunsystem so stärken oder harmonisieren können, dass es tun kann, wofür es geschaffen wurde: Krankheiten bekämpfen und uns gesund erhalten. Vorbeugung ist der Schlüssel. Gute Ernährung und eine vernünftige Lebensweise sorgen für den notwendigen Schutz. Aber Sie können noch mehr tun. Studien belegen, dass Ergänzungsmittel (heute nach englischem Vorbild oft „Supplemente" genannt), vor allem Phytochemikalien, Vitamine und Mineralien, für das Immunsystem von großem Wert sind. Wenn Sie die elf Nährstoffe nehmen, die in diesem Kapitel beschrieben werden, fühlen Sie sich in weniger als dreißig Tagen dynamischer und jünger – und Sie sehen auch so aus. Vergangen sind die vielen Erkältungen, Ihr Energiepegel erreicht neue Gipfel, und Ihr Immunsystem beginnt sich zu erholen.

Warum brauchen wir Ergänzungsmittel?

Vielleicht stellen Sie sich nun die Frage, die wir oft zu hören bekommen: Warum brauchen wir überhaupt Ergänzungsmittel, also zusätzliche Nährstoffe? Die Antwort ist einfach. Diese Mittel ergänzen das, was wir essen. Wenn Sie Imbiss- und Dosenkost essen oder unter Stress stehen, sind Sie nicht ausreichend mit Nährstoffen versorgt und brauchen daher diese Zusätze.

Es ist bedenklich, wie unsere Nahrungsmittel heute produziert werden und wie wir sie zubereiten: Obst wird vor der Reife geerntet, unsere Böden sind ausgelaugt, wir essen nur Teile anstatt die ganze Pflanze, und wir lieben Fabriknahrung, die vielleicht mit den Vitaminen B_1, B_2 und B_3 und Eisen angereichert ist, nicht aber mit Chrom, Mangan, Molybdän, Kupfer und Zink. Zudem werden immer mehr Feldfrüchte genetisch verändert, um sie widerstandsfähiger gegen Krankheiten zu machen, damit sie schöner aussehen oder sich länger halten – der Nährstoffgehalt ist nicht so wichtig. Das alles sind gute Gründe, Ergänzungsmittel zu nehmen.

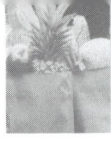
Vitamine und Mineralien, Enzyme und Coenzyme (die chemische Reaktionen beschleunigen) sind für sämtliche Vorgänge im Körper notwendig. Wenn wir diese Substanzen nicht in ausreichender Menge aufnehmen, drohen Herzkrankheiten, Arthritis, Erschöpfung, Verdauungsstörungen, Infektionen und – vor allem bei älteren Menschen – Malabsorption (unzureichende Aufnahme von Nährstoffen). Mangel an Magensäure ist weit verbreitet und führt dazu, dass der Dünndarm Makronährstoffe (Eiweiß, Kohlenhydrate und Fett) sowie Mikronährstoffe (Vitamine, Mineralien usw.) nur noch teilweise absorbiert. Schwere Krankheiten können die Folge sein. Dieses Problem haben heute auch viele junge Menschen, die sich von Fertiggerichten ernähren.

Stress ist ein Teil des Lebens, und auch er beeinflusst unseren Nährstoffbedarf, denn er löst biochemische Reaktionen aus, die den Blutdruck, die Herzfrequenz und den Blutzuckerspiegel erhöhen, die Nebennieren aktivieren und den Eiweißbedarf steigern. Wenn Sie zuwenig Nährstoffe aufnehmen, sind die Vorräte des Körpers bald erschöpft.

Doch selbst wenn Sie frischen Fisch und „Bioprodukte" essen, gibt es keine Garantie dafür, dass Sie sich jeden Nährstoff in der optimalen Menge zuführen. Die Natur hat nicht fünf Milligramm Zink in jede Nuss gesteckt. Der Nährstoffgehalt ist oft vom Zufall abhängig, etwa vom Wetter und von der Bodenqualität. Die meisten Menschen essen nicht sieben bis zehn Stück Obst und Gemüse am Tag. Viele haben sich an Fastfood gewöhnt und finden nicht einmal die Zeit für drei Mahlzeiten am Tag.

Wenn Sie nur Biokost essen, ohne großen Stress leben und eine robuste Gesundheit geerbt haben, dann gehören Sie vielleicht zu den wenigen Menschen, die keine Ergänzungsmittel brauchen. Aber wer sich vor Krebs schützen will, sollte kein Risiko eingehen und noch zusätzlich Ergänzungsmittel als „Krankenversicherung" einnehmen. Gute Gesundheit ist der Lohn.

Was ist ein freies Radikal?

Vor vierzig Jahren wusste man noch nicht viel über freie Radikale. Heute gelten sie als wichtige Ursache des Alterungsprozesses und vieler Krankheiten. Studien zeigen, dass z. B. rheumatoide Arthritis und Krebs die Folge von Schäden sind, die freie Radikale angerichtet haben.

Freie Radikale entstehen ständig auf natürliche Weise, wenn Sauerstoff sich mit vielen anderen Substanzen verbindet, um Energie für den

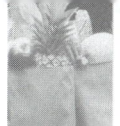

Körper zu erzeugen. Ist die Energieproduktion zu gering, fühlen wir uns müde oder erschöpft.

Moleküle – z. B. Sauerstoff, Fettsäuren, Aminosäuren und DNS – werden benötigt, um Zellen aufzubauen und zu reparieren. Diese Moleküle werden von Elektronen zusammengehalten. Stabile Moleküle besitzen Elektronenpaare. Einsame Elektronen machen das Molekül zu einem instabilen freien Radikal, das sofort nach einem zusätzlichen Elektron sucht, um stabil zu werden. Wenn es nicht anders geht, „stiehlt" es ein Elektron und beschädigt dadurch ein anderes Molekül, das dann seinerseits zum freien Radikal wird und einem anderen Molekül ein Elektron stiehlt … und so weiter. Es kommt also zu einer Kettenreaktion, bei der Tausende von freien Radikalen entstehen, die so lange Amok laufen, bis die Kette unterbrochen wird. Stellen Sie sich einen winzigen Rostfleck auf dem Kotflügel Ihres Autos vor. Wenn Sie ihn nicht entfernen, wird daraus bald ein großes, rostiges Loch. Zum Glück können wir freie Radikale mit Antioxidantien wie Vitamin C, Selen und Vitamin A in Schach halten. Diese Substanzen verhindern Reaktionen mit Sauerstoff (lateinisch *oxygenium*). Tabakrauch, Medikamente, Umweltgifte, Strahlung oder sogar jede Bewegung steigern die Produktion von freien Radikalen. Das Immunsystem erzeugt ebenfalls freie Radikale in gewaltigen Mengen, um mit ihnen Bakterien und Viren zu vernichten – das ist ein natürlicher Vorgang. Nehmen die freien Radikalen im Körper überhand, richten sie enorme Schäden an. Wir können die Zerstörung gesunder Zellen verhindern, wenn wir uns richtig ernähren und Ergänzungsmittel nehmen, vor allem Antioxidantien und Phytochemikalien.

Wichtige Mikronährstoffe

- Vitamin A
- Vitamin B_6
- Vitamin C
- Vitamin E
- Magnesium
- Selen
- Zink
- Coenzym Q_{10}
- reduziertes Glutathion
- DHEA (Dehydroepiandrosteron)
- Phytosterole und Phytosteroline

Diese elf Nährstoffe helfen Ihnen, länger zu leben, ohne an Krebs, Arthritis oder anderen chronischen Krankheiten zu leiden. Von ihnen bekommen Sie die Energie, die Sie brauchen, um Träume zu erfüllen. Sie brauchen nur die Empfehlungen in diesem Kapitel zu befolgen.

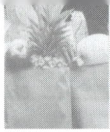
Zink kurbelt den Thymus an

Die Thymusdrüse gleicht einem Dirigenten oder Offizier. Ohne gesunden Thymus kann das Immunsystem seine Aufgaben nicht vollständig erfüllen, denn es werden zu wenige T-Zellen gebildet, die Invasoren bekämpfen. Zink ist das wichtigste Mineral für die Thymusdrüse. Es ist derart bedeutsam, dass es einen geschrumpften oder gestörten Thymus regenerieren kann.

Ursachen eines Zinkmangels

- vegetarische Ernährung (Phytate in Pflanzen hemmen die Zinkabsorption)
- geringer Fleischverzehr
- geringer Konsum von Fisch und Meeresfrüchten
- Diäten, vor allem wenn das Essen reich an Kohlenhydraten ist
- Kupferüberschuss
- wenig Magensäure
- hohes Alter

In einem Artikel in *Nutrition Reviews* weist Ananda Prasad darauf hin, dass über dreihundert Enzyme im Körper Zink benötigen. Zinkmangel führt zu Wachstumsstörungen, kleinen Hoden, Anorexie, schlechter Wundheilung, verzögerter Pubertät und Hautproblemen. Besonders wichtig für unser Thema sind die Folgen des Zinkmangels für das Immunsystem. Wir brauchen Zink für die zellvermittelte Immunität, für die Zellteilung und für die Herstellung der DNS. Prasad stellte fest, dass eine tägliche Zufuhr von 30 mg Zink bei älteren Menschen den Interleukin-2- und den Thymulinspiegel des Blutes erhöht, wenn der Zinkbedarf vorher nicht gedeckt war. Denken Sie daran, dass Interleukin-2 die T-Zellen anweist, Keime anzugreifen.

Bei Zinkmangel geht die Zahl der T-Zellen, der natürlichen Killerzellen und des Thymushormons zurück. Mit Zinktabletten können wir die Makrophagen dazu anregen, Keime, tote Zellen und andere Abfallstoffe zu verdauen. Eine neuere, in *Nutrition* veröffentlichte Studie untersuchte den Zinkstatus von 228 AIDS-Kranken und stellte fest, dass die Zahl der Infektionen bei niedrigem Zinkspiegel höher war. Wir empfehlen daher Patienten mit Zinkmangel, täglich 15 bis 60 mg Zink in Tablettenform zu sich zu nehmen. Damit kräftigen Sie Ihr Immunsystem.

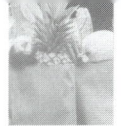

In einer Doppelblindstudie mit Placebokontrolle untersuchten Wissenschaftler die antibakterielle Wirkung des Zinks bei 37 Menschen mit Schnupfen. Sie gaben ihnen alle zwei Stunden Lutschtabletten, die 23 mg Zink enthielten. Nach einer Woche waren über 85 % der Teilnehmer, aber nur die Hälfte der Kontrollgruppe symptomfrei. Zinktabletten werden heute oft verordnet, um Schnupfenviren zu bekämpfen. Aber zuviel Zink kann auch schädlich sein. In einer Studie bekamen 11 Teilnehmer zweimal täglich 150 mg Zink – und in der Folge wurde ihr Immunsystem träge.

Zink ist in vielen Nahrungsmitteln enthalten, zum Beispiel in Austern, Fleisch, Meeresfrüchten, Kürbiskernen, Ingwer, Pecanüssen, Paranüssen, Vollkorngetreide, Mandeln, Walnüssen, Haselnüssen, Hülsenfrüchten, Knoblauch und Kartoffeln.

Selen

Ohne ausreichende Zufuhr von Selen können wir uns nicht gegen Krebs, Viren und freie Radikale wehren. Selen ist einer der wirksamsten Radikalenfänger. In manchen Gegenden sind die Böden arm an Selen, und die Krebsrate ist hoch. Professor Harold Foster von der Universität Victoria stellte fest, dass die Brustkrebsrate eng mit dem Selengehalt des Bodens zusammenhängt. Aber in Zaire, dessen Böden extrem wenig Selen enthalten, ist auch die Zahl der AIDS-Kranken besonders hoch. Interessant ist auch eine Studie, die im *Journal of the American College of Nutrition* veröffentlicht wurde. Sie weist nach, dass „schlummernde" Coxsackie-Viren aktiv werden, wenn Mäuse zuwenig Selen bekommen. Die Forscher merkten an, dass diese Befunde auch für Menschen wichtig sind, denn die Zahl der Viruskrankheiten (z. B. AIDS, Polio und Grippe) steigt. Die Erreger sind Retroviren, das heißt, sie enthalten RNS, verwenden aber DNS für ihre Vermehrung. Manche Retroviren können Krebs auslösen. Eine optimale Selenzufuhr verhindert, dass solche Viren „aufwachen".

Selen ist wichtig für die Produktion eines hochwirksamen Enzyms namens Glutathionperoxidase, das den Körper von Umweltgiften befreit. Selenmangel schwächt die Abwehr gegen Viren und Bakterien, verringert die Aktivität der T-Zellen und senkt die Bildung von Antikörpern. Stellen Sie sich ein Immunsystem vor, das unfähig ist, seine T-Zellen und natürlichen Killerzellen zu mobilisieren, wenn Krankheitserre-

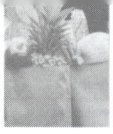

ger bekämpft werden müssen. Genau das geschieht, wenn Sie an Selenmangel leiden.

Welche Bedeutung Selen bei der Produktion des Enzyms Glutathionperoxidase hat, untersuchte 1997 eine Studie mit HIV-Infizierten. Man stellte fest, dass das HIV sich schneller vermehrt, wenn die Zellen nicht ausreichend mit diesem wichtigen Enzym versorgt sind. Selentabletten erhöhten den IL-2-Spiegel, so dass die natürlichen Killerzellen aktiviert wurden. Selen ist also wichtig bei AIDS und Autoimmunkrankheiten, weil es das Immunsystem harmonisiert und verhindert, dass schädliche Zytokine und freie Radikale zu aktiv werden.

Eine andere Studie befasste sich mit Patienten, die an rheumatoider Arthritis litten. Selenzugaben verringerten die Bildung von Prostaglandinen und Leukotrienen (die Entzündungen auslösen) sowie von freien Radikalen, die bei dieser Krankheit vermutlich den größten Schaden anrichten.

Frisch geschälte Paranüsse sind eine vorzügliche Selenquelle. Eine oder zwei Paranüsse am Tag decken bereits den Tagesbedarf. Außerdem enthalten sie reichlich Phytosterole, die für das Immunsystem ebenfalls wichtig sind. Um die Immunfunktion zu verbessern, sollten Sie täglich 100 bis 200 Mikrogramm Selen nehmen. Denken Sie aber daran, dass Selen in Dosen über 1000 mcg (ein Milligramm) giftig sein kann.

Vitamin E

Vitamin E arbeitet mit Vitamin C und Selen zusammen und ist einer der wirksamsten Schutzfaktoren für das Immunsystem. Es stärkt die Widerstandskraft gegen Infektionen, die zellvermittelte Immunität und die Phagozytose (die Aktivität der Fresszellen) und reduziert Schäden durch Stress. Man nennt dieses Vitamin auch „Jungbrunnen", weil es ein Antioxidans ist und so viele positive Wirkungen hat, dass wir alle täglich eine Kapsel mit 400 IE (internationalen Einheiten) Vitamin E einnehmen sollten. Vitamin E kurbelt nicht nur das Immunsystem an, sondern verhindert oder lindert auch Herz- und Gefäßkrankheiten, Diabetes, Krebs, Hautkrankheiten, Arthritis, das prämenstruelle Syndrom (PMS), Beschwerden nach der Menopause, Entzündungen und vieles andere.

In einer Studie mit zehn Teilnehmern, die 28 Tage lang täglich 1000 mg Vitamin C und 400 mg Vitamin E erhielten, stellte sich heraus, dass

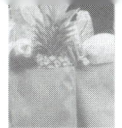

das Blut mehr T-Zellen, Interleukin-2 und Tumor-Nekrose-Faktor (TNF) enthielt, jedoch weniger entzündungsfördernde Prostaglandine. Das alles ist für das Immunsystem wichtig. Die synergistische Wirkung von Vitamin E und C ist besonders bedeutsam, weil Vitamin C oxidiertes Vitamin E recycelt. Beide Vitamine zusammen sind wirksame Waffen gegen Immunschäden.

Bei einem Mangel an Vitamin E treten einige Krebsarten häufiger auf, vor allem im Magen-Darm-Trakt und in den Lungen. Vitamin E kann möglicherweise Brust- und Prostatakrebs verhindern, weil es die Vermehrung der Krebszellen hemmt. Eine vierzehnjährige Studie mit 5000 britischen Frauen belegt, dass ein niedriger Vitamin-E-Gehalt des Blutes das Brustkrebsrisiko um 500 % erhöht! Da das Vitamin auch freie Radikale unschädlich macht, verringert es das Krebsrisiko um die Hälfte, wenn täglich 400 IE genommen werden. Umfangreiche Studien haben nachgewiesen, dass die Einnahme von Vitamin-E-Kapseln auch das Dickdarmkrebsrisiko verringert.

In einer anderen Studie bekamen allein lebende ältere Menschen 235 Tage lang täglich 200 mg Vitamin E. Daraufhin nahm die Aktivität ihrer B-Zellen zu, und die Bildung von Antikörpern gegen Hepatitis B war sechsmal größer als bei der Kontrollgruppe. Außerdem stellte man fest, dass diese Dosis nach einer Impfung auch die Produktion von Antikörpern gegen Tetanus und Lungenentzündung steigert.

Es ist schwierig, so viel Vitamin E allein durch die Nahrung aufzunehmen. Mit Fabriknahrungsmitteln gelingt das erst recht nicht. Sie müssten 8 Pfund Mandeln essen, um soviel Vitamin E zu bekommen, dass Sie damit das Immunsystem stärken könnten. Nehmen Sie also Vitamin-E-Kapseln, um das zu erreichen, am besten natürliches d-Alpha-Tocopherol mit gemischten Tocopherolen (ein hoher Gehalt an Gamma-Tocopherol ist besonders wichtig).

Vitamin C

Der verstorbene Linus Pauling verbrachte sein halbes Leben damit, die Vorzüge des Vitamins C zu erforschen. Pauling starb im Alter von 93 Jahren an Prostatakrebs, aber er war der Meinung, er habe sein Leben mit Vitamin C um einige Jahrzehnte verlängert. Damit steht er nicht allein. Dr. Emanuel Cheraskin, Dr. Abraham Hoffer und andere haben sich ebenfalls intensiv mit diesem lebenswichtigen Mikronährstoff befasst.

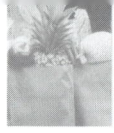
Kein anderes Vitamin genießt soviel Aufmerksamkeit wie Vitamin C. Tausende von wissenschaftlichen Artikeln und fast ebenso viele Bücher wurden darüber geschrieben. Cheraskin gab seinem Buch den Titel *Vitamin C – so nötig wie Sauerstoff.* Er belegt mit 50 Doppelblindstudien, wie wichtig dieses Vitamin für uns alle ist. In einer dieser Studien gaben Prinz und seine Mitarbeiter an der Universität Witwatersrand in Südafrika 25 Medizinstudenten 75 Tage lang täglich ein Gramm Vitamin C. Daraufhin stieg die Zahl der Antikörper IgA und IgM, während es in der Kontrollgruppe, die kein Vitamin C bekam, keine Änderungen gab.

Fakten über Vitamin C

- Das Gesundheitsamt in Bethesda (USA) stellte fest, dass nur 9 % der Amerikaner eine optimale Menge Vitamin C aufnehmen.
- Eine Zigarette verbraucht 25 mg Vitamin C.
- 10 Gramm Vitamin C machen die „Pille" unwirksam.
- 1 Gramm Vitamin C am Tag erhöht die Beweglichkeit der Spermien und die Fruchtbarkeit.
- Um den täglichen Mindestbedarf an Vitamin C zu decken, müssen Sie fünf Stück sonnengereiftes Obst und Gemüse essen.

Schon im Jahr 1949 veröffentlichte Frederick Klenner in *Southern Medicine and Surgery* eine Abhandlung über die Wirkung von Vitamin C bei Polio und anderen Viruskrankheiten. Er heilte – ja, er heilte! – Kinderlähmung, wenn nichts anderes mehr half. Klenner gab seinen Patienten Ascorbinsäure (Vitamin C) intravenös in hohen Dosen und ohne Pause, bis die Viren vernichtet waren. Als er seine Befunde veröffentlichte, war eben erst der Salk-Impfstoff eingeführt worden. Klenner hielt Polio für weniger gefährlich, als es schien, und meinte, es sei besser, die Selbstheilungskräfte des Körpers zu stärken, als ihn zu impfen.

Vitamin C schützt vor Viren, weil es das Bindegewebe kräftigt und Gifte unschädlich macht, die von Phagozyten freigesetzt werden. Offenbar verhindert es die Vermehrung der Viren und zerstört Zellen, die bereits infiziert sind. Studien belegen, dass Vitamin C Viren, Bakterien und Krebszellen bekämpft. Wir wissen, dass PGE1 (ein Prostaglandin, das eine wichtige Rolle bei der Regulierung der T-Zellen-Aktivität spielt) von Vitamin C unterstützt wird. Vitamin C hilft auch der C_1-Esterase, einem der Komplement-Enzyme. Ohne dieses Enzym käme die gesamte enzymatische Kaskade des Komplements nicht zustande und fremde

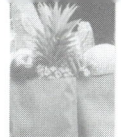

Zellen würden nicht zerstört. Tests haben gezeigt, dass schon 1200 mg Vitamin C am Tag die Aktivität der T-Zellen erhöhen und dass 500 mg am Tag den Glutathionspiegel um die Hälfte steigern. Wie bereits erwähnt, ist Glutathion extrem wichtig für die Immunfunktion, weil es Giftstoffe aus dem Körper entfernt, die Sauerstoffversorgung der Zellen verbessert und Enzymreaktionen in Gang setzt.

In einer Studie wurden 55 Patienten untersucht, die sich mit Chemikalien vergiftet hatten. Anfangs war die Aktivität der natürlichen Killerzellen und der B-Zellen gering bis unzureichend. Dann bekam jeder Kranke täglich 60 mg Vitamin C je Kilogramm Körpergewicht. Die Immunparameter wurden alle 24 Stunden gemessen. Innerhalb von 24 Stunden nahm bei 78 % der Patienten die Aktivität der natürlichen Killerzellen um das Zehnfache zu und die B-Zellen-Funktion normalisierte sich. Die Wissenschaftler waren der Meinung, dass man mit Vitamin C bösartige Tumore behandeln und Infektionen verhindern oder verzögern kann.

Reich an Vitamin C sind unter anderem folgende Nahrungsmittel: Rosenkohl, Grünkohl, Weißkohl, Blumenkohl, Senfblätter, Brokkoli, schwarze Johannisbeeren, Petersilie, Chili, süße rote und grüne Paprikaschoten.

Vitamin C bis zur Toleranzgrenze

Wie viel Vitamin C ist zuviel? Dr. Robert Cathcart meint, jeder Mensch habe seine eigene Absorptionsgrenze, die vom Stress, von der Ernährung und vom Gesundheitszustand abhängig sei. Um Ihren Vitamin-C-Bedarf zu bestimmen, beginnen Sie mit einem Gramm Vitamin C am Tag und steigern die Dosis so lange, bis Sie leichten Durchfall bekommen. Dann reduzieren Sie die Dosis, bis der Stuhl sich normalisiert. Jetzt kennen Sie Ihren Bedarf. Allerdings kann dieser Bedarf sich je nach Gesundheit und Lebensweise von Tag zu Tag oder von Woche zu Woche ändern. Die „empfohlene Tagesdosis" von 100 mg am Tag ist für die meisten Menschen zu niedrig.

Vitamin A

Vitamin A regt das Immunsystem ebenfalls an. Wenn Sie zuwenig davon aufnehmen, neigen Sie zu Infektionen, vor allem zu Erkältungen. Geschwüre und Wunden – auch Magengeschwüre – heilen schlecht. Vi-

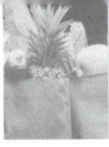
tamin A hat zwei wichtige Aufgaben, die das Immunsystem betreffen: Es normalisiert die Zellteilung und hilft den Schleimhäuten, Keime abzuwehren.

Bei Vitamin-A-Mangel schrumpft der Thymus und das Immunsystem wird geschwächt. Die Bildung von Antikörpern lässt nach, und die T-Zellen verlieren ihre Kampfkraft. Dieses Vitamin ist so wichtig für die Immunität, dass die Sterblichkeit bei Menschen mit Infektionskrankheiten steigt, wenn sie zuwenig Vitamin A aufnehmen. Bei einer Studie mit AIDS-Kranken wurde festgestellt, dass die Zahl der Helferzellen abnimmt, wenn der Vitamin-A-Gehalt des Blutes sinkt. Wird Vitamin A in Kapseln zugeführt, werden mehr Helferzellen gebildet und das Immunsystem arbeitet besser.

Viele Krebsstudien belegen, dass Vitamin A in pharmakologischen Dosen (mehr als die empfohlene Tagesmenge) die schädliche Wirkung einer Strahlen- oder Chemotherapie bei Krebspatienten dämpft, so dass das Immunsystem den Krebs bekämpfen kann.

Wichtig ist, dass Vitamin A giftig sein kann, wenn man einige Jahre lang über 50 000 IE am Tag zu sich nimmt. Beta-Carotin, das ist eine Vorstufe des Vitamin A, ist als tägliche Ergänzung viel weniger riskant und somit besser geeignet (s. S. 56 ff.).

Reich an Vitamin A sind zum Beispiel dunkelgrüne, orangefarbene und rote Früchte und Gemüse.

Coenzym Q_{10} – der Funke des Lebens

Coenzym Q_{10} ist so wichtig für die Energieproduktion des Körpers, dass es oft als „Lebensfunke" bezeichnet wird. Wenn wir 50 Jahre alt sind, ist unser Q_{10}-Spiegel nur noch halb so hoch wie mit 20. Wissenschaftler glauben, dass ein niedriger Q_{10}-Spiegel unmittelbar mit einer Zunahme der Herzschäden zusammenhängt, weil der Herzmuskel reich an Coenzym Q_{10} ist.

Dieses starke Antioxidans regt in Dosen von 30 bis 60 mg das Immunsystem an, indem es die Bildung von Antikörpern fördert. Außerdem lindert es die negativen Folgen einer Chemotherapie. Studien zeigen, dass Coenzym Q_{10} die Aktivität der Makrophagen steigert und die Vermehrung von Viren, Bakterien und Krebszellen hemmt.

Dr. K. Folkers veröffentlichte im *Clinical Investigator* eine Studie über Versuchspersonen, die täglich 60 mg Coenzym Q_{10} bekommen hatten.

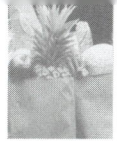

Die Zunahme der IgG-Antikörper war so erheblich, dass Dr. Folkers die Meinung vertrat, man könne die altersbedingte Abnahme der Immunfunktion leicht mit Hilfe von Coenzym Q_{10} umkehren.

Lockwood und seine Mitarbeiter stellten fest, dass Coenzym Q_{10} in Dosen über 300 mg am Tag bei Brustkrebs das Tumorwachstum hemmt und in einigen Fällen zum Erliegen bringt. Wir haben zwar noch keine Erklärung für diese Wirkung, aber die Ergebnisse sind so vielversprechend, dass alle Frauen Coenzym Q_{10} nehmen sollten, um sich vor Brustkrebs zu schützen.

Am besten nehmen Sie das Coenzym in Kapselform, denn es ist schwierig, eine ausreichende Menge mit der Nahrung aufzunehmen. Fetter Fisch, zum Beispiel Sardinen, Innereien und Erdnüsse enthalten zwar Coenzym Q_{10}, aber Sie müssten diese Nahrungsmittel schon pfundweise essen, um das Immunsystem zu stärken. Dreißig Milligramm Coenzym Q_{10} am Tag sind die normale Dosis, aber bei Brustkrebs verabreicht man über 320 mg ohne Nebenwirkungen. Mehr dazu lesen Sie im Kapitel „Infektionskrankheiten und das Immunsystem".

Glutathion – der Kämpfer gegen freie Radikale

Kein anderes Antioxidans ist für die Gesundheit so wichtig wie Glutathion. Es regeneriert die Immunzellen und entgiftet den Körper besser als alle anderen Substanzen. Glutathionmangel beschleunigt die Alterung und kann sogar zum Tod führen. Bei optimaler Versorgung mit Glutathion sind die Immunzellen äußerst tüchtig. Glutathion besteht aus drei Aminosäuren: Cystein, Glutaminsäure und Glycin. Jede Zelle produziert Glutathion mit Hilfe von Selen, Magnesium und Vitamin C; außerdem ist es reichlich im Essen enthalten.

Freie Radikale können ungestört wüten, wenn der Glutathionspiegel des Blutes zu niedrig ist. Stellen Sie sich eine Viehherde in Panik vor – sie zerstampft alles, was sich ihr in den Weg stellt. Genau das geschieht im Organismus schon bei leichtem Glutathionmangel. Forscher stellten fest, dass die Aktivität der T-Zellen drastisch zunimmt, wenn man älteren Menschen täglich 75 mg Glutathion verabreicht. Außerdem fühlen sie sich gesünder und haben mehr Energie. In einer anderen Studie zeigte sich, dass bei einem höheren Glutathionspiegel die Zahl der Krankheiten zurück geht, der Choleringehalt des Blutes sinkt, der Blutdruck fällt und das Wohlbefinden zunimmt.

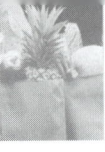
Nach einer Übersicht in den *Annals of Pharmacology* ist Glutathion wichtig für die Synthese und Reparatur der DNS, die Synthese von Eiweiß und Prostaglandinen, den Transport von Aminosäuren, die Ausscheidung von Karzinogenen und anderen Giften, die Stärkung des Immunsystems, den Schutz vor Oxidation und die Aktivierung von Enzymen. Wer an Umweltallergien leidet, vor allem an akuter Überempfindlichkeit gegen Chemikalien, kann die allergischen Reaktionen mit reduziertem Glutathion (täglich 200 bis 500 mg) rasch lindern.

Oxidativer Stress könnte ein Grund dafür sein, dass es AIDS-Kranken zunehmend schlechter geht, denn er stimuliert die Vermehrung der Viren, die Entzündungsreaktion, den Zelltod, die Vergiftung und die chronische Gewichtsabnahme. Dank seiner starken antioxidativen Wirkung verringert Glutathion den oxidativen Stress, und im Reagenzglas kann es das HIV zerstören. Leider gelingt ihm das im Organismus nicht, aber für AIDS-Kranke ist Glutathion dennoch sehr wichtig, weil es das Immunsystem stärkt.

Glutathion – das Jugendelixier

- verhindert die Oxidation des Cholesterins
- beseitigt Karzinogene
- stimuliert die T-Zellen
- reguliert den Insulinspiegel
- hemmt Entzündungen
- dämpft allergische Reaktionen
- stärkt das Immunsystem
- schützt vor Krebs
- entgiftet Alkohol

Um ausreichend mit Glutathion versorgt zu sein, nehmen Sie am besten 75 mg der aktivsten Form, nämlich reduziertes L-Glutathion (99 % des Glutathions im Gewebe hat diese Form). Vergessen Sie nicht Selen, Magnesium und Vitamin C, die Helfer des Glutathions. Manche Forscher glauben, der Darm könne Glutathion nicht absorbieren; aber mehrere Studien belegen, dass es nicht nur aufgenommen wird, sondern dass es auch im Darm selbst, innerhalb und außerhalb der Zellen, antioxidativ wirksam ist. Glutathion schützt auch vor UV-Strahlen, Peroxiden und der giftigen Wirkung, die Medikamente und Alkohol haben. Antioxidantien bremsen die Alterung, stärken das Immunsystem und vernichten freie Radikale.

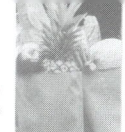

Glutathion ist unter anderem in Rosenkohl, Weißkohl, Blumenkohl und Brokkoli enthalten. Dieses Gemüse enthält außerdem Phytochemikalien, die ebenfalls Antioxidantien sind. Wassermelonen und Avocados sind die ergiebigsten Glutathionquellen.

Vitamin B$_6$

Vitamin B$_6$ sorgt für normale Hormonspiegel, ein gesundes Immunsystem und starke Nerven. Es unterstützt die Bildung von Prostaglandinen und Eiweiß. Leichter Vitamin-B$_6$-Mangel ist so verbreitet, dass wir alle dieses Vitamin in Form von Kapseln nehmen sollten. Mehr als die Hälfte aller Enzymreaktionen hängt von ihm ab.

Wenn Sie Ihr Immunsystem stärken wollen, brauchen Sie Vitamin B$_6$. Andernfalls schrumpft der Thymus, so dass zu wenig Thymulin produziert wird. Außerdem lässt die Aktivität der T-Zellen, B-Zellen und Antikörper nach. Da auch weniger Interleukin-2 gebildet wird, werden die natürlichen Killerzellen geschwächt und das Infektions- und Krebsrisiko steigt. Vitamin-B$_6$-Mangel schwächt also die gesamte Armee des Immunsystems.

Auch bei einer Studie mit AIDS-Kranken wurde festgestellt, dass Vitamin-B$_6$-Mangel eine Immunschwäche auslöst. Schon kleine Dosen des Vitamins steigerten die Immunfunktion um das Zehnfache.

Nehmen Sie Vitamin B$_6$ zusammen mit den anderen B-Vitaminen als Komplex. So kommen diese Vitamine in der Natur vor, und jedes von ihnen arbeitet mit den anderen zusammen. Pyridoxal-5-Phosphat, die aktive Form des Vitamins B$_6$, befindet sich bereits in seinem reduzierten Zustand, so dass der Körper es gut verwerten kann. Wenn Sie Leberstörungen haben oder das Enzym nicht bilden, das Vitamin B$_6$ abbaut, brauchen Sie die reduzierte Form. Magnesium wird ebenfalls benötigt, um Vitamin B$_6$ aufzunehmen. Damit das Immunsystem gesund bleibt, sind täglich 50 mg Vitamin B$_6$ erforderlich.

Vitamin B$_6$ ist enthalten in Fleisch, Fisch, Geflügel, Getreide, Nüssen, Samenkernen, Sojabohnen, grünem Blattgemüse und Kartoffeln.

Magnesium

Magnesium ist zwar kein immunstärkendes Mineral, aber es ist an über 300 Enzymreaktionen im Körper beteiligt. Magnesiummangel ist weit

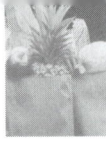
verbreitet, und die Folge sind Herzanfälle, Nierensteine, Krebs, PMS und Schlaflosigkeit. Magnesiumtabletten senken den Blutdruck, beugen Diabetes vor, stärken die Knochen und verlängern das Leben.

Nach einem Bericht im *American Journal of Clinical Research* fördert Magnesiummangel Entzündungen und die Bildung von freien Radikalen, was zu chronischer Müdigkeit, Fibromyalgie und Rheuma führen kann. Wie bereits erwähnt, zerstören freie Radikale unsere Zellen. Zellen, die an Magnesiummangel leiden, sondern mehr entzündungsfördernde Zytokine ab, die dann noch mehr freie Radikale produzieren und weitere Schäden anrichten. Das ist bei der rheumatoiden Arthritis deutlich zu beobachten.

Viele Ärzte empfehlen täglich 6 mg Magnesium je Kilogramm Körpergewicht. Das sind durchschnittlich 350 mg am Tag. Wenn Sie koffeinhaltige Getränke mögen oder unter Stress stehen, brauchen Sie eine größere Dosis. Mit dem Magnesium sollten Sie Calcium und Kalium nehmen, weil diese drei zusammenarbeiten. Reich an Magnesium sind Tofu, Hülsenfrüchte, Samenkerne, Nüsse, grünes Blattgemüse und Vollkornprodukte. Milchprodukte und Fleisch enthalten hingegen wenig Magnesium.

DHEA – das Immunhormon

In den letzten zehn Jahren ist DHEA oder Dehydroepiandrosteron zunehmend populär geworden. Es hilft nicht nur bei Altersbeschwerden, sondern fördert auch die Reparatur von Geweben, dämpft Allergien und moduliert das Immunsystem (das heißt, DHEA stärkt die Immunität, wenn es notwendig ist, es verhindert aber auch überschießende Reaktionen).

Dieses Hormon wird in den Nebennieren gebildet und dann in mehrere andere Hormone umgewandelt, nämlich in Testosteron, Dihydrotestosteron, Androstenedion, Estradiol und Estron. Darum wird es auch „Mutterhormon" genannt.

Der Körper stellt zunächst das Hormon Pregnenolon und 17-Alpha-Hydroxypregnenolon aus Cholesterin und Beta-Sitosterin her; dann wandelt er das Pregnenolon in DHEA um. Wenn wir älter werden, lässt die DHEA-Produktion oft nach und der DHEA-Spiegel des Blutes sinkt. Das bedeutet, dass auch weniger männliche und weibliche Geschlechtshormone gebildet werden. Bei Fünfzigjährigen ist der DHEA-

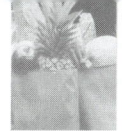

Spiegel nur noch halb so hoch wie bei Zwanzigjährigen. Einige der möglichen Folgen sind sexuelle Störungen, Muskelschwund, Gedächt-nisschwäche und Immunschwäche.

DHEA – das Immunhormon

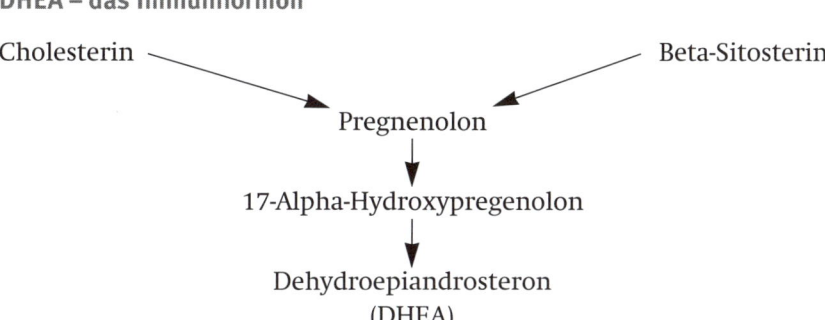

Cholesterin ⟶ Pregnenolon ⟵ Beta-Sitosterin

Pregnenolon

↓

17-Alpha-Hydroxypregenolon

↓

Dehydroepiandrosteron
(DHEA)

DHEA und Diabetes

Wenn wir älter werden, reagieren die Zellen des Körpers allmählich schwächer auf Insulin, so dass der Blutzuckerspiegel steigt. Mögliche Folgen sind Neuropathie (Nervenschäden) und Atherosklerose (Verhär-tung der Arterien). Studien mit insulinabhängigen Diabetikern (Typ I) zeigen, dass der DHEA-Spiegel bei ihnen sehr niedrig ist. Wird DHEA in Dosen von 50 mg am Tag verabreicht, geht die Atherosklerose zurück und die Insulinreaktion verbessert sich.

DHEA und die Immunfunktion

Bei einer Studie mit Frauen nach der Menopause stellten die Forscher fest, dass DHEA-Zusätze die Zahl der Immunzellen erhöhen. Das könn-te erklären, warum DHEA Krebsarten hemmt, auf die Östrogen keinen Einfluss hat.

Andere Wissenschaftler untersuchten den DHEA-Spiegel bei älteren Menschen, denen eine Grippeimpfung wenig nützt, weil ihr gealtertes Immunsystem nicht in der Lage ist, Antikörper gegen den Impfstoff zu bilden. Als die über 65-jährigen Versuchspersonen nach der Impfung DHEA bekamen, verbesserte sich ihre Immunreaktion erheblich.

Wir wissen, dass DHEA untrennbar mit der Immunfunktion verbun-den ist. Wenn der DHEA-Spiegel sinkt, steigt oft der Kortisonspiegel – und Kortison ist ein Stresshormon. DHEA schützt anscheinend vor den negativen Folgen des Kortisons. Ist der Kortisonspiegel hoch, nimmt

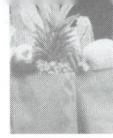
die Interleukin-6-Produktion zu, und die Folgen sind Entzündungen und zerstörte Gewebe.

DHEA und Lupus

Als Forscher einer Gruppe von Frauen mit systemischem Lupus erythematodes sechs Monate lang 200 mg DHEA gaben, fühlten alle Teilnehmerinnen sich besser, und auch das Krankheitsbild verbesserte sich deutlich. Lupus ist eine schwere Autoimmunkrankheit (s. S. 136 ff.), gegen die es nur wenige wirksame Medikamente gibt. DHEA lindert viele ihrer Symptome, und die einzige beobachtete Nebenwirkung ist eine leichte Hautentzündung.

DHEA und AIDS

Mehr zu diesem Thema lesen Sie im Kapitel „Infektionskrankheiten und das Immunsystem".

Die Dosierung

DHEA ist rezeptpflichtig und in Kapseln, als Tropfen und als Spray erhältlich. Bitte experimentieren Sie auf keinen Fall selbst mit diesem hochwirksamen Hormon, sondern sprechen Sie mit Ihrem Arzt. Er kann einen Bluttest in einem Labor veranlassen und auf diese Weise Ihren exakten DHEA-Spiegel ermitteln. Als optimale, also „jugendliche" Werte gelten 400 bis 560 mcg/dl bei Männern und 350 bis 430 mcg/dl bei Frauen. Bei Bedarf kann der Arzt Ihnen DHEA verordnen und in regelmäßigen Abständen seine Wirkung überwachen. Lassen Sie sich eine Blutprobe drei bis vier Stunden nach der Einnahme von DHEA entnehmen.

Denken Sie aber auch daran, dass Sie Ihren DHEA-Spiegel auf natürliche Weise steigern können, wenn Sie die Ratschläge in diesem Buch befolgen. Moducare enthält Sterole und Steroline. Dies sind übrigens eine Vorstufe des Pregnenolons, das in DHEA umgewandelt wird. Eine Kapsel dreimal am Tag ist ausreichend.

In zu hohen Dosen kann DHEA Nebenwirkungen haben, zum Beispiel Akne, fettige Haut, Wachstum der Gesichtshaare bei Frauen, eine tiefere Stimme und Stimmungsschwankungen. Männer mit Prostatakrebs und Frauen mit östrogenabhängigem Krebs sollten kein DHEA einnehmen. Allerdings kann der Arzt erwägen, Ihnen 7-Keto-DHEA zu verordnen, das nicht in Testosteron und Östrogen umgewandelt wird.

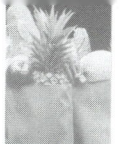

Moducare hat keine unangenehmen Nebenwirkungen, weil der Körper daraus nur die DHEA-Menge herstellt, die er braucht.

Die tägliche Dosis der zehn immunstärkenden Nährstoffe

Nährstoffe	Dosierung
• Vitamin C	1000 mg oder bis zur Darmtoleranz-grenze
• Vitamin A	5000 IE
• Vitamin E	400–800 IE
• Zink	15 mg
• Selen	100 mcg
• Coenzym Q_{10}	60 mg
• reduziertes L-Glutathion	75–200 mg
• Vitamin B_6 (im B-Komplex)	50 mg
• Magnesium	100 mg
• DHEA	nach Anweisung Ihres Arztes oder alternativ:
• Sterole und Steroline	3-mal täglich 20 mg Sterole und 0,2 mg Steroline

Zusätzliche Vitamin- und Mineralien alleine genügen jedoch nicht, um Krebs, Parasiten und Bakterien zu bekämpfen und fit und jung zu bleiben. Gute Ernährung ist die Grundlage der Langlebigkeit und eines starken Immunsystems. In den nächsten zwei Kapiteln erfahren Sie, was natürliche Wirkstoffe für Sie tun können.

Phytochemikalien – mächtige Beschützer des Immunsystems

Phytochemikalien sind in der Lage, die Umwandlung einer Zelle in eine Krebszelle zu verhindern.

Amerikanisches Krebsforschungsinstitut

Ihre Mutter wusste, wovon sie sprach, als sie Ihnen empfahl, Obst und Gemüse zu essen. Frische, biologisch angebaute Früchte, Gemüsearten, Samenkerne und Nüsse liefern uns nicht nur Ballaststoffe, Vitamine und Mineralien, sondern auch hochwirksame Substanzen, die Krankheiten verhindern können: die Phytochemikalien oder Phytonährstoffe. Diese biologisch aktiven Stoffe geben den Pflanzen ihre Farbe und ihr Aroma und machen sie widerstandsfähig gegen Krankheiten. Beim Menschen stärken sie das Immunsystem, verlangsamen den Alterungsprozess und bekämpfen Krankheiten, auch Krebs.

Phyto bedeutet im Griechischen „Pflanze". Der am besten erforschte Phytonährstoff ist das Beta-Carotin; die Phytosterole kommen gleich danach. Fast täglich entdecken die Wissenschaftler neue Phytochemikalien. Am bekanntesten sind Phytosterole (mit Beta-Sitosterin und Beta-Sitosterolin), Carotinoide (mit Lycopin), Phytoöstrogene (vor allem Genistein und Daidzein), Indole, Lingane, Flavonoide (mit Quercetin, Silymarin und Anthocyanidinen).

Um vor Krankheiten geschützt zu sein, müssen Sie jeden Tag 7 bis 10 Portionen (halbe Tassen) frisches Obst, Gemüse, Samenkerne und Nüsse essen. In verarbeiteten Nahrungsmitteln – besonders in Samen- und Nussöl – sind kaum noch Phytochemikalien enthalten. Wenn Sie Gemüse kochen, zerstören Sie einen Teil der Nährstoffe, und wenn Sie das Kochwasser abgießen, werfen Sie weitere Phytochemikalien weg. Beim Einfrieren werden Enzyme freigesetzt, die Phytonährstoffe vernichten. Frischkost ist also eindeutig am besten.

Es ist äußerst wichtig, das Immunsystem großzügig mit diesen Wirkstoffen zu versorgen, wenn Sie gesund sein und viel Energie haben wollen. Wenn Sie die erforderliche Menge Obst und Gemüse essen, haben Sie den ersten Schritt getan. Falls Sie das nicht wollen oder können, brauchen Sie Ergänzungsmittel. Zum Glück gibt es heute genügend Präparate, die alle genannten Stoffe einzeln oder in Kombinationen enthalten.

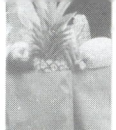

Flavonoide

Neben den Carotinoiden kommen die Flavonoide – von Albert Szent-Gyorgi 1936 entdeckt – im Pflanzenreich am häufigsten vor. Zu ihnen zählen Quercetin, Pignogenol®, Catechine, Rutin, Anthocyanidine, Luteolin, Kampferol, Astragelin und Hesperidin.

Flavonoide sind starke Antioxidantien, die freie Radikale unschädlich machen. Sie hindern entzündungsfördernde Leukotriene daran, die Gelenke zu schädigen und Schmerzen auszulösen. Viele Flavonoide sind wirksamer als Vitamin C und E. Sie verbessern die Absorption des Vitamins C und werden daher oft mit ihm kombiniert.

Flavonoide hemmen das Enzym Hyaluronidase, das Bindegewebe schädigt, so dass Keime in die Zellen eindringen können. Stellen Sie sich die Grundsubstanz des Bindegewebes als Ballon vor: Solange die Haut des Ballons heil ist, hält sie Wasser und Luft zurück; aber sobald sie defekt ist, dringt der Inhalt nach außen. Da Flavonoide wie Catechine, Rutin, Quercetin und Hesperidin die Hyaluronidase hemmen, schützen sie das Bindegewebe, stärken das Immunsystem, dämpfen Entzündungen und bekämpfen Bakterien.

Flavonoide sind besonders hilfreich in der Diabetes-Therapie, weil sie den Blutzuckerspiegel senken. Außerdem hemmen sie die Histaminproduktion und damit auch allergische Reaktionen. Das ist vor allem wichtig beim anaphylaktischen Schock. Flavonoide in Dosen von 500 mg, dreimal am Tag genommen, lindern Asthma und Allergien.

Flavonoide stimulieren außerdem die Bildung von T-Zellen und die Umwandlung von Lymphozyten. Man nimmt an, dass sie zudem eine Substanz namens P-450-Aromatase hemmen und dadurch östrogenabhängige Tumore, vor allem in der Brust, zum Schrumpfen bringen. Andere Enzymrezeptoren in Tumoren werden ebenfalls deaktiviert.

Flavonoide beseitigen ferner leberschädigende Endotoxine – von Bakterien erzeugte Gifte –, mit denen das Immunsystem nicht fertig wurde. Ihre antibakteriellen und antiviralen Eigenschaften sind nachgewiesen; doch die neuste und aufregendste Forschung beschäftigt sich mit ihrer Wirkung auf die Kapillaren. Spezielle Phytochemikalien werden heute benutzt, um Augenbeschwerden einschließlich Nachtblindheit zu behandeln, beschädigte Kapillaren zu reparieren und zu kräftigen, Krampfadern zu lindern und Herzrhythmusstörungen zu beseitigen, deren Ursache schlechte Durchblutung ist.

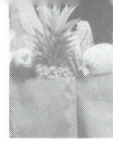

Essen Sie täglich Nahrungsmittel, die Flavonoide enthalten: Brokkoli, Weintrauben, Möhren, Zwiebeln, Paprika, Grüntee, Mandarinen, Holunderbeeren, Heidelbeeren, Äpfel, Zitrusfrüchte und Gingko biloba.

Carotinoide

Wir kennen heute mehr als 600 verschiedene Carotinoide. Die häufigsten und bekanntesten sind Lutein, Canthaxanthin, Zeaxanthin, Alpha-Carotin, Lycopin und Cryptoxanthin. Dunkelgrünes, gelbes, rotes und orangefarbenes Obst und Gemüse ist reich an Carotinoiden. Die meisten von ihnen haben eine geringe oder gar keine Vitamin-A-Wirkung, aber es sind sehr wirksame Antioxidantien, die uns vor grauem Star, Makulaschäden und Hautschäden schützen. Sie wirken stark krebshemmend und verringern das Risiko, an Brust-, Prostata-, Gebärmutterhals- und Dickdarmkrebs zu erkranken. Außerdem machen sie freie Radikale unschädlich, bevor diese den Zellen schaden können, und verhindern dadurch Diabetes sowie Herz- und Gefäßkrankheiten.

Folgende natürliche Nahrungsmittel enthalten Carotinoide:

- Beta-Carotin: Aprikosen, Möhren, Pfirsiche, Süßkartoffeln
- Alpha-Carotin: Möhren, Kürbisse, rote und gelbe Paprikaschoten, gelber Mais
- Cryptoxanthin: Papayas, Pfirsiche, Mandarinen, Orangen
- Lutein: Grünkohl, Weißkohl, Spinat, Brokkoli, Senfblätter
- Zeaxanthin: Kresse, Mangold, Chicoree, Rübenblätter, Okra
- Lycopin: Tomaten, Wassermelonen, Guaven

Lycopin – neu auf der Bühne

Lycopin ist ein starkes Antioxidans, das freie Radikale unschädlich macht. Zusammen mit Lutein und Zeaxanthin bremst es die Degeneration der Makula in den Augen.

Nach einem Bericht der Universität Harvard sinkt das Risiko, an Prostatakrebs zu erkranken, um 22 %, wenn Männer vier bis sieben Mal in der Woche Tomaten oder Tomatenmark essen. Laut einer Studie, die im *Journal of the National Cancer Institute* veröffentlicht wurde, lässt dieses Risiko sich sogar um 35 % verringern, wenn ein Mann wöchentlich zehn oder mehr Portionen Tomatenprodukte isst. Sonnengereifte Tomaten, Wassermelonen, Guaven und rosa Grapefruit enthalten mehr

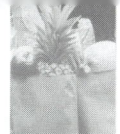

Lycopin als Früchte, die grün geerntet wurden. An der Sonne getrocknete Tomaten sind noch reicher an Lycopin.

Lycopin ist fettlöslich. Träufeln Sie also ein wenig Olivenöl auf frische Tomatenscheiben, und mischen Sie das Öl vor dem Servieren in die Tomatensoße, damit Sie mehr Lycopin aufnehmen.

Beta-Carotin kurbelt das Immunsystem an

Das am besten erforschte Carotinoid ist Beta-Carotin, auch Provitamin A genannt, weil der Körper es in Vitamin A umwandeln kann. Im Gegensatz zu Vitamin A ist Beta-Carotin jedoch selbst in hohen Dosen ungiftig. Wenn Sie zu viele Carotinoide zu sich nehmen, färbt sich lediglich die Haut gelb; aber dieser Farbstoff wird rasch abgebaut, sobald Sie den Konsum von Carotinoiden verringern. Babys, die viele Möhren bekommen, haben oft gelbe Fußsohlen, Handflächen und Nasenspitzen. Das ist völlig unbedenklich, und die Farbe verschwindet, wenn man ihnen weniger Carotinoide gibt.

Beta-Carotin ist der rote oder orangefarbene Farbstoff im Obst und Gemüse. Reich an Beta-Carotin sind Aprikosen, Möhren, Yamwurzeln, Süßkartoffeln, Kürbisse, Pfirsiche und Mangos. Essen Sie solche Nahrungsmittel jeden Tag, denn sie verringern das Risiko, an Dickdarm-, Speiseröhren-, Pankreas-, Rachen- und Magenkrebs zu erkranken. Außerdem kurbeln sie das Immunsystem an und aktivieren T-Zellen und B-Zellen. Nach einer Studie, die im *Journal of Nutrition* veröffentlicht wurde, erhöhte sich bei HIV-Infizierten die Zahl der natürlichen Killerzellen und der B-Zellen (Antikörper), wenn ihnen vier Monate lang nur 60 mg Beta-Carotin am Tag verabreicht wurden.

Obst und Gemüse sind die besten Quellen für Phytochemikalien. Was Carotinoide betrifft, so ist allerdings noch nicht geklärt, ob wir sie in ausreichender Menge in Vitamin A umwandeln, um eine schützende Wirkung zu erzielen. Solange wir in diesem Punkt nicht sicher sind oder wenn Sie zuwenig Obst und Gemüse essen, sollten Sie ein Carotinoid-Produkt (Betatene®) einnehmen, das aus der australischen Alge *Dunaliella salina* gewonnen wird. Es enthält mindestens 5 % gemischte Carotinoide. Auch Lycopin ist sehr wichtig. Sie können es in Supermärkten und Drogerien kaufen.

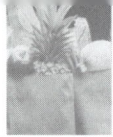

Phytosterole

Phytosterole sind pflanzliche Sterole, zu denen Beta-Sitosterol und sein Glucosid Beta-Sitosterolin sowie Campesterol, Brassicasterol, Stigmasterol, Ergosterol und Avenasterol gehören. Unter den verschiedenen Sterolen sind B-Sitosterol, Campesterol und Stigmasterol am wichtigsten. Sie stellen 45 bis 90 % der Sterole in essbaren Pflanzen. Beta-Sitosterol und Beta-Sitosterolin wurden schon 1922 identifiziert und isoliert. Seitdem wurden Hunderte von Forschungsarbeiten über ihre gesundheitlichen Vorzüge veröffentlicht.

Sterole sind Pflanzenfette, die eine ganz ähnliche Struktur wie das tierische Fett Cholesterin haben; allerdings besitzen sie eine zusätzliche Äthylgruppe an der seitlichen Kette. Alle Pflanzen, auch Obst, Gemüse, Samenkerne und Nüsse, enthalten Sterole und Steroline. Sterole kommen in der Natur nie isoliert vor, sondern nur in Verbindung mit ihrem Glucosid, dem Beta-Sitosterolin. Dieses Glucosid arbeitet mit dem Sterol zusammen und spielt eine wichtige Rolle bei der Harmonisierung des Immunsystems. Ohne das Glucosid sind die Sterole nicht imstande, Krankheiten zu verhindern und die Immunität zu stärken. Moducare vereinigt beide Steroltypen im richtigen Verhältnis.

Sterole – mächtige Helfer des Immunsystems

Der Dünndarm absorbiert Sterole schlechter als Cholesterin, und vielleicht hemmen sie sogar die Aufnahme des Cholesterins. Darum verwendet man Sterole, vor allem B-Sitosterol, in hohen Dosen, um einen zu hohen Cholesterinspiegel zu senken.

Moducare, die einzigartige Kombination aus Sterolen und Sterolinen, wird derzeit bei Patienten getestet, die an AIDS oder Tuberkulose erkrankt sind, und man verabreicht es Sportlern, die einer hohen Belastung ausgesetzt sind, etwa Marathonläufern. Neuere Studien bestätigen die Wirkung dieser Stoffe bei rheumatoider Arthritis, Rhinitis, Sinusitis, chronischer Erschöpfung, AIDS, Asthma, Gebärmutterhalskrebs und Hepatitis C. Damit bestätigt sich, was die Fallgeschichten in diesem Buch versprechen.

Rheumatoide Arthritis gehört zu den chronischen Krankheiten unserer Zeit, die am schwersten zu behandeln sind. Jetzt hat sie endlich in Phytosterol und Phytosterolin ihre Meister gefunden. Neuere Studien

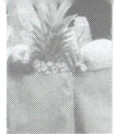

bestätigen, dass Phytosterol und Phytosterolin die Absonderung von entzündungsfördernden Zytokinen hemmen, so dass die Produktion von IL-6 und TNF-Alpha abnimmt, die beide für Entzündungen und rheumatoide Arthritis verantwortlich sind. Darauf gehen wir in den folgenden Kapiteln näher ein, damit die Bedeutung der Sterole für das Immunsystem klar wird.

Sterole und Steroline in Nahrungsmitteln

Rohe, nicht verarbeitete Nüsse und Samenkerne sowie deren Öl sind die besten natürlichen Quellen für Sterole und Steroline. Die üblichen Methoden der Ölgewinnung zerstören jedoch diese Stoffe, so dass die fertigen Öle keinen gesundheitlichen Wert haben. In Fabriknahrungsmitteln, auch in tiefgefrorenen Produkten, sind die Glucosidmoleküle (Steroline) zerstört, die sich mit den Sterolen verbinden, und das Immunsystem kann nicht mehr von ihnen profitieren.

Wenn Sie Gemüse kochen, gelangen die Sterole und Steroline ins Kochwasser und werden mit ihm weggeschüttet. Zudem essen die meisten Menschen in unserem Land zuwenig Obst und Gemüse und profitieren daher von den natürlichen Phytochemikalien nicht. Wählen Sie aus der folgenden Tabelle Nahrungsmittel aus, die reich an Sterolen sind, und essen Sie jeden Tag davon. Da jedoch weniger als 5 % der Sterole und Steroline aus der Nahrung absorbiert werden, sollten Sie zusätzlich dreimal am Tag eine Kapsel Moducare nehmen.

Wenn Sie täglich 60 mg Sterole zu sich nehmen wollen, müssen Sie etwa 500 bis 700 g frisches Obst und Gemüse oder 200 g Vollkornweizenmehl ohne Zusatzstoffe oder 250 g (ungekochte) Kartoffeln essen. Um das Immunsystem optimal anzuregen, brauchen Sie die doppelte Menge.

Karl Pegel (s. S. 15 ff.) schreibt in seinem Artikel „Die Bedeutung des Sitosterols und des Sitosterolins für die Ernährung des Menschen und der Tiere", veröffentlicht im *South African Journal of Science*, pflanzliche Sterole seien einzeln oder in Kombinationen in bekannten Kräutern zu finden, zum Beispiel in *Serenoa repens*, *Pygeum africanum*, *Harpagophytum procumbens* (Teufelskralle), *Silybum marianum* (Silberdistel) *Ginkgo biloba*, *Panax ginseng*, Eleutherokkokus und Echinacea. Diese Kräuter enthalten aber auch andere wichtige Phytochemikalien, zum Beispiel Ginsenoside, Bilobalide, Silymarin und Echinacoside. Leider stehen die Mikro-

Nahrungsmittel	Beta-Sitosterol und Beta-Sitosterolin (in mg pro 100 g des essbaren Teils)	Campesterol	Stigmasterol
Gemüse			
Blumenkohl	12	3	2
Erbse	108	0	0
Gerste	98	33	101
Gurke	14	0	0
Ingwer	10	1	4
Kartoffel	40	0	0
Kürbis, orange	12	0	0
Kürbis, weiß	89	2	0
Melone	16	0	0
Möhren	7	1	3
Okra	15	3	6
Paprika, rot	7	3	2
Rettichblatt	22	6	0
Rosenkohl	17	6	1
Salat, römischer	21	2	11
Sojabohne	30	9	11
Spargel	14	3	5
Speiserübe	13	0	6
Steckrübenblatt	9	2	0
Süßkartoffel	8	3	1
Taro	11	3	6
Weißkohl	7	2	2
Yamwurzel	7	2	2
Zwiebel	15	12	1
Obst			
Apfel	11	1	0
Aprikose	16	1	0
Banane	11	2	3
Birne	7	0	0
Erdbeere	10	Spur	Spur
Feige	27	1	2
Granatapfel	16	Spur	Spur
Grapefruit	13	2	2
Kirsche	12	0	0
Orange, Nabel-	17	4	2
Pfirsich	6	1	1
Zitrone	8	0	0
Samenkerne und Nüsse			
Cashew	130	13	Spur
Kastanie	18	2	2

Nahrungsmittel	Beta-Sitosterol und Beta-Sitosterolin (in mg pro 100 g des essbaren Teils)	Campesterol	Stigmasterol
Kokosnuss	27	3	7
Mandel	122	5	3
Pecanuss	88	4	2
Piniennuss	84	14	Spur
Pistazie	90	6	2
Sesamsamen	443	91	78
Sonnenblumenkern	349	61	75
Walnuss	87	6	0
Pflanzenöle			
Färberdistel	52	9	13
Kakaobutter	59	26	9
Leinsamen	46	9	29
Olive (Frankreich)	91	1	3
Olive (Italien)	84	1	3
Sojabohne	53	20	20
Sonnenblume	60	8	8
Weizenkeim	67	Spur	22
Hülsenfrüchte			
Erdnuss	142	24	23
Kidneybohne	91	3	31
Mungbohne	13	2	8
Reisbohne	37	1	36
Saubohne	95	8	9
Getrocknete Gewürze			
Gewürznelke	242	0	14
Griechisches Heu	100	18	7
Ingwer	56	10	18
Oregano	177	12	15
Paprika	119	29	18
Thymian	152	3	8
Fisch und Meeresfrüchte			
Auster	362		
Hummer	171		
Jakobsmuschel	681		
Krebs	244		
Lachs	99		
Pollack	80		
Schalentiere	97		
Shrimp	209		
Venusmuschel	518		

Sterolgehalt von Nahrungsmitteln

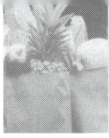

nährstoffe zueinander nicht im richtigen Verhältnis, so dass sie das Immunsystem nicht optimal stärken.

Phytoöstrogene

Neue Forschungsarbeiten bestätigen, dass der tägliche Verzehr von Sojaprodukten das Krebsrisiko verringert, vor allem das Prostata- und Brustkrebsrisiko. Bei Asiaten, die jährlich 25 Pfund Sojaprodukte essen, ist dieses Risiko um ein Drittel und um ein Viertel geringer. Die amerikanische Krebsgesellschaft empfiehlt den Verzehr von Sojaprodukten. Sie enthalten Isoflavone, Daidzen, Genistein und Proteasehemmer, die alle eine starke krebshemmende Wirkung haben.

Die Phytoöstrogene Genistein und Daidzen erhöhen den Östrogenspiegel nicht, sondern „besetzen" die Rezeptoren, die eigentlich für das Östrogen bestimmt sind, und verringern auf diese Weise die Östrogenbildung im Körper und somit auch das Krebsrisiko. Östrogene, vor allem Estradiol, gelten als Mitursache des Brustkrebses, des Prostatakrebses, der Osteoporose, des PMS, der Endometriose und der meisten hormonellen Störungen.

In einer Doppelblindstudie wurden 1998 Frauen nach der Menopause in zwei Gruppen eingeteilt. Die eine Hälfte erhielt Sojaeiweiß, die andere Hälfte ein Placebo. Man untersuchte sie zwölf Wochen lang auf Nachtschweiß und Hitzewallungen. Bei der ersten Gruppe waren diese Symptome signifikant geringer.

Genistein verhindert, dass das Blut sich verklumpt, denn es hemmt die Bildung von Thrombin und die Zusammenballung von Blutplättchen – beides kann Herzanfälle auslösen. Außerdem hemmt es das Wachstum von Blutgefäßen, die Tumore mit Nährstoffen und Sauerstoff versorgen. Alle Isoflavone bremsen das Wachstum junger bösartiger Tumore, so dass das Immunsystem diese kleinen Tumore zerstören kann.

Sojaprodukte, andere Bohnen, Erbsen und Samenkerne sind reich an Isoflavonen, Sterolen und Sterolinen. Hoffen wir, dass die Hersteller von Sojagetränken in Zukunft auf dem Etikett angeben, welche Phytochemikalien in welcher Menge darin enthalten sind, damit die Verbraucher wissen, was sie kaufen. Genistein und Daidzen sind auch in Kapseln erhältlich.

Lignane, die vor allem in Leinsamen und Sojabohnen enthalten sind, aber auch in Sesamsamen, Getreide, Obst und Gemüse, hemmen Östro-

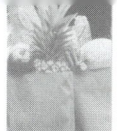

gen ebenfalls. Mit den Isoflavonen sind sie wahrscheinlich der Grund für die niedrigere Krebsrate in asiatischen Ländern. Außerdem leiden Frauen, die Soja essen, seltener und weniger stark an Hitzewallungen und trockener Scheide. (Mehr über Lignane lesen Sie ab Seite 65 ff.)

Indole

Indole haben eine ähnliche Wirkung wie Isoflavone, und sie inaktivieren ebenfalls Östrogen. Die beiden wichtigsten Indole sind Indol-3-Carbinol (I3C) und Dithiolthion. Kohlgemüse wie Brokkoli, Rosenkohl, Weißkohl und Blumenkohl sowie Steckrüben enthalten Indole. Brokkoli enthält zudem eine weitere wichtige Phytochemikalie namens Sulphoraphan, ein äußerst starkes Antioxidans. Es ist heute allgemein anerkannt, dass eine Kost, die reich an diesen Kreuzblütern ist, uns vor Krebs schützen kann. Am besten essen Sie das Gemüse roh oder leicht gedünstet und kauen es gründlich, um die Enzyme zu aktivieren.

Phytochemikalien und ihre Tagesdosis

Flavonoide
- Kiefernrindenextrakt (Pignogenol): 50 mg (bei Allergien 300–500 mg)
  oder
- Traubenkernextrakt: 50 mg (bei Allergien 300–500 mg)
  oder
- Quercetin: 200–500 mg
  oder
- Grüntee-Extrakt: 3–5 Tassen oder 300–500 mg eines standardisierten Extrakts mit 80 % Polyphenolen

Carotinoide
- Beta-Carotin: 25 000 IE

Phytosterole
- pflanzliche Sterole und Steroline: 3-mal täglich 1 Kapsel mit je 20/0,2 mg auf leeren Magen

Phytoöstrogene
- Genistein und Daidzen: siehe Empfehlung auf der Packung; trinken Sie außerdem täglich 2 Gläser Sojamilch

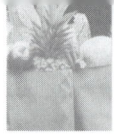
Dithiolthion fördert die Freisetzung von Glutathion aus den Zellen in den Körper. Wie bereits erwähnt, ist Glutathion ein starkes Antioxidans, das zudem entgiftend wirkt. Wenn der Körper mit seiner Hilfe Gifte ausscheidet, muss es ersetzt werden, entweder durch Indole aus der Nahrung oder durch reduziertes Glutathion in Kapseln. Studien belegen, dass Glutathion Pestizide, Herbizide und andere schädliche Chemikalien beseitigt. Im Gegensatz zu einer verbreiteten Meinung kann Acetylcystein das Glutathion dabei nicht ersetzen. Glutathion entgiftet außerdem Schwermetalle wie Quecksilber, Blei, Kadmium und Nickel. Von den zwei chemischen Reaktionen, die Insulin im Stoffwechsel nutzbar machen, hängt eine vom Glutathion ab. Darum beeinflusst es auch den Blutzuckerspiegel. (Mehr über Glutathion und das Immunsystem lesen Sie im Kapitel „Nährstoffe für das Immunsystem").

I3C reduziert die Östrogene, die das Tumorwachstum verursachen oder beschleunigen.

Schützen Sie Ihr Immunsystem mit den Arzneien der Natur

Nun wissen Sie, wie wichtig Ihre Nahrung für die Gesundheit des Immunsystems ist. Essen Sie also mindestens 7 bis 10 Portionen dieser Nahrungsmittel am Tag. Sie können Krebs und andere chronische Krankheiten verhindern, wenn Sie dem Immunsystem geben, was es braucht. Wenn Sie nicht soviel Frischkost essen können oder wollen, müssen Sie die genannten Phytochemikalien als Ergänzungsmittel einnehmen. Versuchen Sie, biologisch angebautes Obst und Gemüse zu kaufen, und essen Sie lieber frische Produkte als Dosenkost. Suppen, Salate und frisch gepresster Gemüsesaft sollten ein Teil der täglichen Kost sein. Kauen Sie Ihr Essen gut, und genießen Sie es.

In den folgenden Kapiteln erfahren Sie, dass Phytochemikalien sogar Krebs, Arthritis, Allergien, Erkältungen, Grippe und chronische Müdigkeit heilen können.

Krankheiten verhindern – Nahrungsmittel bringen Ihr Immunsystem in Topform

Mehr als 20 000 wissenschaftliche Artikel belegen, dass wir chronische Krankheiten heilen können, wenn wir die wichtigen Nährstoffe zu uns nehmen. *Kirk Hamilton, Clinical Pearls*

Krebs, Herzkrankheiten und andere chronische Krankheiten sind im Vormarsch. Das wirft ein schlechtes Licht auf die Fähigkeit des modernen Menschen, Krankheiten abzuwehren. Aber wenn wir unser Immunsystem schwächen, werden wir krank. Es gibt sechs wichtige Faktoren, die bestimmen, ob das Immunsystem uns gesund erhält oder ob wir krank werden.

Die meisten dieser Faktoren haben etwas mit unserem modernen Leben in der Stadt zu tun:

- Missbrauch von Antibiotika
- Umweltverschmutzung
- Stress und die Gemütsverfassung
- Erbanlagen
- Lebensweise
- Ernährungszustand

Wenn das Immunsystem optimal arbeitet, wird es mit den ersten fünf Faktoren fertig, sofern wir ihm die Nährstoffe geben, die es braucht. Verschlechtert sich jedoch der Ernährungszustand des Körpers, kann das Immunsystem die täglichen Attacken der Gifte, des Stress und der unzähligen Keime nicht mehr abwehren. Schon ein Mangel an einem oder zwei Nährstoffen schwächt das Immunsystem und kann Krebs und chronische Krankheiten auslösen. In Nordamerika leiden 65 % der Schwangeren, Alten und Jugendlichen an Nährstoffmängeln.

Untererernährung ist also nicht nur ein Problem der Entwicklungsländer. Obwohl wir mehr essen, als wir brauchen, sind Defizite an Vitaminen und Mineralien an der Tagesordnung. Die meisten Menschen in Europa essen hauptsächlich nährstoffarme Produkte. Wir wollen Nahrungsmittel unbedingt monatelang lagern und innerhalb weniger Minuten servieren – das ist der Grund für unsere schlechte Gesundheit. Fabriknahrung ist derart nährstoffarm, dass man sie „anreichern"

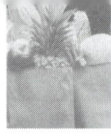

muss. Viele Menschen konsumieren täglich Fastfood, synthetische Produkte und Imbisskost, und sie trinken viermal mehr Limonade als gesunde Getränke. Synthetische Fette und Süßstoffe sind weit verbreitet. Gehärtete Fette und Öle mit ihren gefährlichen Transfettsäuren sind in den meisten vorverpackten Produkten enthalten. Selbst Samenkerne und Nüsse lösen Krebs und Herzkrankheiten aus, wenn sie mit Öl verarbeitet werden, damit sie länger halten. Wir müssen also vor allem auf solche krank machenden Produkte verzichten, wenn wir unser Immunsystem in Topform bringen wollen.

Dr. Abram Hoffer, der Begründer des *Journal of Orthomolecular Medicine* und Pionier der Ernährungstherapie bei psychiatrischen Störungen, rät seinen Patienten, beim Einkaufen im Supermarkt die mittleren Regale zu meiden, weil dort die vielen verarbeiteten, vorverpackten, synthetischen und ungesunden „Lebensmittel" liegen. Frisches Obst und Gemüse, Milchprodukte und Eier, Fisch und Geflügel sind oft an etwas abgelegenen Plätzen zu finden.

Essen Sie jeden Tag nährstoffreiche Nahrungsmittel, um sich vor Krankheiten zu schützen. Herzkrankheiten, Krebs und Diabetes lassen sich oft durch gute Ernährung allein verhindern. Obst und Gemüse ist sogar die Grundlage einiger Krebstherapien. Langzeitstudien belegen, dass Vegetarier seltener an Krebs erkranken, länger leben und ein gesünderes Herz haben. Jede Heilung muss also mit guter Ernährung beginnen. Kein einzelnes Vitamin, Mineral oder Kraut kann uns heilen, wenn wir uns falsch ernähren.

Vielleicht sagen Sie jetzt, was viele sagen: „Mein Opa war Bauer, und er rauchte vom vierzehnten bis zum achtzigsten Lebensjahr, ohne dass er Krebs bekam." Mag sein – aber Ihr Großvater lebte noch in einer sauberen Umwelt und aß Frischkost aus dem Garten, die reich an Phytochemikalien war. Brot wurde zu Hause aus frisch gemahlenem Korn gebacken, und Butter wurde aus der Sahne der eigenen, gesunden Kühe hergestellt. Nur wenige Leute besaßen Gefriertruhen, aber die meisten hatten einen Obst- und Gemüsekeller. Außerdem schluckte Ihr Großvater keine Antibiotika und wurde nicht geimpft, und wenn er krank war, starb er oder überlebte mit gestärktem Immunsystem und Antikörpern, die er bis ans Lebensende behielt. Er arbeitete täglich hart und hielt dadurch sein Herz gesund und wahrscheinlich auch sein Gewicht in Grenzen. Und wenn er nicht geraucht hätte, wäre er möglicherweise 110 Jahre alt geworden!

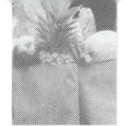

Die Zeiten haben sich geändert. Heute konsumieren wir Fabriknahrungsmittel und leiden unter den Folgen. Wir haben Krankheiten, die Anfang des 20. Jahrhunderts unbekannt waren: Fibromyalgie, chronische Müdigkeit, Zöliakie und Autoimmunstörungen. Diese so genannten Zivilisationskrankheiten sind in Wirklichkeit auf Immunschwäche zurückzuführen.

Die meisten Menschen denken nicht daran, dass sich in ihrem Darm eine gewaltige Schlacht zwischen Immunzellen und Keimen abspielt. Die Hälfte unserer Immunzellen befindet sich im Darm, wo sie Antigene aus Nahrungsmitteln einfangen und vernichten. Wir haben bereits in Kapitel 2 darauf hingewiesen, dass IgA-Mangel weit verbreitet ist. IgA befindet sich in der Schleimhaut des Darmes und schützt uns vor Antigenen. IgA-Mangel löst Allergien, Reizdarm, die Crohnsche Krankheit und Entzündungen aus und begünstigt Infektionen mit Parasiten, Viren und Bakterien.

Ein starkes Immunsystem in dreißig Tagen

Unser Magen ist voll, aber unsere Nährstoffversorgung lässt zu wünschen übrig. Das ist leicht zu ändern, und es ist ebenso leicht, Krankheiten zu heilen oder zu verhindern, wenn wir essen, was unser Immunsystem braucht, und auf alles verzichten, was ihm schadet.

Essen Sie Nahrungsmittel möglichst in ihrem natürlichen Zustand, zum Beispiel die ganze Orange anstatt Orangensaftkonzentrat und ganze Samenkerne anstatt Öl. Die Natur hat jedes Nahrungsmittel mit wichtigen Nährstoffen versehen, und wir fangen erst an zu verstehen, wie wichtig Frischkost ist. Immer wieder werden neue Phytochemikalien entdeckt, und vielleicht werden wir nie genau wissen, wie viel Heilkraft in ganzen Nahrungsmitteln steckt.

Amerikanische Wissenschaftler stellten fest, dass ganzes Gemüse besser als isolierte Ergänzungsmittel vor Dickdarmkrebs schützt. Mehr noch: Konventionelle Produkte enthalten mehr Schwermetalle als Bioprodukte, wahrscheinlich deshalb, weil letztere ohne Kunstdünger und Herbizide angebaut werden.

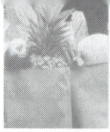
Die amerikanische Vereinigung für biologische Landwirtschaft warnt:

- Kinder haben im Alter von fünf Jahren 35 % der Krebs erregenden Pestizide aufgenommen, die sie im Laufe ihres Lebens aufnehmen.
- In der meistverkauften amerikanischen Babynahrung wurden Spuren von 17 Pestiziden gefunden.
- Landwirtschaftliche Arbeiter leiden an chronischer Müdigkeit und Muskelschwäche, weil sie Pestizide einatmen.
- Pestizide enthalten Krebs erregende Xenoöstrogene.
- Konventionelle Produkte enthalten mehr Schwermetalle.
- Konventionelle Produkte enthalten weniger Selen und Kalium.
- 80 % aller Krebsarten werden von Umweltgiften verursacht.

In unseren Zellen ist die Weisheit vieler Jahrmillionen enthalten. Sie haben sich der Umwelt erfolgreich angepasst und geben ihre Erfolge durch die Gene an künftige Generationen weiter. Unsere Gesundheit hängt von 50 Nährstoffen ab. Dazu gehören Luft, Sauerstoff, Wasser, Licht und Nahrung. Da der Körper diese Substanzen nicht selbst herstellen kann, müssen wir sie ihm zuführen. Zu den essenziellen (lebenswichtigen) Nährstoffen zählen 20 Mineralien, 13 Vitamine, 11 Aminosäuren und 2 Fettsäuren. Wenn einer dieser Nährstoffe fehlt, wird das Immunsystem schwächer, und wir werden krank. Essen Sie also täglich gesunde Nahrung, um Ihr Immunsystem zu heilen, und denken Sie daran, dass dazu 7 bis 10 halbe Tassen frisches Obst und/oder Gemüse gehören.

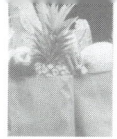

Der 4-Wochen-Plan für optimale Immunität

Wenn Sie die folgenden Ratschläge beherzigen, bleibt der Thymus jung, das Immunsystem arbeitet harmonisch und die natürlichen Killerzellen und die Makrophagen strotzen vor Energie. Wenn Sie gesund sind und gesund bleiben wollen, bringt dieses Programm Ihr Immunsystem in Höchstform. Falls Sie an Krebs oder an einer anderen schweren Krankheit des Immunsystems leiden, sollten Sie diese grundlegenden Richtlinien befolgen und zusätzlich die im entsprechenden Kapitel dieses Buches empfohlenen Nährstoffe einnehmen.

Nährstoffe zur Stärkung des Immunsystems

Erste Woche

Dreimal täglich je 2 Kapseln Moducare auf leeren Magen (2 Kapseln nach dem Aufstehen, 2 am Nachmittag und 2 vor dem Schlafengehen). Diese Woche dient dem „Aufladen" der leeren Wirkstoffspeicher.

Außerdem täglich zum Essen oder sofort danach:

- 1000 mg Vitamin C
- 5000 IE Vitamin A
- 200 IE Vitamin E
- 15 mg Zink
- 100 mcg Selen
- 30 mg Coenzym Q_{10}
- 50 mg reduziertes Glutathion
- 50 mg Vitamin B_6
- 100 mg Magnesium
- 1 Esslöffel Leinöl oder Pro EFA mit Borage Öl

Ernährungsrichtlinien

Trinken Sie täglich 6 bis 8 Gläser reines Wasser.

Verzichten Sie auf Margarine, Brotaufstriche und Pflanzenöle (außer kalt gepresstem Leinöl oder Olivenöl „extra virgin").

Halbieren Sie Ihren Zuckerkonsum. Wenn Sie bisher zwei Teelöffel Zucker in den Kaffee gerührt haben, begnügen Sie sich jetzt mit einem. Trinken Sie keinen Milchersatz – er erhöht den Cholesterinspiegel. Milch oder Sahne ist gesünder.

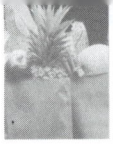
Essen Sie täglich 2 Stück Obst und 2 Portionen (je 125 g) Gemüse mit kräftigen Farben.

Essen Sie wöchentlich drei Portionen Brokkoli, Blumenkohl oder Rosenkohl. Dadurch sinkt Ihr Krebsrisiko um 40 %!

Bewegung
Machen Sie jeden zweiten Tag einen schönen Spaziergang von 5 bis 10 Minuten Dauer.

Stressabbau
Machen Sie dreimal täglich eine Atemübung: Atmen Sie durch die Nase tief ein und durch den Mund tief aus.

Sonstiges
Falls Sie Raucher sind: Verringern Sie die Zahl Ihrer täglichen Zigaretten um 25 %. Tragen Sie nur Ihre „erlaubte Menge" bei sich.

Zweite Woche ### Nährstoffe zur Stärkung des Immunsystems
Dreimal täglich je 1 Kapsel Moducare auf leeren Magen (1 Kapsel nach dem Aufstehen, 1 nachmittags und 1 vor dem Schlafengehen). Dies ist die „Erhaltungsdosis".

Außerdem täglich zum Essen oder sofort danach:

- zweimal täglich
  1000 mg Vitamin C
  5000 IE Vitamin A
- zweimal täglich
  200 IE Vitamin E
- 15 mg Zink
- 100 mcg Selen
- 30 mg Coenzym Q_{10}
- 50 mg reduziertes Glutathion
- 50 mg Vitamin B_6
- zweimal täglich
  100 mg Magnesium
- 1 Esslöffel Leinöl oder Pro EFA mit Borage Öl

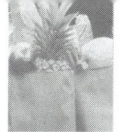

Ernährungsrichtlinien

Trinken Sie täglich 6 bis 8 Gläser reines Wasser.

Halbieren Sie Ihren Zuckerkonsum erneut. Rühren Sie nur noch 1/4 Teelöffel Zucker in den Kaffee oder Tee. Ersetzen Sie den Zucker nicht durch künstliche Süßstoffe. Stevia ist ein wundervoller natürlicher Süßstoff, der auch für Diabetiker geeignet ist und keine Kalorien enthält. Trinken Sie nicht mehr als eine Tasse Kaffee am Tag, und ansonsten Kräutertee.

Verzichten Sie außerdem auf Weißmehl, Fabrikzucker, weißen Reis und Kartoffeln.

Essen Sie täglich 2 Stück Obst und 3 Portionen gemischtes Gemüse, zum Beispiel rote und gelbe Paprikaschoten sowie dunkelgrüne und orangefarbene Gemüsesorten. Wählen Sie Obst- und Gemüsearten, die reich an Sterolen und Sterolinen sind (siehe Tabelle Seite 60 ff.).

Bewegung

Machen Sie täglich einen Spaziergang von 20 Minuten Dauer. Sie können auch 20 Minuten Rad fahren, schwimmen oder sich anderweitig bewegen.

Stressabbau

Setzen Sie Ihre Atemübungen fort. Schließen Sie dabei die Augen, und denken Sie an den glücklichsten Augenblick Ihres Lebens. Singen Sie morgens unter der Dusche. Gönnen Sie sich jeden Tag 15 Minuten Zeit für sich selbst. Nehmen Sie ein entspannendes Bad mit ein Paar Tropfen Lavendelöl.

Sonstiges

Bürsten Sie sich zweimal in der Woche die trockene Haut von oben bis unten. Bürsten Sie von den Zehen- und Fingerspitzen zum Herzen. Gehen Sie in dieser Woche mindestens zweimal in die Sauna. Trockenbürsten und Sauna entgiften den Körper sehr wirksam.

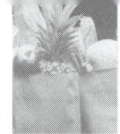

Dritte Woche **Nährstoffe zur Stärkung des Immunsystems**
Dreimal täglich je 1 Kapsel Moducare auf leeren Magen.

Außerdem täglich zum Essen oder sofort danach:

- Vitamin C
- 5000 IE Vitamin A
- zweimal täglich 200 IE Vitamin E
- 15 mg Zink
- 100 mcg Selen
- 30 mg Coenzym Q_{10}
- 50 mg reduziertes Glutathion
- 50 mg Vitamin B_6
- zweimal täglich 100 mg Magnesium
- 1 Esslöffel Leinöl oder Pro EFA mit Borage Öl

Dosieren Sie das Vitamin C bis zur „Darmtoleranzgrenze" (s. S. 45). So können Sie Ihren persönlichen Bedarf bestimmen. Nehmen Sie Vitamin C in Form von Calciumascorbat in Grammdosen, bis Sie leichten Durchfall bekommen. Dann verringern Sie die Dosis, bis der Stuhl normal wird. Das ist Ihre optimale Dosis für den Tag.

Ernährungsrichtlinien
Verwenden Sie in der Küche nur noch Olivenöl („extra virgin"), und verzichten Sie auf alle anderen Öle. Butter in moderater Menge ist erlaubt.
Ihre Zuckersucht sollten Sie inzwischen überwunden haben, und es ist Zeit, ganz auf Fabrikzucker zu verzichten und ihn durch Stevia (nicht durch künstliche Süßstoffe) zu ersetzen.
Essen Sie täglich 2 Stück buntes Obst und 4 Portionen gemischtes, biologisch angebautes Gemüse. Essen Sie diese Woche zweimal Fisch, und ersetzen Sie eine Fleischmahlzeit durch Tofu.
Wenn Sie zuviel essen, schwächen Sie Ihr Immunsystem. Wissenschaftler haben herausgefunden, dass die Immunreaktion sich verbessert, der Thymus nicht schrumpft und die T-Zellen aktiver sind, wenn man Tieren nur halb so viel Futter gibt, wie sie normalerweise fressen.

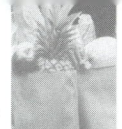

Bewegung

Auch Sex kann Sport sein! Sie können sich besser vor Schnupfen schützen und Ihr Immunsystem ankurbeln, wenn Sie zweimal in der Woche Sex haben. Amerikanische Forscher stellten fest, dass der IgA-Gehalt des Speichels sich verdoppelte, wenn ihre Versuchspersonen zweimal in der Woche die körperliche Liebe genossen. Bei Versuchsteilnehmern, die mehr als dreimal wöchentlich Sex hatten, war der IgA-Gehalt des Speichels allerdings geringer als bei jenen, die ganz oder fast ganz auf Sex verzichteten. Wie überall kommt es auch hier offenbar auf das rechte Maß an.

Stressabbau

Schlafen Sie länger. Nach einer neueren Studie, die im *New Scientist* veröffentlicht wurde, ist der Kortisonspiegel bei Menschen, die zwischen 5.22 und 7.21 Uhr aufwachen, höher als bei denen, die länger schlafen – einerlei, wann sie zu Bett gingen. Und der Kortisonspiegel der Frühaufsteher bleibt den ganzen Tag über hoch. Dadurch steigt das Risiko, an Depressionen zu erkranken, das Immunsystem wird geschwächt, und die Alterung beschleunigt sich.

Jetzt fühlen Sie sich großartig! Sie haben mehr Energie und können klarer denken. Bleiben Sie bei diesem Programm, damit Ihr Immunsystem optimal arbeitet und Krankheiten abwehrt.

Vierte Woche

Nährstoffe zur Stärkung des Immunsystems

- Dreimal täglich je 1 Kapsel Moducare auf leeren Magen.
- Vitamin C bis zur Darmtoleranzgrenze
- 5000 IE Vitamin A
- zweimal täglich 200 IE Vitamin E
- 15 mg Zink
- 100 mcg Selen
- 30 mg Coenzym Q_{10}
- 50 mg reduziertes Glutathion
- 50 mg Vitamin B_6
- zweimal täglich 100 mg Magnesium
- 1 Esslöffel Leinöl oder Pro EFA mit Borage Öl

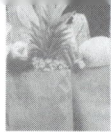

Ernährungsrichtlinien

Sie leiden nicht mehr an Zuckersucht und verwenden nur noch Stevia als Süßstoff.

Sie ernähren sich optimal, so wie Sie es in diesem Buch gelernt haben. Dazu gehören 7 bis 10 Portionen bunte Früchte und Gemüsesorten. Auf Fabriknahrung (Zucker, Weißmehlprodukte usw.) verzichten Sie ganz. Sie verwenden in der Küche nur noch Olivenöl („extra virgin") oder Öle aus biologisch angebauten Nüssen und Samenkernen. Butter in Maßen ist erlaubt, Margarine bleibt verboten.

Trinken Sie weiterhin 6 bis 8 Gläser reines Wasser oder Kräutertee am Tag. Eine Tasse Kaffee am Tag ist erlaubt.

Bewegung

Gehen Sie 30 Minuten am Tag spazieren. Vielleicht haben Sie schon ein paar Pfund verloren. Das ist erfreulich, denn bereits 18 Pfund Übergewicht schwächen das Immunsystem.

Stressabbau

Sie haben gelernt, dass Atemübungen und Entspannung Stress abbauen und Ihnen neue Energie geben.

Sonstiges

Trockenbürsten und Saunabesuche sind überaus wichtig für die Entgiftung. Gehen Sie mindestens einmal wöchentlich in die Sauna, und bürsten Sie die trockene Haut vor dem Bad am Abend oder vor der Dusche am Morgen.

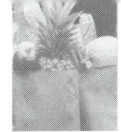

Fette, die heilen, Fette, die töten

Ja, es gibt Fette, die töten können, und die meisten Menschen essen sie jeden Tag. Und nein, nicht alle Fette sind ungesund. Es stimmt zwar, dass der Fettkonsum mit Krebs, Arthritis, Herzkrankheiten und Diabetes zusammenhängt; aber schuld daran sind nicht alle Fettarten, sondern nur einige. Manche Fette haben sogar große Heilkraft.

Problematisch ist auch die Umwandlung guter Fette in schlechte. Genau das geschieht, wenn aus Samenkernen und Nüssen Öl, Margarine und Backfett hergestellt wird. In diesen Produkten aus dem Supermarkt wurde jeder wichtige Nährstoff zerstört oder entfernt. Aber auch die Fettmoleküle wurden verändert, so dass der Körper sie nicht mehr verwerten kann und letztlich von ihnen vergiftet wird.

Fettarme Diäten sind gefährlich

Fettarme Diäten schützen nicht vor Krankheiten. Wissenschaftler haben herausgefunden, dass Frauen in Spanien, Griechenland und Italien viel seltener an Brustkrebs erkranken als Frauen in den USA, obwohl die tägliche Kost dieser Südeuropäerinnen zur Hälfte aus Fett besteht. Entscheidend ist die *Art* des Fetts. Diese Frauen essen nur kalt gepresstes Olivenöl („extra virgin").

Manche Naturvölker, vor allem die Eskimos, nehmen 60 % ihrer Kalorien in Form von Fett zu sich und erkranken dennoch nicht an Arteriosklerose, Krebs und Diabetes – denn dieses Fett ist reich an gesunden essenziellen Fettsäuren. In den Industrieländern besteht die übliche Kost zu etwa 40 % aus Fett, das jedoch wenig essenzielle Fettsäuren enthält und daher nicht vor Krankheiten schützt.

Raffinierte Werbung hat viele Menschen davon überzeugt, dass „koffeinfreie", „zuckerfreie" und „fettfreie" Produkte gesund sind. Die Marketingspezialisten rühmen heute weniger die nützlichen Bestandteile eines Nahrungsmittels als die *fehlenden*. Oft werden gesunde Inhaltsstoffe sogar entfernt, und das Ergebnis ist ein chemisch veränderter, giftiger Mischmasch. Wir geben unseren Kindern lieber eine kleine Menge echten Zucker als einen künstlichen Süßstoff, und wir haben ihnen beigebracht, das Etikett zu lesen, bevor sie etwas essen. Wenn sie die Zutaten nicht aussprechen können, ist das Produkt wahrscheinlich ungesund.

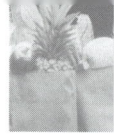
„Cholesterinfrei" – ein Täuschungsmanöver

Das Wort „cholesterinfrei" ist heute auf vielen Nahrungsmitteln zu finden, die nicht tierischen Ursprungs sind, also auf Produkten, die von Natur aus kein Cholesterin enthalten. Das ist eine bewusste Irreführung, die den Verbrauchern weismachen soll, diese Produkte seien gesund.

Auf das Cholesterin werden wir später eingehen. Hier wollen wir nur erwähnen, dass gesunde Fette den Cholesterinspiegel nicht erhöhen, sondern senken. Das Problem ist oxidiertes Cholesterin in vorverpackten Nahrungsmitteln. Milchpulver, Eier, verpacktes Fleisch, Fabrikbrot, Kuchen, Kekse und viele andere Produkte sind reich an oxidiertem Cholesterin. Eipulver und Butter sind nicht so gefährlich, wie man uns einreden will. Wenn der Cholesterinspiegel steigt, ist vor allem der Mangel an Obst und Gemüse schuld. Ballaststoffe halten nämlich das Cholesterin in Schach. Das Cholesterin im Körper oxidiert ebenfalls, wenn unsere Nahrung nicht genügend Antioxidantien enthält. Verzichten Sie auf Fabrikprodukte, und nehmen Sie zusätzlich die Antioxidantien, die wir schon besprochen haben (s. S. 37 ff.).

Was sind essenzielle Fettsäuren?

Studien beweisen, dass essenzielle Fettsäuren (zu Beispiel aus Fischölen) sowie Sterole und Steroline im Leinöl und Olivenöl das Immunsystem ankurbeln, wenn wir dazu reichlich Obst und Gemüse essen. Zu den essenziellen Fettsäuren gehören die Omega-3-Säuren (Alphalinolensäure) und die Omega-6-Säuren (Linolsäure). Aus diesen Fettsäuren stellt der Körper andere wichtige Substanzen her, Prostaglandine genannt. Die Fettsäuren regulieren die Aktivität der Zellen in jeder Sekunde unseres Lebens. Das Immunsystem braucht sie, um Infektionen, Hefen und Bakterien zu bekämpfen und um den Tumor-Nekrose-Faktor herzustellen. Diese Substanzen zerstören Krebszellen, und dabei helfen ihr mehrere Substanzen, die aus essenziellen Fettsäuren gebildet werden.

Prostaglandine sind hormonähnliche Substanzen, die der Körper aus essenziellen Fettsäuren produziert. Sie können uns nützen oder schaden, je nachdem, was wir essen. Wenn Sie reichlich Leinöl oder Olivenöl zu sich nehmen, dämpfen die Prostaglandine das PMS und Entzündungen. Wenn Sie dagegen zuviel gesättigtes (tierisches) Fett essen, müssen Sie mit entzündlichen Krankheiten wie Arthritis und Fibromyalgie rechnen. Prostaglandine können also Ihr Freund oder Ihr Feind sein. Es hängt davon ab, welches Fett Sie bevorzugen.

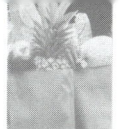

Fettarten

Gesättigte Fette	Gesättigte Fette sind bei Zimmertemperatur halbflüssig. Enthalten sind sie in Fleisch, Milchprodukten und tropischen Ölen (Palm- und Kokosöl). Sie steigern den LDL-Blutspiegel (LDL ist das „schlechte Cholesterin").
Einfach ungesättigte Fette	Einfach ungesättigte Fette bleiben bei Zimmertemperatur flüssig und werden nur bei niedrigen Temperaturen hart. Sie sind in Oliven-, Canola- und Erdnussöl enthalten und sie erhöhen den HDL-Gehalt des Blutes (HDL ist das „gute Cholesterin").
Mehrfach ungesättigte Fette	Mehrfach ungesättigte Fette enthalten Omega-6-Fettsäuren. Sie bleiben bei Zimmertemperatur und bei kalten Temperaturen flüssig. Enthalten sind sie in Mais-, Färberdistel-, Sesam-, Sonnenblumen- und Sojaöl.
Superungesättigte Fette	Superungesättigte Fette sind bei Zimmertemperatur noch flüssiger und werden nur hart, wenn man sie einfriert. Ihr Gefrierpunkt ist niedriger als bei den Omega-6-Ölen. Diese Fette finden wir in Fisch und Leinöl; sie enthalten Omega-3-Fettsäuren.

Ist die neue Margarine gesünder?

In einem Bericht der *Vancouver Sun* vom 22. Juli 1998 heißt es: „Bald gibt es Margarine, die den Cholesterinspiegel senkt." Studien haben angeblich nachgewiesen, dass diese „neue Margarine" die Absorption des im Essen enthaltenen Cholesterins und die Cholesterinproduktion der Leber hemmt.

Das soll einer Substanz namens Sitostanol zu verdanken sein, die aus Kiefern gewonnen wird. Wissenschaftler glauben, man könne sie Speisen aller Art beimischen, von der Salatsoße bis zur Eiscreme. Aber wir dürfen nicht vergessen, dass diese Wissenschaftler schon vor Jahren behauptet haben, Margarine und Pflanzenöle würden den Cholesterinspiegel senken und uns vor Herzkrankheiten schützen. Erst zehn Jahre später stellte eine Harvard-Studie fest: „Das Risiko, herzkrank zu werden, hat sich verdoppelt, und das Krebsrisiko steigt mit dem Konsum von Margarine, gehärtetem Öl und Backfett." Heute wollen diese

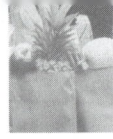
Forscher uns weismachen, eben diese Nahrungsmittel könnten den Cholesterinspiegel senken, wenn man ihnen Sitostanol beifüge.

Seit Jahrzehnten warnen Herzspezialisten vor dem Verzehr von Butter, weil sie fälschlicherweise glauben, sie erhöhe den Cholesterinspiegel und damit auch das Risiko, herzkrank zu werden. Wirklich gefährlich sind jedoch die Transfettsäuren in der Margarine, im Kochöl und in den meisten vorverpackten Nahrungsmitteln.

Fabrikfette und erhitzte Fette sind gefährlich

Meiden Sie die raffinierten, verarbeiteten Fette, die Sie im Supermarkt bekommen. Sie werden künstlich farblos, geruchlos und geschmacklos gemacht und mit schädlichem Natriumhydroxid und mit Phosphorsäure behandelt. Außerdem werden sie gebleicht und bis zur Brattemperatur erhitzt. Das alles erhöht ihre Lebensdauer im Regal.

Um Margarine und Backfett herzustellen, werden flüssige Öle gehärtet. Manche Pflanzenöle sind teilweise gehärtet. Dabei verändern sich die Moleküle so, dass sie giftig werden. Das Ergebnis dieses Prozesses sind lebensgefährliche Transfettsäuren.

„Cholesterinfrei", „fettfrei" und „light" sind Werbesprüche, die uns zum Kauf verlocken sollen. Das Zählen von Fettkalorien ist zu einem weit verbreiteten Zeitvertreib geworden. Leider glauben die Menschen, sie könnten sich vor Herzkrankheiten und Krebs schützen und ihr Gewicht in den Griff bekommen, indem sie auf den Fettgehalt ihres Essens achten. Aber das Problem ist nicht das Fett als solches, sondern die Art des Fetts und das Herstellungsverfahren.

Produzenten müssen zwar die Bestandteile ihre Produkte angeben, nicht aber die Art und Weise der Herstellung. Wenn sie ein Produkt als „fettarm" anpreisen, müssen sie den Fettgehalt nennen – aber nicht den Gehalt an gefährlichen Fettsäuren. Diese gefährlichen Fettsäuren entstehen, wenn flüssiges Pflanzenöl gehärtet wird, damit das Fett länger hält. Transfettsäuren erhöhen den LDL-Spiegel des Blutes (das „schlechte Cholesterin") und die Gesamtmenge des Cholesterins, und damit steigt die Gefahr, herzkrank zu werden. Die meisten „cholesterinfreien" Produkte enthalten eine große Menge Transfettsäuren. Es ist eine Ironie, dass Menschen, die sich damit vor Herzkrankheiten schützen wollen, ihr Risiko sogar erhöhen. Obwohl immer mehr Margarine verzehrt wird, geht die Zahl der Herzkranken nicht zurück.

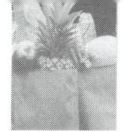

Prüfen Sie, welche Art Fett die Nahrungsmittel enthalten, die Sie kaufen. Zählen Sie die Prozentzahlen (gesättigtes, einfach ungesättigtes und mehrfach ungesättigtes Fett) zusammen. Sehr wahrscheinlich kommen Sie dabei nicht auf 100 %! Schauen Sie dann nach, ob Trans-fettsäuren angegeben sind – sie füllen meist die Lücke. Einerlei, wie viele andere Substanzen das Produkt enthält, es macht krank, wenn Trans-fettsäuren darin enthalten sind. Sie können nachweislich Krebs, Über-gewicht und Herzkrankheiten verursachen.

Kein anderer Nahrungsbestandteil ist so umstritten wie das Choles-terin, und keine andere Substanz hat die Gemüter derart verwirrt. Tat-sache ist, dass 999 von 1000 Menschen ihren Cholesterinspiegel durch eine einfache Umstellung ihrer Ernährung nicht senken können. Cho-lesterin ist lebenswichtig, und darum stellt der Körper es selbst her. Bei 70 % aller Menschen verringert der Körper seine Cholesterinprodukti-on, wenn sie mehr Cholesterin über das Essen zu sich nehmen. Die an-deren 30 % müssen ihre Cholesterinzufuhr verringern. Essen Sie keine Nahrungsmittel, die Transfettsäuren enthalten oder gehärtet wurden. Kaufen Sie nur Öle aus nicht raffinierten, biologisch angebauten Öl-früchten, am besten aus der Kühltruhe eines Reformhauses. Butter ist ungefährlich, wenn Sie nicht zuviel davon essen und wenn Sie gut mit den essenziellen Fettsäuren (Omega-3- und Omega-6-Fettsäuren) ver-sorgt sind.

Was können gehärtete Fette wie Margarine und Backfett sowie alle teilweise gehärteten Öle anrichten?

- Sie verursachen Herzkrankheiten.
- Sie erhöhen den LDL-Spiegel des Blutes (das „schlechte Cholesterin") und senken den HDL-Spiegel (das „gute Cholesterin").
- Sie fördern Entzündungen.
- Sie vergiften die Leber.
- Sie erhöhen den Gesamtcholesterinspiegel.
- Sie beschleunigen die Alterung und fördern Schäden durch freie Ra-dikale.
- Sie hemmen das Immunsystem.

Die amerikanische Herzgesellschaft hat ermittelt, dass der durch-schnittliche Amerikaner jährlich 54 Pfund Fett verzehrt. Obwohl der Fettkonsum in den letzten zehn Jahren um etwa 7 % zurückgegangen

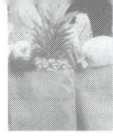

ist, steigt die Zahl der Übergewichtigen und Herzkranken. Wer Fettkalorien zählt, will wissen, wie viel Fett akzeptabel ist. Rund 30 % Ihrer Kalorien dürfen aus den gesunden Fetten stammen, die nachfolgend aufgezählt sind. Voraussetzung ist eine ansonsten gesunde Ernährung.

Rezept

> **Ein besseres Butterrezept**
> Mixen Sie ein Pfund Butter mit einer Tasse natürlichem Öl aus biologisch angebauten Ölfrüchten. Wenn die Mixtur glatt ist, gießen Sie sie in einen verschließbaren Behälter und stellen sie in den Kühlschrank. Diese bessere Butter bleibt gut streichfähig und ist reich an essenziellen Fettsäuren.

Beim Braten, vor allem beim Frittieren, entstehen schädliche freie Radikale. Nahrungsmittel, die durch Hitze braun oder gar schwarz geworden sind, und alle gegrillten Speisen sind ebenfalls eine Brutstätte für freie Radikale. Wenn Sie solche ungesunden Nahrungsmittel essen wollen, sollten Sie wenigstens reichlich Antioxidantien (Vitamin A, C, E, Zink, Selen) als Ergänzungsmittel einnehmen, und zwar die doppelte der im Kapitel „Nährstoffe für das Immunsystem" empfohlenen Menge. Auf diese Weise können Sie die krebserregende Wirkung verringern.

Essen Sie weniger Fleisch. Die amerikanische Krebsgesellschaft empfiehlt, auf Fleisch zu verzichten, um dem Krebs vorzubeugen. Nach einer Studie, die im *Journal of the National Cancer Society* veröffentlicht wurde, erkranken Männer viermal häufiger an Dickdarmkrebs, wenn sie fünfmal in der Woche anstatt einmal im Monat Fleisch essen. Selbst wenn sie mageres Fleisch essen, leiden sie doppelt so häufig an Prostatakrebs als Männer, die kein Fleisch essen.

Wenn Sie gesättigtes Fett essen, vor allem das im Fleisch enthaltene Fett, steigt Ihr Krebsrisiko. Forscher der Universität von Südkalifornien berichteten im Juni 1995 in *Cancer Causes and Control*, dass Hot Dogs für die Zunahme der Leukämie bei Kindern verantwortlich seien. Sie hatten 232 leukämiekranke Kinder im Alter von etwa zehn Jahren mit einer Gruppe von gesunden Kindern verglichen und dabei festgestellt, dass die kranken Kinder monatlich mehr als 12 Hot Dogs verspeisten. Nach zwei anderen Studien, im selben Heft der Zeitschrift veröffentlicht, erkranken Kinder doppelt so häufig an Gehirntumoren, wenn ihre Mutter während der Schwangerschaft nur einen Hot Dog in der Wo-

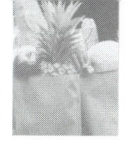

che gegessen hat oder wenn ihr Vater vor der Zeugung regelmäßig Hot Dogs verzehrt hat. Die Ursache ist wahrscheinlich die Ansammlung von stark Krebs erregenden Nitrosaminen, die im Körper aus den Nitraten entstehen, mit denen man Fleisch konserviert.

Wer Fleisch isst, verschlimmert Multiple Sklerose und Arthritis, weil die im Fleisch enthaltene Arachidonsäure Entzündungen fördert. Manchmal genügt es schon, auf Fleisch zu verzichten, um Arthritis zu lindern.

Sie müssen also nicht nur gesundes Fett zu sich nehmen, sondern auch gefährliches Fett meiden. Überprüfen Sie Ihre Vorräte, und werfen Sie alle Kochöle aus dem Supermarkt weg, außer Olivenöl mit der Bezeichnung „extra virgin". Kaufen Sie nur Öl in dunklem Glas, das kalt gepresst wurde und aus biologisch angebauten Pflanzen stammt. Überprüfen Sie auch abgepackte Nahrungsmittel und achten Sie auf die Angaben „gehärtet" und „teilweise gehärtet". Werfen Sie auch diese Produkte weg. Kaufen Sie kein Fleisch mehr, und ersetzen Sie es durch mageres Geflügel, fetten Kaltwasserfisch und Tofu.

Fette, die Ihre Gesundheit schützen

Gesundes Fett finden Sie in Samenkernen und Nüssen sowie in nicht raffinierten, kalt gepressten Ölen, fettem Fisch, ganzen Getreidekörnern, dunkelgrünem Gemüse und Oliven. Diese Nahrungsmittel sind reich an essenziellen Fettsäuren und schützen daher vor Krebs. Leinöl enthält besonders viele essenzielle Fettsäuren, sollte aber durch Sonnenblumen- und Sesamöl ergänzt werden. Es enthält außerdem wichtige Phytochemikalien – z. B. Lignane –, die ebenfalls Krebs hemmen.

Lignane hemmen Krebs, Pilze, Bakterien und Viren. Leinsamen enthalten mehr Lignane als jede andere Pflanze. In gemahlenen Leinsamen sind siebenmal mehr Lignane enthalten als im Öl, und sie sind zudem ein nützlicher Ballaststoff. Essen Sie mindestens einen Esslöffel gemahlene Leinsamen am Tag. Benutzen Sie eine Kaffeemühle, und mahlen Sie nur, was Sie sofort essen, da die wertvollen Bestandteile sonst oxidieren.

Lignane sind nur einer von mehreren Phytonährstoffen in Samenkernen und Nüssen. Andere sind Carotin, Beta-Sitosterol und Beta-Sitosterolin. Wenn Nüsse und Samenkerne zu farblosem und geschmacklosem Öl verarbeitet werden, gehen Sitosterol und Sitosterolin verloren – sie machen das Öl „wolkig", und das mögen die Produzenten nicht. Stu-

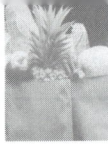
dien belegen, dass Pflanzenfette die Bildung anderer gesunder Fettsäuren aus Linolensäure fördern. Wir brauchen solche Fettsäuren, um daraus Prostaglandine herzustellen, die für die zellvermittelte Immunität wichtig sind (s. S. 22 ff.).

Essen Sie täglich mindestens einen oder zwei Esslöffel Öl, das reich an essenziellen Fettsäuren ist, und essen Sie einen Esslöffel gemahlene Leinsamen und Sonnenblumenkerne. Nehmen Sie zusätzlich dreimal eine Kapsel Sterolin am Tag. Kaufen Sie kalt gepresste Öle aus biologisch angebauten Pflanzen, und denken Sie daran: Wenn das Öl farblos und klar ist, wurde es raffiniert. Kaufen Sie es nicht.

Gentechnisch veränderte Nahrungsmittel

Die Gene in jeder Zelle eines Organismus legen seine Eigenschaften fest. Bestimmte Gene entscheiden darüber, ob Sie blaue oder braune Augen haben, ob eine Ratte weiß oder grau ist, ob eine Blüte fünf oder vier Blätter hat und ob ein Samenkorn viel oder wenig Fett enthält. Gene sind die Bausteine des Lebens.

Gentechniker können heute Gene aus Nahrungsmitteln entfernen oder neue Gene einfügen. In der Natur gibt es so etwas nicht. Unter dem Druck riesiger Konzerne suchen Biotechnik-Labors nach Methoden, Produkte haltbarer und widerstandsfähiger gegen Schädlinge zu machen und ihnen ein besseres Aussehen zu geben.

Menschen züchten seit Jahrtausenden Pflanzen, um bestimmte Eigenschaften zu fördern. Aber das geschieht durch natürliche Fortpflanzung, nicht durch Eingriffe in den genetischen Code.

Heute setzen Gentechniker sogar tierische Gene in Pflanzen ein, zum Beispiel Fischgene in Tomaten und Virusgene in Kartoffeln. Auf diese Weise erzeugen sie Mutanten, deren Wirkung wir vielleicht erst nach Jahrzehnten erfahren werden. Mit anderen Worten: Die Gentechniker machen uns zu Versuchskaninchen. Wir kennen die Nebenwirkungen genetisch veränderter Nahrungsmittel nicht. Manche Wissenschaftler vermuten, dass sie unser Immunsystem schädigen und Allergien auslösen.

Meiden Sie Produkte, die so verändert wurden, dass sie nicht faulen, nicht schimmeln und nicht von Schädlingen angegriffen werden. Am besten kaufen Sie nur Bioprodukte, damit Sie sicher sein können, keine gentechnisch verfälschte Nahrung zu essen.

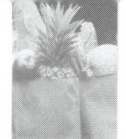

Pflanzen schützen uns vor Krankheiten

Obst, Gemüse, Nüsse, Samenkerne, Hülsenfrüchte und Meeresgemüse können heilen. Essen Sie also reichlich von diesen Produkten, und zwar frisch und möglichst aus biologischem Anbau. Pflanzen enthalten Phytochemikalien, die das Immunsystem stärken, zum Beispiel Vitamine, Mineralien, Aminosäuren und andere wichtige Substanzen. Knoblauch, Zwiebeln, Joghurt, Kohl, Samenkerne, Nüsse und frischer Fisch sind das Fundament unserer Ernährung, und alles andere ist nur Ergänzung.

Wenn Sie Ihr Immunsystem heilen wollen, müssen Sie auf die schädlichen Fette verzichten. Das können wir nicht oft genug sagen. Verringern Sie die Belastung Ihres Körpers durch Gifte – das ist der erste Schritt zu einem leistungsfähigen Immunsystem.

Knoblauch vertilgt freie Radikale

Manche Nahrungsmittel sind für das Immunsystem besonders hilfreich. Knoblauch hat solche Heilkräfte. Mehr als 2500 wissenschaftliche Arbeiten bestätigen die Vorzüge dieses traditionellen Nahrungsmittels. Seit 5000 Jahren wird Knoblauch verwendet, um zahlreiche Krankheiten zu heilen, vom Schnupfen bis zu Reptilienbissen. Die moderne Forschung befasst sich vor allem mit der Wirkung des Knoblauchs gegen Pilze, Viren, Krebszellen und Bakterien sowie mit seinem Nutzen bei Entzündungen, Asthma, Herzkrankheiten, Erkältungen, Grippe, Ohrenentzündungen und Diabetes. *Clinical Pearls*, eine Zeitschrift, die medizinische Artikel zusammenfasst, berichtet von über 20 Studien, bei denen es um die schützenden Wirkungen von Knoblauch und Zwiebeln geht. Acht dieser Studien untersuchten die Krebs hemmende Wirkung des Knoblauchs. 10 dieser 20 Studien stellten fest, dass Knoblauch und Zwiebeln vor Krebs des Magen-Darm-Trakts schützen. Die Wissenschaftler führen das darauf zurück, dass diese Pflanzen Bakterien töten und Genmutationen verhindern.

Knoblauch enthält mehr als 200 Verbindungen einschließlich Schwefel und Spurenelemente. Eine dieser Verbindungen ist das Allicin, und über sie wird am meisten gesprochen. Aber für die Kraft des Knoblauchs sind sehr wahrscheinlich viele Faktoren verantwortlich, nicht nur einer (das gilt für die meisten Pflanzen). Die Schwefelverbindungen im Knoblauch sind die Grundlage seiner immunstärkenden

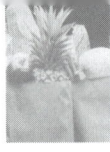
Wirkung. Schwefel ist ein starkes Antioxidans, das freie Radikale vernichtet. Obwohl der Knoblauch meist als Herzmittel gerühmt wird, wollen wir uns hier auf seine immunstärkende Wirkung beschränken.

Schwefel aktiviert die natürlichen Killerzellen, so dass das Immunsystem mit Krebszellen, Viren und Bakterien besser fertig wird. Knoblauch ist bekannt dafür, dass er vor Magenkrebs schützt, denn er enthält auch Selen, einen der elf wichtigsten Mikronährstoffe für das Immunsystem (s. S. 37 ff.). Außerdem beseitigt Knoblauch Schwermetalle, vor allem Quecksilber. Schwermetalle sind eine große Belastung für das Immunsystem.

Wenn Antibiotika bei einem Kranken nicht mehr wirken, weil die Bakterien resistent geworden sind, ist Knoblauch nachweislich eine gute Alternative, denn er kann Bakterien ebenso vernichten wie Pilze und Viren.

Essen Sie frischen Knoblauch, wenn Sie ihn mögen und vertragen; wenn nicht, nehmen Sie täglich eine Knoblauchkapsel. Auch Zwiebeln sollten Sie reichlich essen, da sie Quercetin enthalten, ein hochwirksames Flavonoid (s. S. 55 ff.).

Kreuzblüter schützen vor Krebs

Die folgenden Gemüse sollten Sie so oft wie möglich essen, gedünstet, als Suppe oder leicht geröstet: Brokkoli, Weißkohl, Blumenkohl, Bok Choy, Grünkohl, Steckrüben, Daikon, Rettiche, Senfblätter und Brunnenkresse. Diese Kreuzblüter hemmen nachweislich das Wachstum von Tumorzellen im Dickdarm und bringen Darmpolypen zum Schrumpfen. Außerdem senken sie das Brustkrebsrisiko, weil sie die Ausscheidung überflüssiger Östrogene fördern. Kreuzblüter waren die ersten Gemüse, welche die amerikanische Krebsgesellschaft zur Krebsvorbeugung empfahl. Sie enthalten auch Glutathion, das die Bildung von Immunzellen anregt und Karzinogene ausscheiden hilft (s. S. 37 ff.). Glutathionmangel führt zu früher Alterung und zum Tod.

Brokkoli enthält Sulphoraphan, eine sehr wirksame Phytochemikalie, die bestimmte Enzyme dazu anregt, Krebszellen zu deaktivieren, so dass der Körper sie abbauen und ausscheiden kann. Das Immunsystem erkennt Krebszellen oft nicht als fremde Zellen und lässt sie daher in Ruhe. Sulphoraphan hilft den T-Zellen, Krebs zu identifizieren, und weist sie an, ihn zu vernichten.

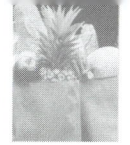

Brokkolisprossen enthalten mehr als zehnmal soviel Sulphoraphan als die reife Pflanze. Sie können Kreuzblüter keimen lassen, um optimal von ihnen zu profitieren. Kaufen Sie keine tischfertigen Sprossen im Supermarkt, denn sie können Salmonellen enthalten. Wir stellen ein Glas mit Keimlingen auf das Fensterbrett in der Küche.

So versorgen Sie sich zu Hause mit Sprossen

Sprossen

Sprossen können Sie das ganze Jahr über ziehen. Im Winter, wenn frisches Grüngemüse teuer und schwer zu bekommen ist, sind sie besonders wichtig.

Sie brauchen ein Literglas, ein Käsetuch, ein Stück Netzgewebe, um die Öffnung zu bedecken, und ein Gummiband, das diesen Stoff festhält.

Kaufen Sie Alfalfa, Mungbohnen, Linsen, Sonnenblumenkerne oder Weizenkörner aus biologischem Anbau. Sie keimen am besten.

Für jedes Literglas brauchen Sie:

3 Esslöffel Alfalfasamen (sie reifen in 5–7 Tagen)
1 Tasse Mungbohnen oder Linsen (sie reifen in 3–4 Tagen)
1 Tasse Sonnenblumenkerne oder Weizenkörner (sie reifen in 3–4 Tagen).

Stellen Sie das Glas bei Zimmertemperatur auf den Küchentisch, nicht in die Sonne.

Schütten Sie die Samenkerne ins Glas, und gießen Sie die vierfache Menge Wasser hinein (also 4 Tassen Wasser auf 1 Tasse Kerne). Decken Sie das Glas mit dem Tuch zu, und befestigen Sie das Tuch mit dem Gummiband. Lassen Sie die Kerne 12 Stunden einweichen, gießen Sie dann das Wasser ab, und stellen Sie das Glas 5 Minuten zum Abtropfen auf den Kopf. Danach stellen Sie es mit der Öffnung nach unten auf eine schräge Fläche. Lassen Sie die Keime nicht austrocknen, sondern spülen Sie sie morgens, mittags und abends. Zum Spülen füllen Sie das Glas mit Wasser und lassen die Keime 5 Minuten einweichen. Dann gießen Sie das Wasser ab und stellen das Glas wieder umgekehrt auf eine schräge Fläche. Am letzten Tag der Keimzeit stellen Sie das Glas auf ein helles Fensterbrett, damit die Sprossen reifen. Dabei nimmt ihr Gehalt an Chlorophyll und Vitamin D zu. Bewahren Sie Sprossen im Kühlschrank auf, und essen Sie sie innerhalb von einigen Tagen. Denken Sie daran, rechtzeitig für Nachschub zu sorgen.

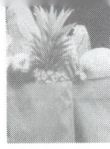
Die viel geschmähte Avocado

Avocados haben einen schlechten Ruf. Ärzte warnen Herzkranke und Übergewichtige vor ihnen. Aber die Avocado ist eine Supernahrung für das Immunsystem und reich an Glutathion. Sie hilft dem Körper, gefährliche oxidierte Fette zu beseitigen. Avocados enthalten einfach ungesättigtes Fett, das den Körper bei der Entgiftung und beim Kampf gegen freie Radikale unterstützt. Kalium und Chrom sind ebenfalls enthalten. Kalium senkt hohen Blutdruck, reguliert den Wasserhaushalt und fördert die Funktion der Nieren, des Herzens und der Nebennieren. Chrom trägt zur Regulierung des Blutzuckers bei, indem es die Wirkung des Insulins verstärkt. Man verwendet es, um Hypoglykämie und Diabetes zu behandeln, einen hohen Cholesterinspiegel zu senken, die Triglyceridwerte zu normalisieren und den Fettabbau zu fördern.

Tomaten kämpfen gegen Krebs

In den nächsten Jahren werden Sie das Lob der Tomate immer öfter hören. Als Wissenschaftler die Krebsrate in verschiedenen Ländern verglichen, stellten sie fest, dass Italiener, die im Durchschnitt mehr Tomaten essen als jedes andere Volk, eine niedrigere Krebsrate haben. Tomaten enthalten viel Lycopin, ein Carotinoid, das auch in Wassermelonen und Grapefruit zu finden ist. Dieser fettlösliche Phytonährstoff schützt vor Krebs und hält die Prostata gesund. Essen Sie Lycopin mit etwas Leinöl oder Olivenöl, oder mischen Sie das Öl kurz vor dem Servieren in die Tomatensoße. Dann können Sie bis zu 70 % des Lycopins absorbieren. (Mehr über Carotinoide im Kapitel „Phytochemikalien".)

Früchte für das Immunsystem

Früchte enthalten Nährstoffe, die vor Krebs schützen und das Immunsystem ankurbeln. Dunkel gefärbte Früchte sind besonders reich an Antioxidantien und Phytochemikalien. Die besten Quellen sind Beeren, vor allem Preiselbeeren, Heidelbeeren, Himbeeren und Erdbeeren. Preiselbeeren und Heidelbeeren enthalten viel Vitamin C und Anthocyanine, hochwirksame Antioxidantien und Radikalenfänger. Sie hindern Bakterien daran, sich an den Wänden der Blase festzusetzen, und können dadurch Entzündungen der Harnwege heilen.

In Weintrauben wurden über ein Dutzend Antioxidantien gefunden, außerdem Reservatrol, eine Phytochemikalie, die vor Krebs schützt.

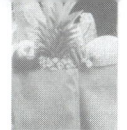

Außerdem enthalten sie Ellagsäure, Selen und das schon erwähnte Flavonoid Quercetin (s. S. 55 f.). Rote und blaue Trauben und ihr Saft können kleine Tumore vernichten und regen die Aktivität der natürlichen Killerzellen an. Sie hemmen die Oxidation, befreien Arterien, senken den Cholesterinspiegel und lindern Entzündungen. Ein Extrakt aus Weintraubenkernen, Proanthocyanidin-Oligomere (PCO) genannt, stärkt das Immunsystem und bekämpft Krebs. Es ist eine dumme Idee, kernlose Weintrauben zu züchten.

Wenn Sie PCO als Ergänzungsmittel nehmen, brauchen Sie mindestens 100 mg am Tag, bei schweren Allergien bis zu 500 mg täglich.

Ellagsäure ist ein Polyphenol, das wirksam vor Genschäden und Krebs schützt. Sie ist reichlich in Weintrauben, Erdbeeren, Himbeeren, schwarzen Johannisbeeren und Walnüssen enthalten. Dass Erdbeeren vor Prostatakrebs schützen, ist wahrscheinlich auf ihren Gehalt an Ellagsäure zurückzuführen.

Essen Sie viele frische, biologisch angebaute Früchte wie Wassermelonen, Zitronen, Limonen, Orangen, Grapefruit und Weintrauben mit Kernen. Zitrusfrüchte, vor allem Orangen, sind reich an Carotinoiden, Flavonoiden und Vitamin C. Grapefruits enthalten neben dem Lycopin auch Glutathion, den wichtigsten Nährstoff für das Immunsystem.

Vegetarier

- haben aktivere Immunzellen
- erkranken seltener an Krebs
- erkranken seltener an Eierstock- und Brustkrebs
- werden seltener herzkrank
- leben durchschnittlich zehn Jahre länger als Fleischesser
- sterben um 40 % seltener an Krebs
- erkranken seltener an Diabetes vom Typ II

Menschen, die viel frisches Obst und Gemüse essen, haben ein starkes Immunsystem, das Krankheitserreger wirksamer abwehren kann. Selbst wenn sie an Krebs erkranken, sind ihre Aussichten auf Heilung größer. Wir wollen niemanden zum Vegetarismus bekehren, aber die Tatsachen sprechen für sich.

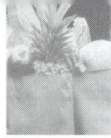

Zucker ist ein böser Zauberer

Nordamerikaner konsumieren durchschnittlich 112 Pfund Zucker im Jahr – in Gebäck, Limonaden, Brotaufstrichen, Alkohol, Bier, Ketchup, Salatsoßen und so weiter –, und wir Europäer stehen ihnen kaum nach. Zucker ist die Wurzel vieler Krankheiten und sollte nur mit einem Warnhinweis verkauft werden: „Zucker erhöht Ihr Risiko, Krebs, Herzleiden, Krampfadern, Nierenstörungen, Arthritis, Diabetes, Übergewicht, Migräne, Bluthochdruck und andere Krankheiten zu bekommen." Zucker schwächt das Immunsystem erheblich.

Eine Studie untersuchte die Fähigkeit von Immunzellen, Bakterien zu fressen. Die Versuchspersonen wurden in fünf Gruppen eingeteilt. Gruppe eins war die Kontrollgruppe. Die zweite Gruppe verzehrte 6 Teelöffel Zucker, die dritte 12, die vierte 18 und die fünfte 24 Teelöffel. Im Laufe der nächsten fünf Stunden wurden ihnen Blutproben entnommen und mit Bakterien vermischt. Die Zellen der Kontrollgruppe (die keinen Zucker gegessen hatte) verschlangen jeweils etwa 14 Bakterien. Bei den anderen Gruppen wurde die Zahl der vernichteten Bakterien immer geringer, und die Zellen der fünften Gruppe zerstörten nur noch eine Bakterie. Essen Sie also so wenig Zucker wie möglich. Auch konzentrierte Fruchtsäfte enthalten viel Zucker und sind daher nicht für Kinder geeignet.

Die negativen Folgen des Zuckerkonsums sind in der medizinischen Literatur gut belegt. Zucker erhöht das Krebsrisiko, vor allem das Risiko, an Brust- und Dickdarmkrebs zu erkranken. Er verursacht Herzkrankheiten und erhöht den Triglyceridspiegel und den Blutdruck. Außerdem verringert er die Bildung von Antikörpern, macht Makrophagen inaktiv, erhöht das Infektionsrisiko bei Diabetikern und führt zu einem Mangel an B-Vitaminen, Chrom, Kupfer und Molybdän. Und vor allem schwächt er das Immunsystem.

Unter dem Einfluss von Zucker können die Immunzellen Keime nicht mehr wirksam bekämpfen – sie sind wie gelähmt. Zucker fördert das Wachstum des Hefepilzes Candida albicans, und die Folgen sind unzureichende Nährstoffaufnahme, chronische Müdigkeit, Depression, Übergewicht und Verdauungsstörungen. Schon ein Teelöffel weißer Zucker kann das Immunsystem bis zu sechs Stunden lähmen, so dass Sie gegen Viren, Bakterien, Parasiten und Krebszellen nicht ausreichend geschützt sind.

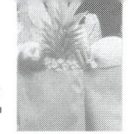

Der natürliche Zucker im Obst und Gemüse ist nicht gefährlich. Ein ganzer süßer Apfel ist allerdings besser als Apfelsaft, und eine ganze Möhre ist besser als Möhrensaft. Zucker aus konzentrierten Säften, Ahornsirup, Reissirup, Gerstenmalz, Honig und Zuckerrüben ist kaum besser als Tafelzucker; auch er schwächt das Immunsystem und erhöht den Cholesterin- und Triglyceridspiegel. Verwenden Sie keine künstlichen Süßstoffe wie Aspartam, denn sie sind giftig. Aspartam wird im Körper in das gefährliche Formaldehyd umgewandelt. Wenn Sie zwischen Zucker und Aspartam (zum Beispiel „NutraSweet") wählen müssen, nehmen Sie lieber den Zucker – er ist zwar auch ungesund, aber nicht so giftig wie Aspartam.

Wenn Sie zuckersüchtig sind, sollten Sie einen Arzt oder Heilpraktiker konsultieren, der natürliche Heilweisen bevorzugt. Der Auslöser der Gier kann Candida albicans sein. Nehmen Sie täglich 100 bis 200 mcg Chrom ein, um den Appetit auf Zucker zu dämpfen.

Wenn Ihre Kinder krank sind und Antibiotika einnehmen müssen, sollten Sie ihnen nur ein flüssiges Präparat ohne Zucker oder Süßstoff geben. Da Zucker das Immunsystem schwächt, darf man ihn keinem Antibiotikum beifügen.

Wir alle essen ab und zu gerne etwas Süßes – aber Obst ist gesünder als Obsttorte. Rechnen Sie einmal zusammen, wie viel Zucker Sie täglich zu sich nehmen. Sie werden überrascht sein.

Zuviel essen schwächt das Immunsystem

Wenn man Tieren nur halb soviel Futter gibt, wie sie üblicherweise fressen, verbessert sich ihre Immunreaktion, der Thymus schrumpft nicht, und die T-Zellen sind aktiver. Das ergab eine Studie des amerikanischen Instituts für Altersforschung. Allerdings wurde dabei nicht berücksichtigt, woher die Kalorien kamen. Beim Menschen leidet das Immunsystem unter einer fleisch- und zuckerreichen Kost, während Obst, Gemüse, Nüsse und Samenkerne die Immunität stärken. Da schon 15 Pfund Übergewicht die Immunität reduzieren, ist es sehr wichtig, auf das Gewicht zu achten.

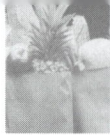
Joghurt – Supernahrung für das Immunsystem

Nie war es so wichtig wie heute, ein leistungsfähiges Immunsystem zu haben. Da immer mehr Bakterien gegen Antibiotika resistent werden und ständig neue, gefährliche Viren auftauchen, müssen wir dem Körper geben, was er für seine Verteidigung braucht. Falsche Ernährung und Antibiotika schwächen die Abwehr. Probiotische Bakterien wie *Lactobacillus acidophilus*, *Lactobacillus bulgaricus* und *Bifidobacterium bifidum*, die in einem gesunden Darm leben, sind einige der Mikroorganismen, die unsere Immunität stärken. Studien belegen, dass es sinnvoll ist, probiotische Bakterien zu sich zu nehmen.

Dr. Khem Shahani hat nachgewiesen, dass probiotische Bakterien, vor allem Lactobacillus acidophilus, Krebs erregende Chemikalien unschädlich machen. Nitrate, die Nahrungsmittel haltbar machen, werden im Darm in Krebs erregende Nitrosamine umgewandelt. DDS-1 unterbricht diesen Prozess, weil es die Menge der Karzinogene verringert und Krebs erregende Enzyme deaktiviert, vor allem d-Glucuronidase und b-Glucosidase.

Nach einem Bericht, der unter dem Titel „Vom Nutzen des Joghurts" im *Journal of Immunotherapy* erschienen ist, nimmt die Bildung von Gamma-Interferon zu, wenn wir mehrere Monate lang Joghurt essen, der Acidophilus enthält. Dieses Interferon hindert Viren an der Vermehrung. Außerdem sinkt die Entzündungsneigung des Darmes. IgE, ein Immunoglobulin, das Parasiten vernichtet, wird vermehrt produziert, wenn wir Joghurt mit Lactobacillus bulgaricus essen.

Eine andere Studie befasste sich mit 21 Frauen zwischen 40 und 75 Jahren, die an Gebärmutterhals- oder Gebärmutterkrebs erkrankt waren und sich einer Strahlentherapie unterzogen. Sie bekamen Joghurt zu essen, der „freundliche Bakterien" enthielt. (Solche Bakterien fördern die Gesundheit des Darmes und stärken das Immunsystem. Zu den wichtigsten freundlichen Bakterien gehören Lactobacillus acidophilus und Bifidobacterium bifidum. Es gibt auch „böse" Bakterien, die sich im Darm ansiedeln und der Gesundheit schaden.) Die Kranken litten signifikant seltener an Durchfällen und fühlten sich wohler. Durchfall ist eine ernste Nebenwirkung der Strahlentherapie und führt zu Gewichtsabnahme, Immunschwäche und Nährstoffmangel. Bei Kindern ist Durchfall eine der häufigsten Todesursachen auf der Welt und eine Plage für Reisende. Da probiotische Bakterien den Darm sanieren,

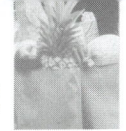

sind sie ein schnell wirkendes Heilmittel, das Durchfall oft innerhalb weniger Tage beseitigt.

Joghurt ist in der Tat eine Supernahrung für das Immunsystem. Er enthält Calcium-D-Glucarat, der die Ausscheidung von überflüssigem Östrogen beschleunigt und dadurch möglicherweise das Brustkrebsrisiko senkt.

Lactobacillus acidophilus erhöht den Selengehalt der Zellen und verringert dadurch die Gefahr, an bestimmten Krebsarten – vor allem Brustkrebs – zu erkranken. Dort, wo der Boden wenig Selen enthält, kommen manche Krebsarten häufiger vor. Es ist also wichtig, dass die Zellen ausreichend mit diesem Mineral versorgt sind. Das können Sie mit probiotischem Joghurt und Selenkapseln erreichen.

Ein Becher probiotischer Joghurt am Tag stärkt das Immunsystem. Wenn Sie Joghurt nicht mögen, können Sie probiotische Bakterien auch in Kapseln einnehmen.

Wie kann ich genug Obst und Gemüse essen?

Vielleicht fragen Sie sich nun: „Wie schaffe ich es, am Tag 7 bis 10 halbe Tassen Obst und Gemüse zu essen?" Essen Sie, soviel Sie können, und trinken Sie zusätzlich frisch gepresste Säfte (siehe unten). Säfte versorgen den Körper mit Phytonährstoffen – vor allem mit Sterolen und Sterolinen –, aber nicht mit Ballaststoffen, es sei denn, Sie verwerten die ausgepressten Früchte oder Gemüseteile in Suppen oder Backwaren. Denken Sie aber daran, dass Obstsaft viel Zucker enthält, und beschränken Sie sich auf ein Glas am Tag. Trinken Sie Säfte sofort nach dem Pressen, und „kauen" Sie sie, um den Verdauungsprozess in Gang zu bringen. (Wenn Sie Säfte kauen, beginnen Enzyme im Speichel mit der Verdauung. Nehmen Sie ein wenig Saft in den Mund, und kauen Sie ihn ein paar Sekunden, ehe Sie ihn schlucken.) Sauerstoff zerstört viele Phytochemikalien.

Die Vorzüge der Pflanzenfasern

- Unlösliche Fasern (Ballaststoffe) beschleunigen die Ausscheidung.
- Lösliche Faserstoffe binden Cholesterin, so dass es ausgeschieden wird.
- Faserreiche Nahrungsmittel machen satt und verhindern dadurch Gewichtszunahme.

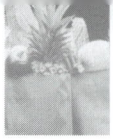

- Pflanzenfasern tragen zur Stabilisierung des Blutzuckerspiegels bei.
- Wenn Sie regelmäßig faserreiche Kost essen, werden Giftstoffe schneller aus dem Körper entfernt.

Fabelhafte Faserstoffe

Pflanzenfasern sorgen dafür, dass der Cholesterinspiegel normal bleibt und dass Leber und Darm Gifte ausscheiden. Damit das Immunsystem gesund bleibt, muss der Darm mindestens einmal täglich entleert werden. Ein Arzt sagt, er frage seine Patienten gar nicht mehr, ob ihr Stuhlgang normal sei, weil sie immer ja sagen – sie glauben, einmal in der Woche sei normal. In Wirklichkeit sind sie verstopft und belasten ihren Körper mit Giftstoffen. Udo Erasmus weist in seinen Vorträgen darauf hin, dass der Stuhl einmal täglich 30 cm oder dreimal täglich 10 cm lang sein muss. Außerdem muss er auf Wasser schwimmen, wenn er genügend Ballaststoffe enthält.

Essen Sie wenigstens 40 Gramm faserreiche Kost am Tag. Es gibt zwei Arten von Pflanzenfasern: lösliche und nicht lösliche. Die nicht löslichen sind in Getreide und Flohsamen enthalten, die löslichen in Äpfeln (Pektin), Hafer und Leinsamen. Nüsse und Samenkerne sind sehr ballaststoffreich. Paranüsse in der Schale enthalten zudem reichlich Sterole und Selen. Sie können auch Leinsamen morgens ins Müsli mischen oder daraus einen köstlichen Pudding kochen.

Chlorophyll im Glas

„Green Drinks" sind eine gute Quelle für viele Phytochemikalien und Ballaststoffe. Man stellt sie aus Alfalfa, Weizengras, Gerstengras, Reiskeimen, Getreidesprossen, Sojasprossen, Spirulina, Chlorella, probiotischen Bakterien, Blütenpollen, Mariendistel, Grüntee, Traubenkernen, Eleutherokkokus, Süßholz, Ginkgo, Heidelbeeren und Phosphatidylcholin her. Die meisten dieser Getränke enthalten mehrere dieser Zutaten und sind eine vorzügliche Ergänzung einer Kost, die reich an Obst und Gemüse ist. Sie eignen sich hervorragend für Leute, die es immer eilig haben, und für Jugendliche. Man kann sie pur trinken oder mit Frucht- oder Gemüsesaft mischen. Green Drinks gehören deshalb in jeden Rucksack und in jede Reisetasche. (Eine Bezugsquelle finden Sie im Anhang.)

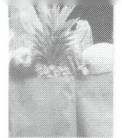

Eiweiß repariert die Zellen

Nüsse, Samenkerne, Hülsenfrüchte, frischer Fisch, freilaufendes Geflügel, Milchprodukte und Eier versorgen uns mit Aminosäuren für die Eiweißsynthese. Es gibt 20 Aminosäuren, von denen der Körper 12 selbst herstellt. Wir müssen also nur 8 mit der Nahrung aufnehmen. Der Körper benötigt Eiweiß (Protein), um Zellen zu reparieren und um CP-450, ein wichtiges Enzym, herzustellen. CP-450 senkt das Brustkrebsrisiko und macht freie Radikale unschädlich. Eiweißmangel schwächt das Immunsystem. Wenn Sie ins Fitnessstudio gehen oder körperlich hart arbeiten, brauchen Sie mehr Eiweiß als ein Faulpelz. Im Durchschnitt sollten wir 90 bis 120 Gramm der genannten eiweißreichen Nahrungsmittel essen, und der Eiweißanteil der gesamten Kost sollte etwa 15 bis 20 % betragen. Essen Sie nur Fleisch und Eier von freilaufenden Hühnern und Fisch, der nicht aus Fischfarmen stammt. Kaufen Sie Nüsse in der Schale und biologisch angebaute Hülsenfrüchte. Wenn Sie Probleme mit dem Blutzucker haben, teilen Sie eiweißreiche Speisen am besten in kleine Portionen ein und essen sie über den Tag verteilt. Auch das Säure-Basen-Gleichgewicht ist von großer Bedeutung. Eine zu eiweißreiche Kost übersäuert den Organismus, erhöht das Krebsrisiko (vor allem die Magenkrebsrate) und schwächt das Immunsystem. Rund drei Viertel Ihrer Nahrungsmittel sollten basenbildend sein.

Säure- und Basenbildner: Ein Rezept für das Leben
Die folgende Tabelle zeigt, welche Nahrungsmittel die Körperflüssigkeiten (auch Urin, Speichel und venöses Blut) sauer oder basisch (alkalisch) machen. Essen Sie sowohl säurebildende als auch basenbildende Nahrungsmittel. Allergien und Stress fördern die Bildung von Säuren. Wenn Ihr Körper zu sauer ist, brauchen Sie mehr basische Kost. Die Nieren bemühen sich, Körperflüssigkeiten zu neutralisieren, indem sie überschüssige Säuren oder Basen im Urin ausscheiden. Mit Indikatorpapier aus der Apotheke können Sie den pH-Wert Ihres Urins bestimmen, um herauszufinden, ob Ihre Ernährung ausgewogen ist. Messen Sie den Urin dreimal am Tag. Ein pH-Wert zwischen 6,8 am Morgen und 7,4 am Nachmittag ist ideal; aber er schwankt während des Tages, je nachdem, was Sie essen. Auch Allergien und Stress beeinflussen den Wert. Für die meisten Menschen ist es am besten, wenn sie 75 % basenbildende und 25 % säurebildende Nahrungsmittel (in Gramm) essen.

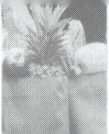

Basenbildner

Gemüse
Alfalfa
Algen
Aubergine*
Blumenkohl
Blüten, essbare
Brokkoli
Brunnenkresse
Chlorella
Erbsen
Gemüse, fermentiert
Gerstengras
Grünkohl
Gurke
Knoblauch
Kohlrabi
Kopfsalat
Kürbis
Löwenzahn
Mangold
Möhren
Paprika*
Pilze
Rosenkohl
Sellerie
Senfblätter
Spargel
Speiserüben
Spirulina
Sprossen
Steckrüben**
Weißkohl
Weizengras
Wildgemüse
Zwiebeln

Obst
Ananas
Apfel
Aprikose
Avocado

Banane
Beeren
Birne
Brombeere
Cantaloupe
Dattel
Feige
Grapefruit
Heidelbeere
Honigmelone
Johannisbeere
Kirsche
Mandarine
Nektarine
Orange
Pfirsich
Tomate*
Wassermelone
Weintraube
Zitrone

Eiweiß
Ei
Hirse
Hühnerbrust, mager
Hüttenkäse, fettfrei
Joghurt
Kastanie
Kürbiskern
Leinsamen
Mandel
Molkepulver
Nüsse
Sprossen
Tempeh
Tofu

Sonstiges
Apfelessig
Blütenpollen
Lezithin
probiotische Kulturen

Getränke
Banchatee
Fruchtsaft, ungesüßt
Gemüsesaft
Ginsengtee
Green Drinks
Grüntee
Kombucha
Kräutertee
Löwenzahntee
Milch, nicht pasteurisiert
Mineralwasser ohne Kohlensäure
Wasser

Süßstoffe
Stevia

Gewürze
Chili
Curry
Ingwer
Kräuter
Meersalz
Miso
Senf
Tamari
Zimt

Exotisches Gemüse
Daikon
Kombu
Löwenzahnwurzel
Maitake
Meeresgemüse
Nori
Reishi
Shiitake
Umeboshi
Wakame

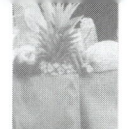

Säurebildner

Fette und Öle
Avocadoöl
Canolaöl
Färberdistelöl
Hanfsamenöl
Leinöl
Maisöl
Olivenöl
Schmalz
Sesamöl
Sonnenblumenöl
Traubenkernöl

Obst
Preiselbeere

Getreide
Amaranth
Buchweizen
Dinkel
Gerste
Haferflocken
Hanfsamenmehl
Kamut
Mais
Quinoa
Reis
Reisgebäck
Roggen
Weizen
Weizengebäck

Milchprodukte
Butter
Käse aus Kuhmilch
Käse, verarbeitet
Milch
Schafskäse
Ziegenkäse

Nüsse und Nussbutter
Cashew
Erdnussbutter
Erdnuss
Haselnuss
Paranuss
Pecanuss
Tahini
Walnuss

Tierisches Eiweiß
Auster
Ente
Fisch, weiß
Kaninchenfleisch
Karpfen
Krabben
Lachs
Lamm
Muscheln
Rehfleisch
Rindfleisch
Schweinefleisch
Shrimps
Thunfisch
Truthahn

Teigwaren
Makkaroni
Nudeln
Spaghetti

Sonstiges
Bierhefe
Essig, destilliert
Kartoffeln*
Weizenkeime

Medikamente und Chemikalien
Drogen
Herbizide
Medikamente
Pestizide

Süßstoffe
Ahornsirup
Aspartam
Bonbons
Honig
Limonade
Melasse
Saccharin
Zucker

Alkohol
Bier
Spirituosen
Wein

Hülsenfrüchte
Feldbohne, gefleckte
grüne Bohne
Kichererbse
Kidneybohne
Limabohne
Linse
Mandelmilch
Reismilch
Rote Bohne
Schwarze Bohne
Sojabohne
Sojamilch
Weiße Bohne

*   Nachtschattengewächse
** erhöht den Blutzuckerspiegel stark
Anmerkung: Bevorzugen Sie Obst und Gemüse aus biologischem Anbau.

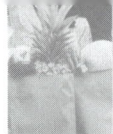

Soja – eine gute Eiweißquelle

Sojabohnen enthalten etwa 40 % Eiweiß, aber auch pflanzliche Östrogene (Phytoöstrogene) und Genistein, das vor Brust- und Prostatakrebs schützt. Sojaprodukte sind außerdem reich an Sterolen und Sterolinen, stärken das Immunsystem, hemmen Dickdarmkrebs bei Ratten und hindern Krebszellen an der Vermehrung. Sie normalisieren den Östrogenspiegel und lindern Hitzewallungen während der Menopause.

Sie können Tofu in Spaghettisoße oder Bananen-Shakes mischen und Sojamilch anstelle von Kuhmilch trinken. Hot Dogs und Hamburger aus Tofu schmecken ebenfalls köstlich und sind vorzügliche Eiweißlieferanten.

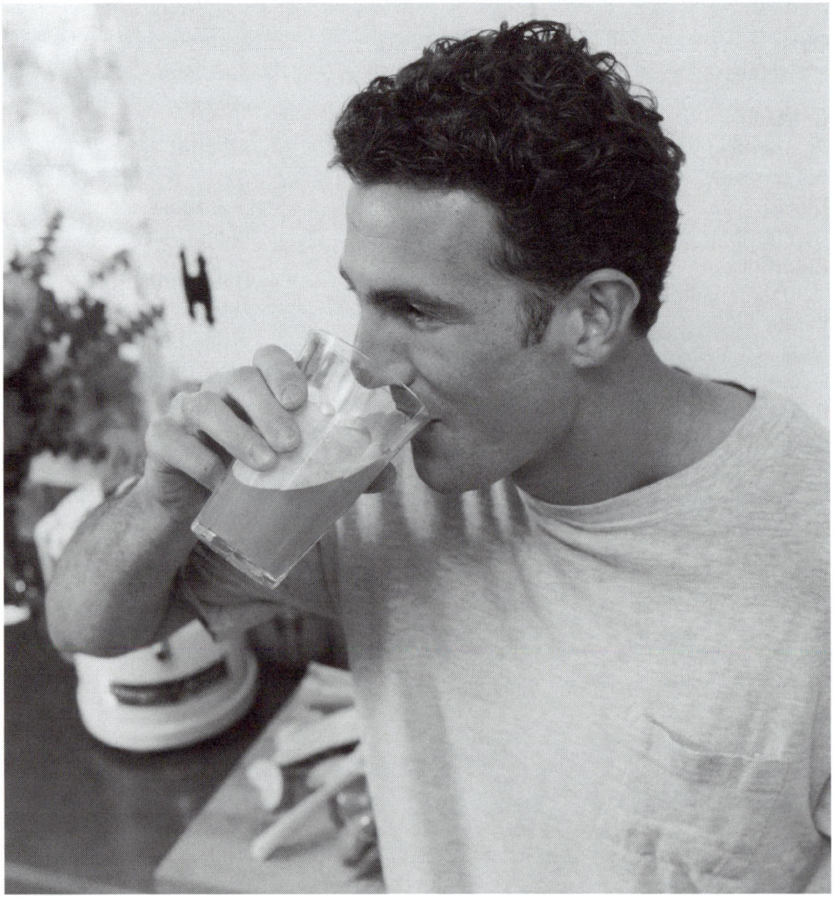

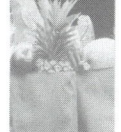

Verdauen Sie, was Sie essen?

Gute Verdauung ist Voraussetzung für gute Gesundheit. Wenn Sie nicht verdauen und absorbieren, was Sie essen, nützt das beste Essen nichts. Nehmen Sie vor jeder Mahlzeit ein gutes Präparat mit Verdauungsenzymen ein, und lassen Sie sich beim Arzt auf Salzsäuremangel untersuchen. Wenn Ihr Magen zuwenig Salzsäure bildet, sind Blähungen nach dem Essen die Folge.

Wir dachten früher, Salzsäuremangel komme nur bei älteren Menschen vor, aber heute weiß man, dass auch Kinder daran leiden. Fabriknahrungsmittel verringern den Salzsäurebedarf und enthalten keine natürlichen Enzyme, welche die Verdauung unterstützen. Wenn Sie sich auf Vollwertkost umstellen, sollten Sie Verdauungsenzyme einnehmen, um die Verdauungsorgane zu entlasten.

Sauberes Wasser

Wasser, Wasser überall, und kein Tropfen zu trinken. Sauberes Wasser ist heutzutage selten geworden. Darum haben wir am Wasserhahn in der Küche und am Duschkopf einen Filter angebracht. Chlor, eine giftige Chemikalie, wird dem Leitungswasser beigemischt, um Keime abzutöten. Durch die intensive Bodenbearbeitung gelangen Mikroorganismen ins Grundwasser, zum Beispiel *Cryptosporidium oocysts* und *Giardia lamblia*. Weichspüler, Herbizide, Pestizide, Kunststoffe, Kohlenwasserstoffe und Metalle können im Trinkwasser ebenfalls vorkommen.

Destilliertes und in Flaschen abgefülltes Wasser ist tot und nicht für Menschen geeignet. Es enthält weniger als 1 mg Sauerstoff je Liter und kann nur anaerobe Organismen am Leben erhalten. Außerdem strebt sauerstoffarmes Wasser danach, sich elektrisch aufzuladen, und diese Ladung holt es sich aus dem Körper. (Positiv geladene Moleküle ziehen negativ geladene an und umgekehrt. Darum bilden Regentropfen auf einer Fläche kleine Pfützen.) Zu bedenken ist auch, dass durch Destillation keine gelösten Stoffe entfernt werden – das kann nur ein Kohlefilter leisten.

Aluminium im Wasser

Ein weiteres Problem mit dem Trinkwasser ist Aluminiumsulfat, das zur Wasseraufbereitung verwendet wird. Es verleiht dem Wasser einen

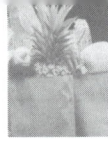
typisch metallischen Geschmack und kann neurologische Störungen hervorrufen. Eine zehn Jahre laufende Studie mit 3777 Menschen im Alter von 65 Jahren in 75 Dörfern Südwestfrankreichs wies nach, dass das Risiko, an Alzheimer zu erkranken, sich verdoppelt, wenn das Trinkwasser 100 mcg Aluminium je Liter enthält. Nach acht Jahren fanden die Wissenschaftler 200 weitere Fälle Alzheimer und 280 Fälle von seniler Demenz unter den Teilnehmern. Die meisten Fälle entdeckten sie in Dörfern, deren Wasser über 100 mcg Aluminium je Liter Wasser enthielt. Obwohl der Zusammenhang zwischen Alzheimer und Aluminium noch nicht eindeutig bewiesen ist, sind die Indizien dafür so stark, dass wir uns vor Aluminium hüten müssen.

Die besten Wasserfilter arbeiten mit Umkehrosmose und zusätzlich mit Kohlefiltern. Bei der Umkehrosmose fließt das Wasser durch eine synthetische Membran, die Verunreinigungen herausfiltert. Mit einem Ozongenerator kann man das Wasser neu mit Sauerstoff anreichern.

Grüntee – ein gesunder Kaffee-Ersatz

Koffein ist nicht nur im Kaffee enthalten, sondern auch in Schokolade, Trinkschokolade, Limonaden, entkoffeiniertem Kaffee, Eistee und vielen frei verkäuflichen Medikamenten. Diese Substanz erhöht den Blutdruck, löst Herzrhythmusstörungen aus, stört den Schlaf und fördert das Wachstum von Zysten in der Brust. Außerdem führt Kaffeetrinken zu Magnesiummangel – eine sehr gefährliche Nebenwirkung.

Eine Dose Cola enthält etwa 30 bis 40 mg Koffein. Wir waren überrascht zu hören, dass Koffein sogar in „entkoffeiniertem" Kaffee enthalten ist.

Es lohnt sich also, von koffeinhaltigen Getränken auf Kräutertee zu wechseln. Es gibt viele gute Teekräuter, zum Beispiel Löwenzahn, Pfefferminze, Süßholz und Kamille. Grüntee mit seinen starken Antioxidantien (Katechine und Bioflavonoide) ist ein vorzügliches warmes Getränk. Studien zeigen, dass einige Tassen Grüntee am Tag Viren, Bakterien und Krebszellen vernichten. Kaufen Sie Grüntee aus biologischem Anbau, oder nehmen Sie Grünteeextrakt in Kapseln.

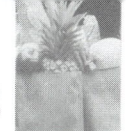

Ihr Körper kann sich selbst heilen

Das Immunsystem wehrt Krankheitserreger ab; aber wir müssen ihm die notwendigen Werkzeuge geben. Wenn Sie biologisch angebautes Obst und Gemüse essen, den Fleischverzehr einschränken, Stress abbauen und wichtige Ergänzungsmittel einnehmen, bringen Sie Ihr Immunsystem in Topform, so dass es Viren, Bakterien und Parasiten in Schach halten kann. Außerdem brauchen Sie nicht mehr so oft zum Arzt zu gehen und müssen weniger Medikamente einnehmen.

Probieren Sie die immunstärkende Ernährung aus, die wir in diesem Kapitel beschrieben haben, und nehmen Sie zusätzlich Moducare und die zehn anderen Supernährstoffe, die Sie schon kennen gelernt haben (s. S. 37 ff.). Schon nach einem Monat werden Sie vom Ergebnis überrascht sein: Sie haben mehr Energie, fühlen sich dynamischer und leiden seltener an Erkältungen, Grippe und Schmerzen.

Die Seele und das Immunsystem

Wer gesund ist, hat Hoffnung, und wer Hoffnung hat, der hat alles.
Arabisches Sprichwort

Vor zwanzig Jahren veröffentlichte der verstorbene Norman Cousins das Buch *Anatomie einer Krankheit*, die inspirierende Geschichte seiner Genesung. Dieses Buch war bahnbrechend, denn es wies nach, welche Heilkraft der Geist hat, wenn der Körper krank ist, und welche große Rolle das Verhältnis zwischen Patient und Arzt spielt. Das Buch löste eine Revolution aus und machte den Zusammenhang zwischen Körper und Seele allgemein bekannt.

Cousins' Geschichte begann 1964, als er an einer Konferenz im Ausland teilnahm und völlig erschöpft war. Gleichzeitig musste er Kohlenwasserstoffe aus Diesel- und Flugzeugabgasen einatmen. Auf dem Rückflug in die USA wurde er schwer krank, und nach einer Woche kam er ins Krankenhaus, wo man Spondylitis ankylosans feststellte, eine Krankheit, die das Bindegewebe zerstört. Einer seiner Ärzte informierte ihn darüber, dass seine Heilungsaussichten nur 1:500 betrugen. In dieser Lage beschloss er, seine Heilung selbst in die Hand zu nehmen.

Cousins' Erfahrungen im Krankenhaus waren nicht ungewöhnlich. Er wurde zahlreichen Tests unterzogen. An einem Tag verlangten vier verschiedene Abteilungen je eine Blutprobe, obwohl eine genügt hätte. Die Routine hatte Vorrang gegenüber dem Ruhebedürfnis des Patienten. Bedenkenlos bot man ihm immer wieder Röntgenstrahlen, Beruhigungsmittel und Schmerzmittel an, und das Essen war so schlecht, dass er bald an Nährstoffmangel litt. Cousin schloss daraus, dass ein Krankenhaus nicht der richtige Ort für einen Schwerkranken ist. Seiner Meinung nach führt die dunkle Seite der Medizin dazu, dass „unsere Sterberate exakt reguliert werden kann". Zum Glück hatte Cousins einen Arzt, der ihn in seinem Vorhaben unterstützte, sich selbst zu heilen, und der aufgeschlossen gegenüber alternativen Heilweisen war.

Da Cousins mit dem Klassiker *Der Stress des Lebens* von Hans Selye vertraut war, ging er davon aus, dass negative Gefühle auch eine negative Wirkung haben und dass positive Gefühle positive Wirkungen auslösen. Um diese Hypothese zu testen, verließ er die Klinik und zog in ein Hotelzimmer, wo er medizinisch betreut wurde. Statt Aspirin nahm er jetzt 25 Gramm Vitamin C am Tag. Zudem entdeckte er, dass seine

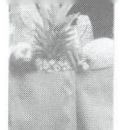

Schmerzen nachließen und dass er besser schlief, wenn er von Herzen lachte. Lachen war seiner Meinung nach die beste Medizin für ihn. Bald ging es ihm so gut, dass er wieder als Redakteur der *Saturday Review* arbeiten konnte.

Cousins war nicht der einzige, der zwischen der Seele und der Heilung einen Zusammenhang entdeckte. Die Annahme, dass es eine Verbindung zwischen körperlichen Krankheiten und dem Geist gebe, äußerte in Europa zuerst William Falconer im Jahr 1796. Er veröffentlichte seine Gedanken in einem Buch mit dem Titel *Der Einfluss der Leidenschaften auf körperliche Störungen* und stieß damit auf die Ablehnung seiner Kollegen. Es dauerte fast zwei Jahrhunderte, bevor die Medizin sich wieder für seine Theorie interessierte.

Die Macht der Suggestion

Seit jenen Tagen wurde eine Menge geforscht. Im Rahmen einer Studie an der Universität von Kalifornien in Los Angeles wurden Ärzte gebeten, sich Szenen vorzustellen, die Wut, Furcht oder Trauer auslösen. Die Forscher entnahmen den Versuchspersonen Blutproben und untersuchten sie. Dabei stellten sie fest, dass bestimmte Hormone freigesetzt wurden – ein Indiz dafür, dass die Gefühle das Immunsystem beeinflusst hatten. Während einer anderen Studie, die in *Science News* veröffentlicht wurde, stellte man den Teilnehmern ähnliche Aufgaben. Ihre Gefühle waren so heftig, dass die Fingertemperatur drastisch anstieg, wenn man ihnen ein wütendes Gesicht zeigte. Schon der Gedanke an eigene Schmerzen oder an die Schmerzen eines anderen führte dazu, dass der Körper schmerzstillende Chemikalien ausschüttete. Sie können also körperliche Reaktionen auslösen, indem Sie an etwas denken, was gar nicht real ist. Stellen Sie sich vor, was geschieht, wenn Sie tatsächlich einsam sind, unter Stress stehen oder ernsthaft erkranken!

Eine neue Wissenschaft wird geboren

Die Psychoneuroimmunologie ist eine Wissenschaft, die sich aus der Erkenntnis entwickelte, dass Gefühle und Einstellungen das Immunsystem beeinflussen. Heute wissen wir sogar, dass das Immunsystem eng mit dem Nervensystem verbunden ist. Forscher wie Candice Pert von der Rutgers-Universität halten Neuropeptide für die biochemi-

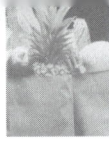
schen Einheiten der Gefühle. Diese molekularen Boten verbinden das Nervensystem mit dem Immunsystem und den endokrinen Drüsen und werden von Gefühlen stark beeinflusst. Perts Arbeit war der Ausgangspunkt für zahlreiche weitere Studien.

Dr. David Felten von der Rochester-Universität in New York war der erste, der mitten in gewaltigen Ansammlungen von Immunzellen auch Nervenzellen bemerkte. Ungläubig beobachteten er und seine Mitarbeiter jene Teile des Körpers, in denen sich Immunzellen häufen: die Milz und die anderen Organe des Immunsystems. Sie entdeckten Nervenfasern, die unmittelbaren Kontakt mit Immunzellen aufnahmen. Damals war man noch der Meinung, das Immunsystem arbeite autonom; doch Feltens Team hatte nachgewiesen, dass das Immunsystem mit dem Nervensystem, der Milz, den Lymphdrüsen und anderen Organen kommuniziert. Andere Wissenschaftler fanden heraus, dass Immunzellen Rezeptoren für die Neurochemikalien Adrenalin und Noradrenalin besitzen, also mit den Substanzen, die an „Kampf-oder-Flucht"-Reaktionen beteiligt sind. Damit war eine direkte Verbindung zwischen dem Immunsystem und dem Geist hergestellt. Daraus lassen sich erstaunliche Folgerungen ableiten: Gedanken, Gefühle und Einstellungen wirken sich auf das Immunsystem und damit auch auf die Entstehung von Krankheiten und auf die Genesung aus.

Gefühle beeinflussen die Gesundheit

Seither untersuchen die Wissenschaftler, wie das Immunsystem jener Menschen reagiert, die sich einsam „fühlen" oder die ein „Gefühl" der Ausweglosigkeit empfinden. Das entscheidende Wort ist „Gefühl". Manche dieser Menschen sind nicht wirklich einsam, aber sie *fühlen* sich so, und darum ist ihr Immunsystem geschwächt und sie leiden häufiger an Erkältungen, Grippe und ernsteren Krankheiten.

Langzeitstudien mit Frauen, die an Brustkrebs erkrankt waren, wiesen nach, dass Patientinnen, die persönlich betreut wurden und an Selbsthilfegruppen teilnahmen, durchschnittlich doppelt so lange überlebten wie jene, die sich zurückzogen. Wir wissen heute, dass auch andere Krebskranke länger leben und weniger depressiv sind, wenn sie in einer Gruppe aktiv sind.

Einsamkeit beeinflusst das Immunsystem nachhaltig. Wissenschaftler baten Studenten, alte Menschen in Heimen zu besuchen, und stell-

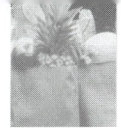

ten fest, dass ältere Leute, die jede Woche Besuch bekamen, seltener erkältet waren als jene, die niemand besuchte. Einsamkeit hemmt das Immunsystem sowohl bei älteren Menschen als auch bei Studenten. Viele Studenten, die das Elternhaus verlassen, leiden an schwacher Immunität und Depressionen.

Der seelische Zustand ist für die Heilkraft des Körpers so wichtig, dass Ärzte ihn vor jeder Therapie gründlich untersuchen sollten. Stellen Sie sich vor, wie Ihr Immunsystem reagiert, wenn Sie erfahren, dass Sie unheilbar krank sind. Dr. David Felten glaubt übrigens, dass schon das Wort „Patient" einen unangenehmen, passiven Beigeschmack hat, und schlägt vor, es durch Begriffe wie „Kunde" oder „Klient" zu ersetzen, weil diese sich auf Menschen beziehen, die aktiv am Leben teilnehmen. Viele Menschen, die eine „unheilbare" Krankheit überlebten, haben uns geschildert, was sie empfanden, als der Arzt ihren nahen Tod ankündigte. Sie haben überlebt, weil sie sich weigerten, passiv zu bleiben. Sie erklärten ihrem Arzt, dass sie kämpfen würden und dass sie noch lange nicht besiegt seien. Eine 72jährige Frau schnauzte sogar: „Verpiss dich, ich habe noch keine Lust zu sterben!"

Krankheiten können sich bei einer negativen Diagnose verschlimmern. Die Patienten sind dann in einem Kreislauf aus Angst, Depression und Panik gefangen. Cousins sagte einmal während eines Vortrags, nicht der Tod sei eine Tragödie, sondern das, was noch zu Lebzeiten in uns sterbe. Er empfahl seinen Zuhörern, gegen die „Urteile" ihrer Ärzte entschlossen „Berufung" einzulegen.

Wenn Ärzte positiv reagieren und ihren Patienten Wege zur Heilung aufzeigen, ist die Therapie erfolgreicher. Selbst die Einstellung eines Kranken zu seinen Medikamenten beeinflusst das Immunsystem. Wer zum Beispiel nicht an die Wirkung eines Herzmittels glaubt, hat ein schlechteres EKG. Studien deuten darauf hin, dass die natürlichen Killerzellen sich bei positiv denkenden Menschen stärker vermehren und Krankheitserreger wirksamer bekämpfen. Das ist ein guter Grund für eine optimistische Einstellung zum Leben!

Stressbewältigung ist lebenswichtig

Stress ist alltäglich. Wir müssen die Kinder zum Schwimmunterricht bringen, den Boiler reparieren, dem Chef *sofort* den Bericht vorlegen und uns mit einem kaputten Modem herumschlagen. Wir haben zu

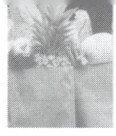

viele Dinge an einem Tag zu erledigen. Das ist die Plage unserer Zeit. Aber manche Menschen scheinen unter Stress aufzublühen und ihn sogar zu suchen, während andere davon depressiv und krank werden. Wissenschaftler versuchen immer noch herauszufinden, woran das liegt. Theorien über Typ-A- und Typ-B-Persönlichkeiten haben ein wenig Licht ins Dunkel gebracht, aber wir wissen nur eines genau: dass unser Umgang mit Stressoren (Stressauslösern) das Immunsystem unmittelbar beeinflusst.

Wenn wir Kinder fragen, wovor sie in der Schule am meisten Angst haben, sagen sie meist: „Ich habe Angst, wenn ich vor der ganzen Klasse einen Vortrag halten muss." Schon die Erwartung dieser Tortur macht manche Kinder körperlich krank. Vielen Erwachsenen geht es nicht anders. Aber es gibt auch Kinder und Erwachsene, denen es Spaß macht, öffentlich aufzutreten; sie leiden nicht unter Stress. Es ist also sehr wichtig, den richtigen Umgang mit dem Stress zu lernen, damit das Immunsystem leistungsfähig bleibt.

Das kann man tatsächlich lernen. Denken Sie nach, bevor Sie wieder einmal eine Projektleitung übernehmen, ein Schulfest organisieren oder für Ihren Club 150 Kilometer weit fahren. Planen Sie, was Sie tun, und sorgen Sie dafür, dass Sie genügend Zeit für sich selbst haben. Bitten Sie um Hilfe, wenn Sie Hilfe brauchen, und seien Sie dankbar, wenn sie Ihnen angeboten wird. Wenn Sie arbeitswütig oder schon erschöpft sind, lassen Sie sich beraten. Eine wundervolle Frau, die wir kennen, wollte immer allen Leuten helfen und in jedem Ausschuss vertreten sein. Eines Tages war sie ausgebrannt und erkrankte an einer schweren rheumatoiden Arthritis. Sie konnte nie nein sagen. Ihr Arzt brachte ihr einige Methoden der Stressbewältigung bei und schlug vor, sie solle ein T-Shirt mit der Aufschrift „Sag einfach nein" tragen. Ihre Freunde, Kollegen und Angehörigen kapierten schnell, und die Frau fühlte sich bald wohler.

Optimisten sind gesünder

In jeder Gruppe gibt es mindestens einen Menschen, der immer optimistisch ist, sogar in düsteren Zeiten. Solche Menschen haben meist auch ein gesundes Immunsystem. Wissenschaftler haben festgestellt, dass Menschen mit einer positiven Einstellung zum Leben eine viel stärkere Immunität besitzen, seltener an Infektionen erkranken und mehr Energie haben.

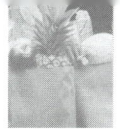

Robert Ornstein schrieb in *Healthy Pleasures*, positiv denkende Menschen hätten ein leistungsfähigeres Immunsystem als Pessimisten. Studien bestätigen, dass Optimisten mehr T-Zellen und weniger Suppressorzellen haben als Pessimisten. Das ist ein Zeichen für robustere Gesundheit. Ornstein erklärte, eine positive Lebenseinstellung sei für die Gesundheit wichtiger als eine vernünftige Lebensweise.

Heilen Sie sich selbst

Dr. Dean Black, ein anderer prominenter Wissenschaftler, fasste diese Befunde gut zusammen: „Die Physiologie des Glücklichseins ist die Physiologie der Gesundheit, zumindest aber ein Zeichen dafür, dass wir mutig und zuversichtlich vorwärts gehen und nicht ängstlich zusammenschrumpfen. Genau das hat die Natur gewollt." Diese Worte waren nie wichtiger als heute. Menschen mit Krebs oder einer schweren chronischen Krankheit müssen die Verantwortung für ihre Gesundheit selbst übernehmen und einen Heiler suchen, der bereit ist, *mit* ihnen zu arbeiten, nicht *gegen* sie. Wichtiger noch: Warten Sie nicht auf die Krankheit. Fangen Sie sofort damit an, Ihr Immunsystem zu stärken, damit Sie gar nicht erst krank werden.

Wie Norman Cousins müssen Sie Ihr Schicksal selbst in die Hand nehmen, alles lernen, was Sie über Gesundheit und Krankheit lernen können, und die Heilkraft Ihres Körpers mobilisieren. Drei Viertel aller Krankheiten lassen sich ohne ärztliche Hilfe heilen oder lindern, und Menschen, die sich aktiv, mit ihren Gefühlen und mit ihrem Verstand um ihre Genesung kümmern, haben größere Chancen auf rasche Heilung.

Stress ist der Hauptgrund dafür, dass das Immunsystem vieler Menschen überlastet ist. Stressbewältigung ist heute ein anerkannter Bestandteil der Krebstherapie und der Rehabilitation von Herzkranken und chronisch Kranken. Vergessen Sie auch nicht, dass Angehörige, Freunde und Kollegen viel zur Heilung beitragen können.

Atmen ist nicht nebensächlich

Die meisten Menschen denken erst dann über die Atmung nach, wenn sie gestört ist. Ihnen ist nicht klar, dass richtiges Atmen eine sehr wirksame Arznei sein kann, denn es befördert wertvollen Sauerstoff in den

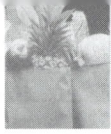
Organismus und beseitigt Kohlendioxid. Viele Frauen atmen so flach, dass sie an Sauerstoffmangel leiden. Füllen Sie die Lungen immer wieder durch die Nase vollständig mit Luft, und atmen Sie dann langsam durch den Mund aus, bis die Lungen leer sind. Machen Sie diese Übung einige Male am Tag jeweils fünf Mal hintereinander. Dadurch bauen Sie Stress ab und fühlen sich frischer. Diese Atemübung ist besonders wichtig, wenn Sie bettlägerig sind. Wenn Sie tief atmen, trainieren Sie die Lungen und versorgen alle Zellen mit dem dringend benötigten Sauerstoff.

Einfache Entspannungsmethoden

Wenn Sie lernen, Ihren gestressten Geist zu entspannen und zu beruhigen, fördern Sie die Selbstheilungskräfte Ihres Körpers. Yoga, Biofeedback, Hypnose und Meditation helfen Ihnen nicht nur, Stress zu bewältigen, sondern bringen Sie auch in Kontakt mit Ihrem Selbst.

Yoga

Yoga, eine der ältesten Heilweisen der Welt, integriert körperliche, seelische und geistige Energien. Er basiert auf der Annahme, dass der Körper krank wird, wenn die Seele ständig unruhig ist, und dass die Seele leidet, wenn der Körper krank ist. Das Psychische und das Physische sind miteinander verbunden, und Yoga hilft uns, diese Brücke noch stabiler zu machen.

Der Zusammenhang zwischen der Atmung und dem Geist ist das Grundprinzip des Yoga. Die Atmung und ihre bewusste Lenkung helfen uns, die Verdauung und die Herzfunktion zu verbessern, die Sauerstoffzufuhr zu erhöhen, die Lymphe von Giften zu befreien, rheumatoide Arthritis zu lindern und die Immunfunktion zu stärken. Mit Yoga können wir die Häufigkeit von Asthmaanfällen verringern und Angst besser bewältigen. Haltung, Atemlenkung und Meditation sind das Fundament des Yoga.

Im Westen ist Hatha-Yoga am bekanntesten. Er konzentriert sich auf Körperstellungen, Asanas genannt, und auf die Atmung. Bestimmt können Sie auch in Ihrer Gegend an einem Yogakurs teilnehmen. Yoga ist ein wundervolles Heilmittel für Menschen in jedem Alter und in jedem körperlichen Zustand.

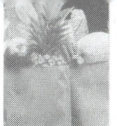

Biofeedback

Biofeedback ermöglicht es Ihnen, Herzfrequenz, Atmung, Körpertemperatur, Gehirnwellen, Muskulatur und Blutdruck willkürlich zu beeinflussen und dadurch die Gesundheit und das allgemeine Wohlbefinden zu verbessern.

Wir lernten die erstaunliche Wirkung des Biofeedbacks in Kursen an der Universität kennen. Dank eines Gerätes, das selbst winzige physiologische Veränderungen im Körper sichtbar machte, gelang es uns, die Körpertemperatur und die Herzfrequenz zu senken und zu erhöhen. Nach einigem Üben waren wir in der Lage, körperliche Funktionen bewusst zu steuern.

Sie können Biofeedback auch zu Hause praktizieren. Setzen oder legen Sie sich an einem ruhigen Ort hin, und konzentrieren Sie sich darauf, Wärme durch die Arme in die Hände und bis in die Fingerspitzen strömen zu lassen. Bald werden Sie die Wärme in den Händen spüren. Denken Sie daran, welche Möglichkeiten Ihnen diese Methode bietet, wenn Sie beispielsweise einen Brusttumor haben: Krebszellen sterben bei hoher Temperatur leichter ab.

Dank der direkten Verbindung zwischen dem Immunsystem und dem Nervensystem kann man durch Biofeedback Inkontinenz, Rückenschmerzen, Geschwüre, Reizdarm, juckende Augenlider, Erschöpfung, Kinderlähmung, Herzrhythmusstörungen, Schlaflosigkeit, Migräne und Schmerzen lindern und die Immunfunktion stärken.

Die Heilung der Seele stärkt das Immunsystem

- Kämpfen Sie mit aller Kraft. Beherzigen Sie Norman Cousins' Rat, und akzeptieren Sie kein negatives Urteil. Wer entschlossen ist, seine Krankheit zu besiegen, hat viel größere Chancen zu überleben.
- Stellen Sie sich vor, wie Ihre Immunzellen Keime angreifen. Auch das fördert die Immunreaktion. Sehen Sie Haie, Laserstrahlen (wie in „Star Trek") oder Soldaten, die alle Invasoren vernichten. Wie bereits erwähnt, hat der Geist, also auch die Phantasie, großen Einfluss auf das Immunsystem.
- Lieben Sie sich selbst. Immunschwäche ist oft auf seelische Traumen, ein geringes Selbstwertgefühl oder Mangel an Liebe während der Kindheit zurückzuführen.
- Lösen Sie negative Emotionen wie Hass oder Wut auf. Das ist ein Muss, wenn Sie wollen, dass Ihr Körper sich selbst heilt.

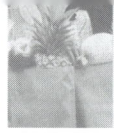

- Suchen Sie Trost und Beistand, wenn Sie trauern. Der Verlust eines geliebten Menschen, eine Scheidung oder Arbeitslosigkeit schwächen das Immunsystem.
- *Carpe diem* – „ergreifen Sie den Tag", und genießen Sie das Leben. Machen Sie sich keine Sorgen um die Zukunft.
- Erforschen Sie Ihre Spiritualität. Das muss nicht Religiosität sein, obwohl Menschen, die an Gott glauben, meist in Frieden leben und sich geborgen fühlen. Die meisten Menschen glauben an eine höhere Macht.
- Glauben Sie an sich selbst. Negative Selbstgespräche und ständige Selbstzweifel schwächen die Selbstheilungskräfte des Körpers.
- Haben Sie ein Auge für die Schönheit der Welt. Schnuppern Sie an Blumen, bewundern Sie den Sonnenuntergang, lauschen Sie dem Wind.
- Lieben Sie Angehörige und Freunde, und verzeihen Sie ihnen.
- Seien Sie gut zu sich selbst. Die meisten Menschen sind selbst ihr schlimmster Feind; sie beschäftigen sich pausenlos mit ihren Schwächen und setzen ihre Stärken herab. Sagen Sie sich jeden Morgen nach dem Aufwachen, dass Sie ein guter und nützlicher Mensch sind.
- Tun Sie, was Sie schon immer tun wollten. Lernen Sie Surfen, singen Sie in einem Chor, schreiben Sie ein Buch, erzählen Sie Ihren Enkeln Geschichten, gehen Sie spazieren, arbeiten Sie im Garten. Tun Sie, was Sie glücklich macht.

Entspannen Sie sich

In einer Welt, die sich unaufhörlich dreht, denken viele Menschen gar nicht daran, wie gefährlich es ist, wenn sie nicht einmal ein paar Minuten am Tag Zeit finden, um sich zu entspannen. Wie oft haben Sie schon jemanden sagen hören: „Ich versuche ja, mich zu entspannen, aber meine Gedanken kommen nicht zur Ruhe"? Tiefe Entspannung ist ein Segen für das Immunsystem. Wenn es Ihnen trotz aller Versuche nicht gelingt, sich zu entspannen, kann Ihnen möglicherweise ein Meditationslehrer oder Hypnotiseur helfen. Machen Sie Atemübungen, und probieren Sie die folgende Visualisierung:

Stellen Sie das Telefon ab, und sorgen Sie dafür, dass niemand Sie stört. Legen Sie sich bequem mit den Armen an der Seite aufs Bett. Die Handflächen zeigen nach oben. Atmen Sie tief durch die Nase ein und

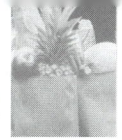

durch den Mund aus, mindestens fünfmal. Spüren Sie das Gewicht Ihres Körpers auf dem Bett. Atmen Sie ruhig. Stellen Sie sich den schönsten Ort vor, den Sie je gesehen haben – einen Wasserfall, ein Seeufer oder die Meeresküste und die Brandung. Sehen Sie die Szene plastisch vor dem geistigen Auge, und atmen Sie tief. Bald haben Sie das Gefühl, mit dem Bett zu verschmelzen. Vielleicht zucken die Muskeln ein wenig, während sie locker werden. Wahrscheinlich lächeln Sie jetzt, und Sie wünschen sich, an jenem herrlichen Ort zu sein. Atmen Sie, und entspannen Sie sich. Ärgern Sie sich nicht, wenn Sie zwischendurch an Ihre Arbeit denken; lassen Sie die Gedanken einfach vorbeiziehen wie Wolken, und konzentrieren Sie sich erneut auf die Atmung.

Machen Sie diese Übung mindestens einmal am Tag, und wenn es nur 5 oder 10 Minuten sind. Nach einigen Versuchen sind Sie in der Lage, sich sehr schnell tief zu entspannen. Natürlich gibt es noch andere Entspannungsmethoden. Suchen Sie sich die Technik aus, mit der Sie Erfolg haben und die in Ihren Tagslauf passt.

Verbinden Sie die Vorschläge in diesem Kapitel mit Ihrem Ernährungsprogramm, und Ihr Immunsystem freut sich über diese große Hilfe. Körper und Geist sind äußerst komplex, und sie lassen sich nicht trennen. Wir werden noch Jahrzehnte brauchen, um den Einfluss des Geistes auf das Immunsystem wirklich zu verstehen. Aber wir wissen heute schon, dass eine positive Einstellung, eine liebevolle Familie, Freunde und wirksame Methoden des Stressabbaus das Immunsystem enorm ankurbeln. Warten Sie nicht länger, sondern fangen Sie sofort an, Ihr Leben zu ändern.

Was Sie bisher gelernt haben, ist die Grundlage der Heilung für Ihr Immunsystem. In den folgenden Kapiteln befassen wir uns mit einigen Krankheiten und mit eindrucksvollen Studien über die Wirkung der Sterole und Steroline.

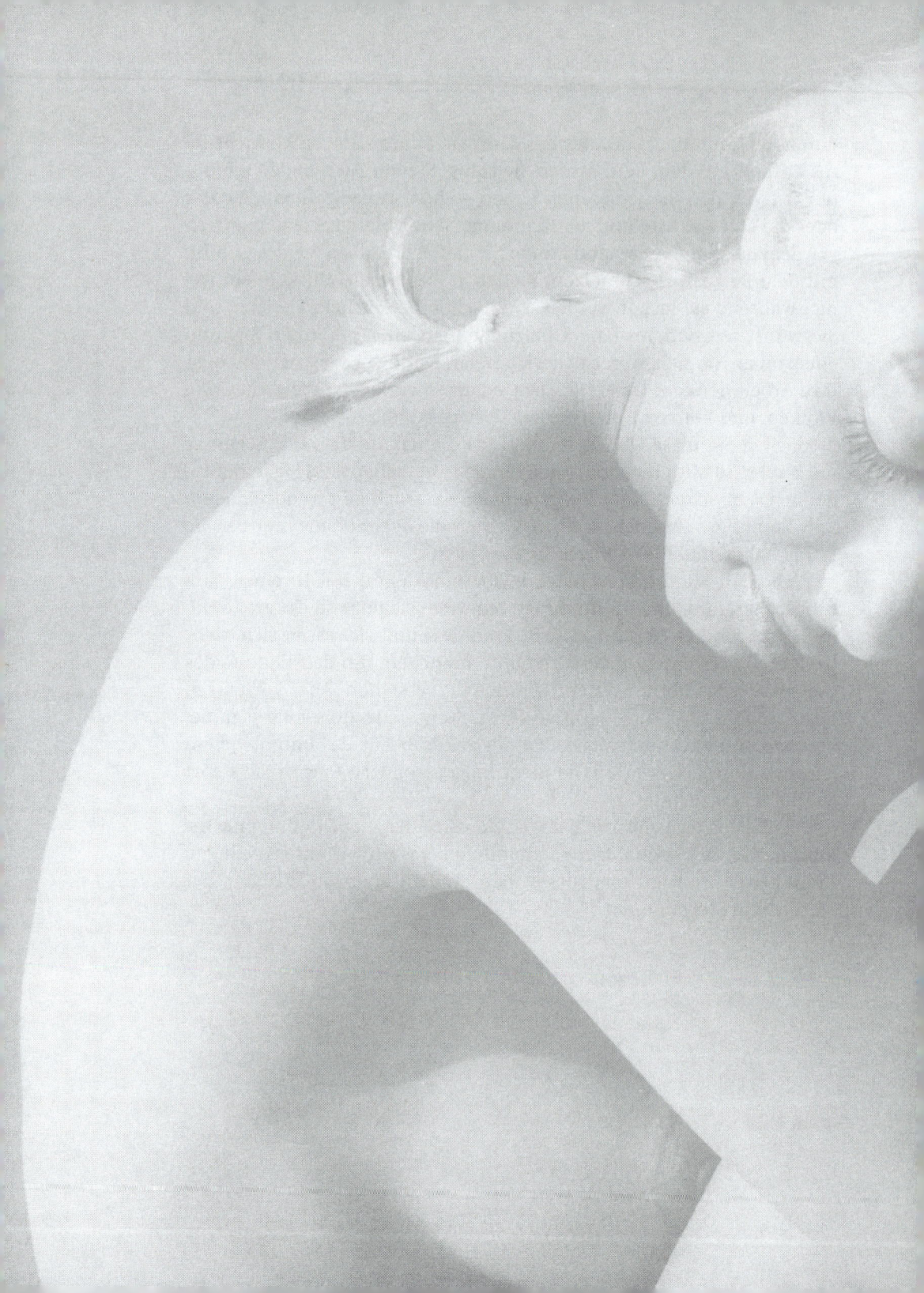

Das Immunsystem und die Krankheit

Krebs und das Immunsystem

Wenn Sie sich nicht um Ihren Körper kümmern, wo wollen Sie dann wohnen?
Dr. Lendon Smith

Keine andere Diagnose ruft bei den Menschen so großes Entsetzen hervor wie „Krebs". Krebs ist eine Krankheit, mit der die meisten von uns direkt oder indirekt zu tun haben – entweder trifft sie uns selbst oder Angehörige und Freunde. Wenn wir dieses kurze Wort hören, denken wir an Schmerzen, Leid und Verlust. Die Angst vor dieser Krankheit ist so groß, dass viele Menschen erst dann zum Arzt gehen, wenn ihre Symptome unerträglich werden. Die meisten Leute glauben fälschlicherweise, dass sie zwangsläufig Krebs bekommen, wenn sie nur lange genug leben, und dass die Diagnose unweigerlich ihr Todesurteil bedeutet.

Nach der Statistik erkrankt einer von vier Menschen an Krebs und eine von neun Frauen an Brustkrebs. Trotz aller verzweifelten Bemühungen der Wissenschaftler und riesiger Subventionen hat die Medizin bis heute kein Heilmittel gefunden, und die Sterberate steigt unaufhörlich. Heute leiden mehr als 3 Millionen Nordamerikaner an Krebs, und jährlich kommen 1,7 Millionen hinzu. In *Beating Cancer with Nutrition* schreibt Patrick Quillan, dass die Hälfte aller Krebskranken in fünf Jahren noch leben wird und dass 40 % der anderen Hälfte nicht an Krebs, sondern an Nährstoffmangel sterben werden. Das ist eine erstaunliche Aussage. Amerika ist für seine technische Errungenschaften berühmt; dennoch sterben in diesem reichen Land Menschen an Unterernährung. Wie ist das möglich?

Die Überlebensquote beim Krebs der Lungen, der Leber, des Pankreas, der Knochen und der Prostata hat sich in den letzten drei Jahrzehnten nicht verbessert. Strahlen- und Chemotherapie und Operationen sind heute die üblichen Behandlungsmethoden. Ihre Nebenwirkungen sind oft schlimmer als der Krebs selbst: extreme Übelkeit, Erbrechen, Haarausfall, Erschöpfung, Depressionen, Nieren- und Herzschäden. Manchmal erkrankt der Patient in späteren Jahren als Folge der Therapie an einer anderen Krebsart.

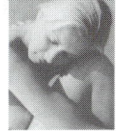

Ernährung – der mächtige Feind des Krebses

Wir können lange und gesund leben, ohne uns vor Krebs fürchten zu müssen. Die Vorbeugung sollte im Mittelpunkt stehen. Wenn Sie Ihr Immunsystem heilen, kann es Krankheitserreger und Krebszellen schnell und sicher vernichten. Am besten ist es natürlich, nie an Krebs zu erkranken. Als Hauptursache der Immunschwäche gilt falsche Ernährung, und 40 bis 70 % aller Krebsfälle sind auf Immunschwäche zurückzuführen. Wie können Sie sich vor Krebs schützen? Dafür sind vier Schritte erforderlich:

1. Ernähren Sie sich gesund.
2. Nehmen Sie die Nährstoffe zu sich, die Sie brauchen (s. S. 37 ff.).
3. Kurbeln Sie Ihr Immunsystem an, und nehmen Sie mit der Nahrung hochwirksame Phytochemikalien auf. Studien haben nachgewiesen, was viele Ärzte schon lange wissen: Pflanzen haben große Heilkräfte (s. S. 54 ff.).
4. Bewegen Sie sich ausreichend, und lachen Sie über die Probleme des Lebens (s. S. 69 ff. und S. 203 ff.).

Warum bekommen wir Krebs?

Falsche Ernährung, Umweltgifte, Mangel an Antioxidantien, chronischer Stress und das Gefühl der Hoffungslosigkeit sind einige Faktoren, die das Krebswachstum fördern. Die Erbanlagen spielen zwar eine gewisse Rolle, aber gute Ernährung kann ungünstige Einflüsse ausgleichen. Wenn Sie Ihren Organismus nicht mit Giften belasten und durch gute Ernährung Ihr Immunsystem stärken, erkranken Sie nicht an Krebs, unabhängig von Ihren Genen. Es ist nicht wahr, dass Sie irgendwann an Krebs erkranken, nur weil Sie älter werden.

Viren und Bakterien erhöhen wahrscheinlich das Risiko, an bestimmten Krebsarten zu erkranken. *Helicobacter pylori* wird mit Magenkrebs in Verbindung gebracht, das T-Zellen-Lymphom-Virus mit T-Zellen-Lymphomen, das Papillomavirus mit dem Krebs des Gebärmutterhalses und das Hepatitis-Virus mit Leberkrebs. Ein gesundes Immunsystem kann diese Viren zerstören. Aber warum sind sie bei manchen Menschen in der Lage, die Abwehr zu überwinden?

Wenn Sie Ihren Körper nicht mit Nahrungsmitteln versorgen, die reich an Antioxidantien und Phytochemikalien sind, wird Ihr Immun-

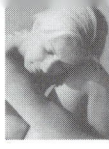

system schwach, und der Körper kann viele schädliche Substanzen nicht mehr ausscheiden, zum Beispiel Blei, Autoabgase, östrogenähnliche Stoffe in Plastik, Benzol, Hormone, Pestizide und so weiter. Eines Tages ist die Belastung mit Giften so groß, dass die Abwehr zusammenbricht. Das Immunsystem muss in jeder Sekunde zahllose Eindringlinge und potenzielle Krebszellen bekämpfen, und wenn es optimal arbeitet, löst es diese Aufgabe zufriedenstellend. Nur wenn seine Reserven erschöpft sind, werden wir krank.

Die Leber ist das wichtigste Organ der Abwehr. Sie vernichtet zwar keine Erreger, aber sie ist das Entgiftungslabor des Körpers. Leberversagen führt daher zum Tod. Die Leber entgiftet Hunderttausende von schädlichen, körperfremden Chemikalien, Xenobiotica genannt, und sorgt für ihre Ausscheidung. Ohne dieses Organ stünde das Immunsystem auf verlorenem Posten. Die Mariendistel hilft der Leber bei ihren vielen Aufgaben. Nehmen Sie dreimal täglich 175 mg standardisierten Silberdistelextrakt zu den Mahlzeiten ein.

Warum erkranken so viele Menschen an Krebs?

In manchen Teilen der Welt wird mehr geraucht und getrunken als bei uns, und dennoch ist die Krebsrate erheblich niedriger. Japaner rauchen doppelt soviel wie Amerikaner; aber sie erkranken nur halb so oft an Lungenkrebs, die Brustkrebsrate ist um 60 % niedriger, und Prostatakrebs ist sehr selten. Die Franzosen trinken mehr Alkohol als die Amerikaner; dennoch ist ihr allgemeines Krebsrisiko niedriger. Warum sind diese Völker besser vor Krebs geschützt? Es liegt an ihrer Ernährung. Japaner essen mehr Sojaprodukte und Algen und trinken mehr Grüntee. Diese Nahrungsmittel sind reich an Phytochemikalien, vor allem an Sterolen und Sterolinen. Auch der Wein, den die Franzosen trinken, enthält schützende pflanzliche Wirkstoffe.

Was ist Krebs?

Normale, gesunde Zellen wachsen, teilen sich und vermehren sich. Das Ganze gleicht einer sorgfältig komponierten Symphonie. Im Laufe ihres komplexen Reproduktionsprozesses wird der genetische Code (die DNS) der Zelle kopiert und in neue Zellen übertragen. In der Regel geschieht das ohne Pannen; doch ab und zu – etwa bei einer von tausend

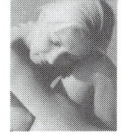
Zellteilungen – kommt es zu einem Fehler. Die meisten Fehler werden schnell und präzise beseitigt, aber manchmal bleibt ein Fehler unerkannt und die Zelle verhält sich anders, als sie eigentlich sollte.

Krebs beginnt also damit, dass eine normale Zelle entartet. Abnorme Zellen veranlassen das Immunsystem, den eigenen Organismus anzugreifen; sie vermehren sich ungehindert, und sie stehlen Nährstoffe und Blut. Da diese kranken Zellen den gesunden ähneln, kann das Immunsystem sie oft nicht identifizieren und vernichten. Das gleiche geschieht, wenn die Abwehr aus anderen Gründen nicht optimal arbeitet.

Normale Zellen suchen ihren korrekten Platz auf. Je nach Bedarf wachsen sie oder hören auf zu wachsen, und sie bilden keine Tumoren. Krebszellen halten sich nicht an die Regeln. Sie mutieren so oft wie möglich, um nicht entlarvt zu werden, und wollen um jeden Preis überleben – sogar wenn der Organismus daran stirbt.

Warum identifiziert das Immunsystem die Krebszellen nicht? Wahrscheinlich liegt es daran, dass die natürlichen Killerzellen inaktiv sind. Wenn dieses Überwachungssystem nicht funktioniert, können Antigene (s. S. 22 ff.) im Körper Amok laufen. Die Antigene auf der Oberfläche von Tumorzellen unterscheiden sich nicht von den Antigenen der normalen Zellen. Deshalb erkennt das Immunsystem diese Zellen nicht als fremd und bekämpft sie nicht.

Manche Krebszellen teilen sich viel schneller als gesunde Zellen; sie ballen sich zusammen, verdrängen die normalen Zellen und stören den Stoffwechsel des Gewebes. Geschwülste können gutartig (benigne) oder bösartig (maligne) sein. Die Zellen in den gutartigen Geschwülsten – z. B. Zysten in den Eierstöcken oder in der Brust – teilen sich zwar abnorm schnell, schaden dem Körper aber nicht. Wenn eine Geschwulst den Körper zu schädigen beginnt, gilt sie als bösartig. Krebszellen wären nicht so gefährlich, wenn sie bleiben würden, wo sie sind; aber sie wandern oft in andere Teile des Körpers. Diesen Vorgang nennt man Metastase.

Das Wort „Krebs" geht auf das zangenartige Aussehen mancher Tumore zurück. Krebs kommt bei den meisten Tieren vor, auch bei Vögeln und Fischen. Haie bekommen keinen Krebs, und die Wissenschaftler suchen intensiv nach dem Grund. Krebs kann sich in jedem Körpergewebe entwickeln, und die Mediziner nehmen an, dass es verschiedene Ursachen für defekte Zell-DNS gibt, zum Beispiel Strahlung, UV-Strahlen, freie Radikale, giftige Chemikalien, Viren, Hormone, Ta-

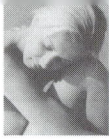

bak und Alkohol. Bestimmte Nährstoffe können jede dieser Substanzen neutralisieren.

Krebs ist eine komplizierte Krankheit. Jede Krebsart hat ihre eigenen Merkmale. Manche Tumore wachsen langsam und lassen sich leicht behandeln, andere sind aggressiv und sprechen kaum auf die Therapie an. Medikamente, die bei einer Krebsart wirken, sind bei einer anderen nutzlos. Außerdem hat jeder Mensch seine eigene Biochemie, die bei der Therapie berücksichtigt werden muss.

Die Einstellung – der Schlüssel zum Überleben

Patienten, die kämpfen und sich weigern zu sterben, haben bessere Aussichten auf Genesung als jene, die sich in ihr Schicksal fügen und die Behandlung passiv über sich ergehen lassen. Wichtig ist auch, dass Sie verstehen, was Krebs ist. Informieren Sie sich über konventionelle und alternative Therapien samt ihren Vor- und Nachteilen. Beteiligen Sie sich aktiv an der Behandlung, und halten Sie an Ihren Entscheidungen fest.

Immer wieder behaupten Kranke, sie hätten „alles versucht", aber nichts habe geholfen – weder Operationen noch Chemotherapie oder Strahlentherapie. Wenn wir der Sache nachgehen, stellen wir meist fest, dass sie zwar vieles probiert haben, aber nur für kurze Zeit und nicht im Zusammenhang mit anderen Behandlungsformen. Es ist nicht ratsam, Krebs mit einer einzigen Therapie zu bekämpfen. Wir schlagen stattdessen vor, dass Sie sich auf eine Ernährung umstellen, die reich an Phytochemikalien ist, und gleichzeitig Ergänzungsmittel einnehmen, an die frische Luft und in die Sonne gehen, positiv denken und vor allem Moducare nehmen. Wenn Sie an Krebs erkrankt sind, sollten Sie alle diese Maßnahmen kombinieren und mindestens 30 Tage dabei bleiben, je länger desto besser. Keine dieser Empfehlungen widerspricht der konventionellen medikamentösen Therapie, und Sie werden überrascht sein, wie gut es Ihnen nach kurzer Zeit geht. Sie werden sich so wohl fühlen, dass Sie diese Lebensweise hoffentlich für immer beibehalten.

Natürliche Therapien – Waffen gegen Krebs

Die Natur stellt uns sehr wirksame Arzneien zur Verfügung. Krebs und andere Krankheiten eines geschwächten Immunsystems lassen sich

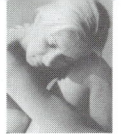

leicht vermeiden, und Sie können die Behandlung unterstützen, wenn Sie die Empfehlungen in diesem Buch befolgen. Manche Früchte und Gemüsearten enthalten besonders viele Substanzen, die Krebs hemmen. Einige dieser „Waffen" sind Brokkoli, Kohl, Tomaten, Rosenkohl, Steckrüben und Senfblätter. Zitrusfrüchte sind reich an D-Limonen, einer sehr wirksamen krebshemmenden Substanz, die Gifte daran hindert, die DNS der Zellen zu schädigen. (Mehr zu diesem Thema lesen Sie in den Kapiteln über „Nährstoffe", „Phytochemikalien" und „Krankheiten verhindern".)

Ginseng stärkt die Abwehrkräfte

Keine Krebstherapie und kein Vorsorgeprogramm ist ohne *Panax ginseng* vollständig. Ginseng enthält Saponine und ist ein Adaptogen, eine Substanz, die dem Körper hilft, die Homöostase (das Stoffwechselgleichgewicht) wiederzufinden und beizubehalten.

Erstaunlich viele Studien belegen, dass Ginseng vor Krebs schützen kann. Aufschlussreich sind vor allem zwei Langzeitstudien von T. K. Yun in Korea. An seiner ersten Studie nahmen 4634 Menschen fünf Jahre lang teil. Bei denjenigen, die Ginseng aßen, war die Krebsrate nur halb so hoch wie bei jenen, die Ginseng verschmähten. In einer Folgestudie mit 1987 Menschen stellte Yun fest, dass das Krebsrisiko bei Teilnehmern, die nur ein Jahr lang Ginseng gegessen hatten, um 36 % niedriger war als bei jenen, die keinen Ginseng zu sich nahmen. Bei Menschen, die seit 5 oder mehr Jahren Ginseng aßen, war die Krebsrate um 69 % geringer.

Ginseng schützt vor Krebs der Eierstöcke, des Kehlkopfs, der Speiseröhre, des Pankreas und des Magens. Er ist reich an Sterolen und Sterolinen, die das Immunsystem stärken. Nehmen Sie zweimal täglich eine Kapsel *Panax ginseng*.

Asiatische Pilzextrakte

Shiitake und Maitake sowie andere Pilze haben eine stark Krebs hemmende Wirkung und werden in Asien seit Tausenden von Jahren als Heilmittel benutzt. Maitake ist reich an einem Polysaccharid namens Beta-Glucan. Diese Substanz regt das Immunsystem an und hemmt das Tumorwachstum. Wissenschaftler des amerikanischen Krebsinstituts haben festgestellt, dass Maitake-Extrakt auch das AIDS-Virus hemmt und es daran hindert, T-Zellen zu vernichten. Nehmen Sie morgens und abends auf leeren Magen je zwei Kapseln mit Maitake.

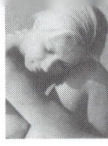

In Japan wurde ein neues Krebsmittel aus dem Shiitake-Pilz entwickelt. Dieses Lentinan erhöht den Interleukin-2-Spiegel und aktiviert die Makrophagen. Shiitake ist auch in manchen Supermärkten erhältlich. Am besten bereiten Sie diesen wohlschmeckenden Pilz mit Olivenöl und Knoblauch zu. Wenn Sie Pilze nicht mögen, können Sie zweimal täglich 600 mg Shiitake in Kapseln nehmen.

Die ganzheitliche Medizin fördert die natürlichen Heilkräfte des Körpers und lindert sowohl die Symptome des Krebses als auch der üblichen Krebstherapie. Diese Therapie hat viele schwere Nebenwirkungen, zum Beispiel Übelkeit, Erbrechen, Haarausfall, schmerzhafte Entzündungen im Mund, Erkältungen, Grippe und Herpes. Immer wieder berichten Patienten, dass die Behandlung schlimmer sei als die Krankheit. Zum Glück ist Abhilfe möglich.

Sterole und Steroline – die Stars im Kampf gegen Krebs

Seit Mitte der Neunzigerjahre werden Phytosterole und -steroline als Krebsmittel erforscht. In den letzten zehn Jahren haben Professor Patrick Bouic und sein Team an der Stellenbosch-Universität in Kapstadt die Wirkung pflanzlicher Sterole und Steroline auf das Immunsystem untersucht. Sie haben nachgewiesen, dass Beta-Sitosterol und Beta-Sitosterolin die Aktivität der Makrophagen anregen, so dass sie Krebszellen angreifen. Diese Sterole fördern außerdem die Produktion von T-Zellen und damit die Absonderung der Zytokine Interleukin-2 und Gamma-Interferon, die beide das Immunsystem regulieren. Sterole und Steroline stimulieren auch die natürlichen Killerzellen und hemmen das entzündungsfördernde Interleukin-6 und den TNF-Alpha.

Bei manchen Krebsarten bildet der Körper zuwenig Interleukin-2 und Gamma-Interferon, die beide notwendig sind, um Killerzellen – die erste Verteidigungslinie gegen Krebszellen – zu aktivieren; denn ohne diese Substanzen erkennen die Immunzellen die Krebszellen nicht und zerstören sie daher auch nicht. Sterole und Steroline regen die Produktion von Interleukin-2 und Gamma-Interferon an, so dass die Killerzellen aktiv werden. Außerdem stimulieren sie die T-Zellen, Krebszellen anzugreifen.

TNF-Alpha ist ein wichtiges Zytokin, das in den Makrophagen erzeugt wird und Entzündungen fördert. Wahrscheinlich hat es die Aufgabe, Immunzellen an den Ort einer Infektion oder eines Gewebeschadens zu locken, damit Eindringlinge oder Krebszellen zerstört werden.

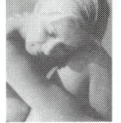

Wenn das Immunsystem jedoch überreagiert – unter dem Einfluss von Stress oder Giften –, wird zuviel TNF-Alpha gebildet, und eine Autoimmunstörung ist die Folge (s. S. 136 ff.). Bei Krebs, AIDS und Autoimmunkrankheiten ist TNF-Alpha im Übermaß vorhanden. Sterole und Steroline können den Interleukin-6- und den TNF-Alpha-Spiegel auf ein normales Maß senken.

Untersuchungen an AIDS-Kranken zeigen, dass der Gehalt von Interleukin-6 im Blut bei 7 von 10 Patienten, die 4 Monate lang Moducare eingenommen haben, um 64 % abnimmt. Dieses Ergebnis ist zwar statistisch nicht signifikant, aber man sollte es nicht ignorieren. Wie bereits erwähnt, kann Moducare (eine Kombination aus pflanzlichen Sterolen) das Immunsystem nachhaltig harmonisieren und die natürlichen Killerzellen stimulieren.

Krebspatienten, die sich einer Strahlen- und Chemotherapie unterziehen, haben weniger an den Nebenwirkungen zu leiden, wenn sie täglich auf nüchternen Magen 6 Kapseln Moducare in mehreren Dosen einnehmen. Die Absorption wird verbessert, wenn der Magen leer ist; insbesondere tierisches Fett hemmt die Aufnahme.

Moducare bekämpft Tumore

R. F. Raicht und seine Kollegen haben bei Tierversuchen festgestellt, dass die Häufigkeit von Dickdarmgeschwülsten bei Ratten um 70 % sinkt, wenn man die Tiere mit Sterolen und Sterolinen füttert. In der Kontrollgruppe erkrankten 54 % der Tiere. Obwohl die Gesamtzahl der Dickdarmgeschwülste deutlich zurückging, war die Zahl der Karzinome in beiden Gruppen etwa gleich. Beta-Sitosterol und Beta-Sitosterolin hemmen anscheinend die Geschwulstbildung, können aber nicht verhindern, dass vorhandene Geschwülste sich zu Krebstumoren entwickeln. Darum sollten Sie vorbeugend Moducare einnehmen und täglich 7 bis 10 halbe Tassen Obst, Gemüse, Samenkerne und Nüsse essen.

Mediziner nehmen an, dass falsche Ernährung für die große Mehrzahl aller Dickdarmkarzinome verantwortlich ist. Das wird von Studien bestätigt, die geographische Unterschiede bei der Häufigkeit von Dickdarmkrebs untersuchen. Wir wissen auch, dass Menschen, die in westliche Länder einwandern, häufiger Krebs bekommen als die Bevölkerung in ihrer Heimat. Wissenschaftler sind heute davon überzeugt, dass manche Nahrungsmittel – vor allem Obst und Gemüse – schützende Substanzen enthalten. Die Sieben-Tage-Adventisten in den USA, die

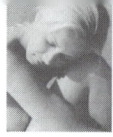
sich meist vegetarisch ernähren, erkranken viel seltener an Dickdarm-krebs. Vegetarische Kost ist reich an Sterolen und Sterolinen, die zum Teil auch im Stuhl enthalten sind und den Darm schützen.

DHEA und Moducare gegen Krebs

Wissenschaftler haben nachgewiesen, dass Phytosterole und das Hormon DHEA gemeinsam das Immunsystem stärken. DHEA (s. S. 50 ff.) fördert die Bildung von Interleukin-2 und Gamma-Interferon und hemmt die Produktion von Interleukin-6 und TNF. Moducare hat eine ähnliche Wirkung.

Wenn Sie unter Stress stehen, sondert der Körper ein Hormon namens Kortison ab, das den DHEA-Spiegel senkt. Die natürlichen Killer-zellen sind dann weniger aktiv, und das Immunsystem kurbelt die Bildung des entzündungsfördernden Interleukins-6 an. Das alles schwächt die Immunität und macht Sie anfällig für Infektionen. Normalerweise

---

Fallgeschichte

Antoinette Timms

Lieber Herr Liebenburg,

selbst wenn ich meinen Dank in greifbarer Form übermitteln könnte, wüsste ich nicht, wie – denn die Dankbarkeit in meinem Herzen lässt sich auf materielle Weise nicht annähernd ausdrücken.

Ich bin froh, dass ich regelmäßig die Arznei bekommen habe, obwohl sie ja erst seit kurzem auf dem Markt ist. Tief im Innersten glaube ich, dass ich ohne die Gnade des Himmels und ohne Ihr Mittel heute nicht mehr leben würde.

Meinem Chirurgen bin ich ein Rätsel, weil ich mit meinem Krebs (Liposarkom) nach seiner Prognose nur noch ein Jahr hätte leben dürfen. Ich arbeitete am Empfang für Professor Lindeque und habe Patienten an diesem Krebs sterben sehen.

Jetzt sind seit meiner Operation schon sieben Jahre vergangen. Wann immer sich eine Gelegenheit bietet, rede ich mit den Leuten über Ihr Produkt, und meine Angehörigen und Freunde nehmen es mit Begeisterung.

Noch einmal tausend Dank für die Chance, die Sie mir gegeben haben. Ich werde Ihnen ewig dankbar sein.

Antoinette Timms

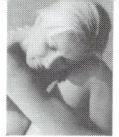

nimmt der DHEA-Gehalt des Blutes ab, wenn wir älter werden, und die Folge sind altersbedingte Krankheiten wie Krebs, benigne Prostatahyperplasie (s. S. 128 ff.), Arthritis und Osteoporose. Gibt man alternden Mäusen DHEA, sinkt der Interleukin-6-Gehalt des Blutes.

Moducare hat anscheinend eine vergleichbare Wirkung auf die Zytokinproduktion, und da es das Immunsystem harmonisiert, sollten es alle Krebskranke in ihr Behandlungsprogramm aufnehmen. Wechselwirkungen mit Medikamenten oder Therapien sowie negative Nebenwirkungen sind nicht bekannt. Im Gegenteil: Moducare verbessert die Wirkung einer Interferontherapie. Es ist also ein ungefährliches, preiswertes und äußerst wirksames immunstärkendes Mittel, mit dem sich unserer Meinung nach kein anderes Mittel vergleichen kann.

Tipps zur Krebsvorbeugung

- Meiden Sie gefährliche Fette (s. S. 75 ff.), und verzichten Sie auf gehärtete und teilweise gehärtete Fette und auf Fleisch, denn sie erhöhen das Risiko, an Prostata-, Dickdarm- und Brustkrebs zu erkranken. Verwenden Sie Oliven- und Leinöl.
- Genießen Sie die Sonne, aber hüten Sie sich vor Sonnenbrand und gehen Sie rechtzeitig in den Schatten. Sonnenlicht wirkt heilend, aber nur in kleinen Dosen und nicht zwischen 10 und 14 Uhr, wenn die Sonne am stärksten ist. Schützen Sie auch Ihre Kinder vor Sonnenbrand. Schon ein einziger Sonnenbrand mit Bläschenbildung erhöht das Risiko, am Melanom (Hautkrebs) zu erkranken, beträchtlich.
- Essen Sie biologisch angebautes Obst und Gemüse, und vergiften Sie sich nicht mit Herbiziden, Pestiziden und Schwermetallen. Kaufen Sie nur Fleisch von freilaufenden Hühnern, die weder Antibiotika noch Hormone bekommen haben.
- Essen Sie täglich mindestens 7 bis 10 Portionen Obst, Gemüse, Samenkerne und Nüsse. Sie sind reich an Phytonährstoffen, vor allem an Sterolen und Sterolinen.
- Nehmen Sie zusätzlich die zehn Supernährstoffe ein (s. S. 37 ff.) und täglich Moducare, den stärksten Immunmodulator, den wir kennen.
- Essen Sie Shiitake und Maitake, oder nehmen Sie diese Pilze in Kapseln ein.
- Hören Sie auf zu rauchen, oder fangen Sie nie an.
- Nehmen Sie Silberdistelextrakt, um die Leber zu schützen.

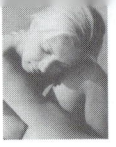

Nahrungsmittel können entgiften

Wenn Sie an Krebs erkrankt sind, sollten Sie zwei Wochen lang die folgende Entgiftungsdiät einhalten und danach die Ratschläge im Kapitel „Krankheiten verhindern" beachten. Das ist eine einfache, aber wirksame Möglichkeit, das Immunsystem anzukurbeln und den Krebs zu besiegen.

Entgiftungsdiät bei Krebs

Gruppe	Gesunde Nahrungs- mittel	Schädliche Nahrungsmittel
Getränke	Kräutertees, Soja-, Sesam- oder Nussmilch, Getreidekaffee, Löwenzahnkaffee	Alkohol, Kakao, Kaffee, Milch, Limonade
Backwaren	Hirse, Roggen, Buchweizen, Weizenkleie, Mais, Soja, Mais-Tortillas; keine Konservierungsstoffe	Brot aus Weißmehl
Flocken, Müsli	Hirse, Hafer, brauner und wilder Reis, Gerste, Mais, frisch gemahlene, ganze Körner, Sprossen	vorverpackte Flocken, Puffmais, Puffreis
Milchprodukte	Joghurt (ohne Zucker), Tofu	Käse
Nachtisch	frische, ganze Früchte	Obst in Dosen, tiefgefrorenes Obst, Gebäck, Pudding, Eiscreme, Bonbons, Kuchen, Kekse
Eier	keine	
Fett	kalt gepresstes Leinöl oder Olivenöl, Pecanüsse, Sesam, Sonnenblumenkerne, Sojalezithin, Avocados	Butter, Backfett, Margarine, Baumwollsamenöl, gehärtetes oder teilweise gehärtetes Fett, ranziges oder erhitztes Öl

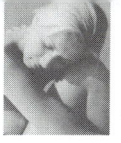

Gruppe	Gesunde Nahrungs- mittel	Schädliche Nahrungsmittel
Fisch	Süßwasser- und Meeresfisch, gegrillt, gedünstet oder gebacken	geräucherter oder gesalzener Fisch, Schalentiere, Fisch aus Fischfarmen
Obst	Aus biologischem Anbau: Guaven, Bananen, Kirschen, Weintrauben mit Kernen, Nektarinen, Wassermelonen, Beeren, Aprikosen, Äpfel, Birnen, Pflaumen, Persimonen, Pfirsiche, Backpflaumen	chemisch behandeltes, geschwefeltes, eingedostes, tiefgefrorenes Obst
Säfte	nur frische, ungesüßte Säfte: Apfel und Möhre mit jungen Rübenblättern, Chicoree, Endivie, Mangold, Brunnenkresse, Sellerie	
Fleisch	keines	Rindfleisch, Schweinefleisch, Speck, Zunge, geräuchertes, gesalzenes oder verarbeitetes Fleisch, Aufschnitt, Hot Dogs
Geflügel	Fleisch von freilaufenden Hühnern, höchstens zweimal in der Woche, mit Verdauungsenzymen	
Milch	Kefir, Soja-, Sesam- oder Nussmilch, Joghurt	alle nicht fermentierten Milchprodukte

Entgiftungsdiät bei Krebs

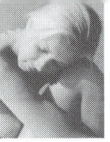

Entgiftungsdiät bei Krebs

Gruppe	Gesunde Nahrungsmittel	Schädliche Nahrungsmittel
Nüsse	in mäßigen Mengen: alle frischen, rohen Nüsse in der Schale besonders Paranüsse und Mandeln; rohe, frisch gemixte Nussbutter (s. Liste S. 59 ff.)	geröstete oder gesalzene Nüsse und Erdnüsse
Kartoffeln	gebacken oder in Schale gedünstet	Pommes frites, Chips, gegrillte Kartoffeln
Gemüse	alle biologisch angebauten Gemüsearten, gedünstet	tiefgefrorenes, eingedostes, chemisch behandeltes Gemüse
Salate	biologisch angebautes Grüngemüse, geriebene Möhren, Äpfel, Sellerie usw.	Eisbergsalat
Soßen	kalt gepresstes Öl aus biologisch angebauten Ölfrüchten mit Apfelessig und Gewürzen	
Gewürze	Schnittlauch, Knoblauch, Petersilie, Salbei, Thymian, Kelp, Kräuterwürze	schwarzer Pfeffer, Salz, Mononatriumglutamat
Samenkerne	Sonnenblumenkerne, Kürbiskerne	geröstet oder gesalzen
Sprossen	selbst bereitete Sprossen (abgepackte können chemisch behandelt sein)	Kartoffelsprossen sind giftig
Süßstoffe	mit Maßen: roher Honig, Ahornsirup	weißer oder brauner Zucker, alle künstlichen Süßstoffe
Suppen	selbst bereitete Suppen mit Gemüsebrühe, Miso	Dosensuppen, Suppen mit Sahne, Bouillon, Kraftbrühe, Rindfleischbrühe

Schützen Sie Ihre Prostata

Mit der Zeit hassen wir, was wir oft fürchten.   *William Shakespeare*

Nur wenige Männer denken an ihre Prostata, bevor sie damit Beschwerden haben. Nach einem Bericht in den *Vitamin Research News* stellte die *London Times* 1995 bei einer Umfrage fest, dass 89 % der Männer nicht wussten, wo die Prostata sich befindet. Die Statistik spricht eine deutliche Sprache: Die meisten Männer über 40 haben mit der Prostata Probleme, die sich auf die Sexualität und das Wasserlassen negativ auswirken. Darum ist es wichtig, dass Sie über diese Drüse Bescheid wissen und Krankheiten vorbeugen.

Die Prostata ist zwar klein, aber sie treibt immerhin 2,7 Millionen Amerikaner im Jahr zum Arzt, und sie hat einen enormen Einfluss auf die Sexualität und das Urinieren. Schon ihre Lage macht sie anfällig; denn diese kastaniengroße Drüse befindet sich unterhalb der Blase und umschließt die Harnröhre. Die Harnröhre leitet Urin und Sperma, und wenn die Prostata anschwillt, sind Harnfluss und Ejakulation beeinträchtigt.

Beim Orgasmus ziehen sich die Muskeln der Prostata und der Blase zusammen und drücken die Samenflüssigkeit (sie stammt aus der Prostata, den Hoden und den Samenbläschen) in die Harnröhre und aus dem Penis hinaus. Ist die Prostata wegen einer Infektion oder aus anderen Gründen geschwollen, hört sie möglicherweise auf, die Flüssigkeiten abzusondern, die für den Sexualakt benötigt werden. Schmerzhafte Ejakulationen und Unfruchtbarkeit können die Folge sein.

Wie bereits erwähnt, erschwert eine geschwollene Prostata auch das Wasserlassen. Männer mit diesem Problem verspüren ständig Harndrang, können aber kaum oder gar nicht urinieren. Es kann sein, dass die Blase nicht mehr vollständig leer wird und sich entzündet. Der Betroffene spürt dann ein Brennen beim Wasserlassen. Diese Symptome können sich allmählich verschlimmern, wenn die Ursache der Schwellung nicht gefunden und behandelt wird.

Prostataprobleme

Frühe Warnsignale

- häufiger Harndrang, vor allem in der Nacht
- schwächerer und dünnerer Harnstrahl

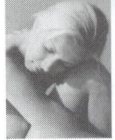

- Brennen beim Wasserlassen
- chronische Verstopfung
- Beginn und Ende des Wasserlassens verzögern sich
- schmerzhafte Ejakulation
- Unfruchtbarkeit

Ernste Symptome

Wenn Sie eines dieser Symptome bemerken, sollten Sie sofort einen Arzt konsultieren:

- ständige Schmerzen oder Verspannung im Becken, in den Hüften, im Kreuz oder in den Oberschenkeln
- Gewichtsabnahme, Erschöpfung, Übelkeit oder Erbrechen
- Blut im Urin oder im Sperma

Ein einfacher Test schützt Ihr Sexualleben

Viele Männer ignorieren die oben genannten Symptome, weil sie eine Untersuchung der Prostata vermeiden wollen oder Angst vor Krebs haben. Außerdem haben sie schon oft gehört, dass die Behandlung von Prostatabeschwerden zu Impotenz führt. Männer reden auch deshalb nicht über Probleme mit der Prostata, weil dieses Thema immer noch als sehr intim gilt. Da Prostatakrebs jedoch bei Männern nach dem Lungenkrebs die zweithäufigste Krebsart ist, müssen Sie darüber Bescheid wissen.

Wir können die Probleme mit der Prostata in drei Gruppen einteilen: benigne Prostatahyperplasie (BPH), Prostatitis (Entzündung der Prostata) und Prostatakrebs. Von diesen drei kommt Krebs am seltensten vor. BPH und Prostatitis sind wesentlich häufiger anzutreffen.

Eine Prostatauntersuchung ist eine einfache Prozedur, die weniger als eine halbe Minute dauert und der sich Männer einmal jährlich unterziehen sollten, wenn sie über 50 sind. Viele Frauen sind daran gewöhnt, einmal im Jahr zum Arzt zu gehen, um einen Abstrich machen zu lassen. Dieser Test rettet vielen Frauen das Leben, weil Gebärmutterhalskrebs rechtzeitig erkannt wird. Männer sollten sich daran ein Beispiel nehmen. Der Arzt bittet Sie, sich auf dem Untersuchungstisch auf die Seite zu legen und die Knie an die Brust zu führen. Dann führt er einen behandschuhten, mit Gleitmittel eingeschmierten Finger in den Mastdarm ein und tastet nach der Prostata. Das ist zwar nicht gerade

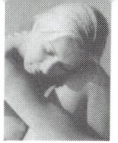

angenehm, aber diese paar Sekunden können über Ihr Sexualleben und die Gesundheit Ihrer Harnorgane entscheiden. Eine gesunde Prostata fühlt sich fest, glatt und geschmeidig an. Wenn harte Knoten tastbar sind, ist ein weiterer Test notwendig, um Krebs auszuschließen. Eine Ultraschall-Untersuchung und/oder eine Biopsie (siehe unten) können die Diagnose absichern.

Der PSA-Test

Der prostataspezifische Antigen-Test (PSA) sucht nach einem Eiweiß, das Prostatakrebs in einem sehr frühen Stadium anzeigt, lange bevor man ihn durch eine rektale Untersuchung feststellen kann. Je höher der PSA-Wert, desto wahrscheinlicher ist ein Prostatakrebs.

Dennoch ist dieser Test sehr umstritten. Einerseits versagt er in etwa 33 % aller Krebsfälle, andererseits sind 60 % der positiven Tests ein falsches Signal, so dass viele Männer ohne Grund Angst ausstehen müssen. Das nationale Krebsinstitut der USA empfiehlt den PSA aus diesen Gründen nicht mehr – im Gegensatz zur amerikanischen und zur kanadischen Krebsgesellschaft. Ein neuer, besserer PSA-Test wird in naher Zukunft erwartet.

PSA-Wert	Bedeutung
0–4	normal
4–10	Indiz für BPH oder Prostatitis
10–20	Krebsverdacht
über 20	starker Krebsverdacht

Die Biopsie

Für eine Biopsie entscheidet sich der Arzt meist nur dann, wenn die bereits erwähnten Methoden und eine Ultraschallaufnahme auf Krebs hindeuten. Die Biopsie wird in der Regel ambulant und unter Lokalanästhesie im Krankenhaus vorgenommen. Man entnimmt Prostatagewebe, um festzustellen, ob eine Geschwulst langsam wächst und ob sie gutartig oder bösartig ist. Das Ergebnis entscheidet dann über die Therapie.

In diesem Kapitel geht es jedoch nicht speziell um Prostatakrebs oder Prostatitis (meist eine bakterielle Infektion), sondern um ungefährliche, natürliche Heilmittel für die benigne Prostatahyperplasie, das häufigste und hartnäckigste Prostataproblem.

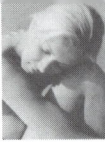

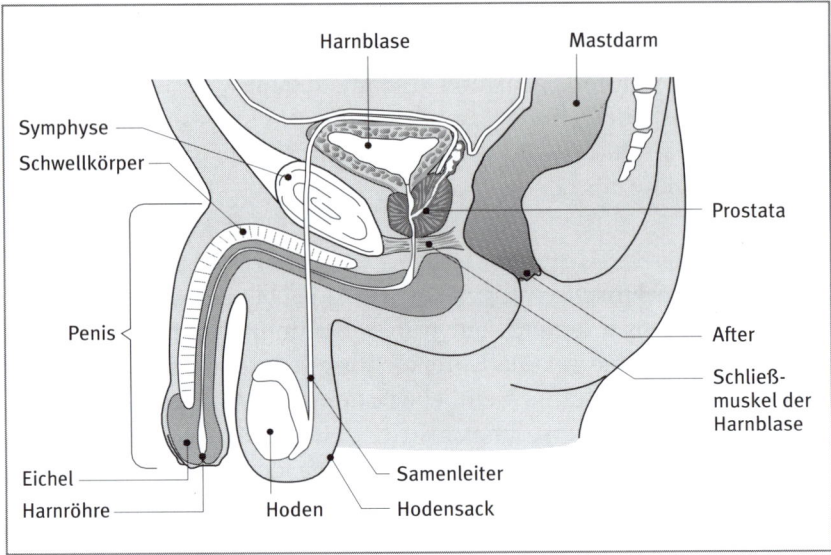

Die Benigne Prostatahyperplasie (BPH)

Wenn Sie bei Tag und bei Nacht viele Male die Toilette aufsuchen müssen, braut sich etwas in Ihrer Prostata zusammen. Männer klagen oft darüber, dass sie morgens erschöpft sind, weil sie nachts vier- bis sechsmal urinieren müssen – und oft tröpfelt der Harn nur, oder er beginnt gar nicht erst zu fließen. Das sind die ersten Anzeichen für eine benigne Prostatahyperplasie (BPH), eine gutartige Schwellung der Prostata, die den Harnfluss und die Sexualfunktion stört.

Über BPH wird weniger gesprochen als über Krebs; aber sie ist weit verbreitet, und die Symptome verschlimmern sich nach und nach. In Nordamerika leiden über 25 Millionen Männer daran. Denken Sie daran: BPH ist nicht Krebs, verwandelt sich nicht in Krebs und erhöht das Krebsrisiko nicht. Bei Krebs können allerdings auch BPH-Symptome auftreten. Die auf Seite 125 f. genannten ersten Symptome deuten auf Prostatakrebs hin.

Wenn Sie an BPH erkranken, können vor allem folgende Symptome auftreten:

- unterbrochener Harnstrahl, der schwächer ist als früher
- verzögerter Beginn des Wasserlassens

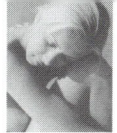

- unvollständige Leerung der Blase (Sie waren eben erst im WC und müssen schon wieder gehen)
- weiter tröpfelnder Urin, obwohl Sie längst aufhören wollten
- stündliches Urinieren
- mehrere nächtliche Gänge ins WC, obwohl Sie abends nichts getrunken haben

Eine der Ursachen der BPH hat etwas mit dem Hormon Testosteron zu tun, das die Hoden und die Nebennieren herstellen. Bei älteren Männern wird mehr Testosteron in dessen aktive Form Dihydrotestosteron (DHT) umgewandelt. DHT regt das Wachstum des Prostatagewebes an, aber das alte Gewebe wird nicht schnell genug abgebaut, so dass die Drüse größer wird. Eine weitere Ursache der BPH ist chronische Verstopfung; denn der übervolle Darm drückt auf die Prostata. Richtige Ernährung kann die Verstopfung beseitigen und den Hormonhaushalt harmonisieren.

Im Gegensatz zu einer verbreiteten Meinung ist BPH nicht unvermeidlich. Gewiss, fast jeder Mann, der lange genug lebt, erkrankt daran – aber das bedeutet nicht, dass *Sie* BPH bekommen müssen. Ernährung und Lebensweise entscheiden darüber, ob Sie zu den Betroffenen gehören oder nicht. Wenn Sie die Ernährungsrichtlinien in diesem Buch befolgen, können Sie BPH innerhalb von 30 Tagen lindern. Unsere Patienten berichten über ein rasches Abflauen der Symptome, wenn sie auf scharfe Gewürze, Kaffee, Alkohol, Tabak und Zucker verzichten. Noch besser geht es Ihnen, wenn Sie die immunstärkenden Nährstoffe (s. S. 37 ff.) und dazu 60 mg Zink am Tag einnehmen.

Der Weg zum Licht

BPH ist so verbreitet, dass sie sogar zu einem Thema für Geburtstagskarten geworden ist.

Ein älterer Mann geht an seinem Geburtstag zum Arzt, weil es Zeit für seine jährliche Untersuchung ist. „Ich fühle mich großartig", sagt er. „Aber ich habe seltsame spirituelle Erlebnisse." „Was meinen Sie damit?" fragt der Arzt. „Nun, wenn ich mitten in der Nacht aufstehe, um ins WC zu gehen, öffne ich die Tür, und ein Licht geht an. Und wenn ich fertig bin, geht das Licht aus." „Das kenne ich von anderen Männern in Ihrem Alter", meint der Arzt. „Es ist kein spirituelles Erlebnis – Sie pinkeln in den Kühlschrank."

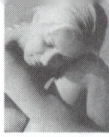

Pflanzliche Sterole bei BPH

Pflanzliche Nährstoffe kurbeln das Immunsystem an. Sterole und Steroline, die Superstars unter ihnen, werden in Deutschland seit über 20 Jahren bei BPH verabreicht, und die Ergebnisse sind ausgezeichnet.

In einer Doppelblindstudie mit Placebokontrolle wurden 200 Patienten mit einem Durchschnittsalter von 65 Jahren getestet. Nach vier Wochen ohne Medikamente gab man den Patienten sechs Monate lang dreimal am Tag auf nüchternen Magen 20 mg Sterole und 200 mcg Steroline. Während sich in der Kontrollgruppe nichts tat, nahmen die Symptome (s. S. 125 f.) bei der Testgruppe ab, und der Harnfluss vergrößerte sich von 9,9 ml je Sekunde auf 15,2 ml je Sekunde. Auch der Restharn in der Blase war geringer. Nebenwirkungen wurden nicht beobachtet. Diese Studie belegt, dass Sterole und Steroline bei BPH wirksam sind.

In einer Diskussion dieser Studie, veröffentlicht in *Quarterly Review of Natural Medicine*, schrieb Ronald Reichert, ein Arzt für Naturheilkunde, die Autoren der Studie hätten zwar die Wirkungsweise der Sterole und Steroline nicht untersucht, aber sie sei aus Arbeiten über *Pygeum africanum* bekannt. Die Sterole in dieser Pflanze hemmen die Bildung von Prostaglandinen, vor allem von PGE2 und PGF2 alpha, die Entzündungen fördern. Wenn die Entzündung zurückgeht, lässt der Stau in der Prostata nach, die Symptome klingen ab, und der Harnfluss wird weniger behindert.

Die Wissenschaftler verglichen die Wirkung von Beta-Sitosterol mit Proscar, einem 5-Alpha-Reduktasehemmer (siehe unten) und stellten fest, dass pflanzliche Sterole den Harnfluss ebenso deutlich oder noch deutlicher verbessern als Proscar: Sterole steigerten die Harnmenge von 9,9 auf 15,2 ml je Sekunde, Proscar erhöhte sie von 9,6 auf 10,4 ml je Sekunde. Bei Langzeitstudien mit 250 000 Teilnehmern wurden keine Nebenwirkungen der Sterole gefunden. Eine Störung der Sterolspeicherung (Sitosterolämie) ist extrem selten und wurde bisher nur bei 28 Personen auf der Welt beobachtet.

Sterole und Steroline sind die Grundlage jeder BPH-Therapie, denn sie sind wirksam, preiswert und einfach anzuwenden. Nehmen Sie dreimal täglich eine Kapsel Sterolin auf nüchternen Magen.

Tom, ein 84-jähriger Ingenieur im Ruhestand, musste nachts nur noch halb so oft in die Toilette gehen, nachdem er 30 Tage lang Moducare eingenommen hatte. Er schlief besser und freute sich darüber,

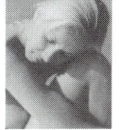

dass die Therapie so schnell gewirkt hatte. Vorher hatte er ohne Erfolg viele natürliche Heilmittel probiert.

Kürbiskerne sowie die Kräuter *Pygeum africanum* und *Serenoa repens* (Sägepalme) sind bei BPH ebenfalls hilfreich. Auch sie enthalten Sterole und Steroline. Standardisiertes *Pygeum africanum* enthält 14 % Beta-Sitosterol. Wir glauben, dass diese Kräuter dank ihrer Sterole und Steroline wirken, obwohl sie eine viel geringere Menge in falschen Proportionen enthalten als Moducare, so dass sie das Immunsystem nicht stärken können. Darum empfehlen wir Moducare als Grundlage der BPH-Therapie. Wenn nötig, können Sie andere Heilmittel hinzufügen.

Wissenschaftliche Studien

Doppelblindstudien mit Placebokontrolle gelten bei Wissenschaftlern als zuverlässigste Forschungsarbeiten.

Doppelblind bedeutet, dass weder die Patienten noch die Wissenschaftler wissen, wer die Testsubstanz oder das Placebo bekommt. Jeder Behälter mit dem Wirkstoff oder mit dem Placebo und jeder Patient bekommen eine Nummer, die für alle ohne Bedeutung ist, außer für den Forscher, der die Ergebnisse nach Abschluss der Testphase analysiert.

Ein **Placebo** ist eine unwirksame Substanz, die genau so aussieht wie die getestete Substanz.

Sägepalme *(Serenoa repens)*

Extrakte der Sägepalme werden auf der ganzen Welt in der BPH-Therapie verwendet. Zahlreiche Doppelblindstudien mit Placebokontrolle belegen, dass dieser Extrakt den Harnfluss verbessert, die nächtliche Entleerung der Blase erleichtert und die Zahl der notwendigen Entleerungen verringert. Vergleicht man Sägepalmenextrakt mit Proscar (einem verschreibungspflichtigen Medikament), stellt man fest, dass der Extrakt ebenso gut oder besser wirkt, jedoch ohne die Nebenwirkungen von Proscar (Impotenz, Verlust des Geschlechtstriebs und abnorme Ejakulationen). Außerdem ist der Extrakt billiger.

Im Inneren der Prostata wandelt ein Enzym Testosteron in eine neue Verbindung namens 5-Dihydrotestosteron (DHT) um. Vermutlich regt DHT die Zellvermehrung im Prostatagewebe an. Wissenschaftler sind der Ansicht, dass man BPH verhindern oder zumindest die Symptome lindern kann, wenn es gelingt, diese Umwandlung zu reduzieren. Bei Tests zeigte sich, dass Proscar dazu geeignet ist.

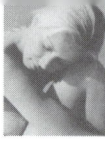

Auch Sägepalmenextrakt blockiert die Umwandlung von Testosteron in DHT, indem er die 5-Alphareduktase hemmt und verhindert, dass DHT Bindungen eingeht. Dadurch wird die Ausscheidung des DHT gefördert. Zudem lindert der Extrakt die Entzündung, die mit BPH einhergeht, und damit auch die Wirkung des Östrogens und des Progesterons auf die Prostata.

Französische Forscher entdeckten, dass Sägepalmenbeeren reich an essenziellen Fettsäuren sowie an Sterolen und Sterolinen sind. Moducare enthält jedoch mehr Sterole und Steroline als die Sägepalme und sollte daher die Basis der BPH-Therapie sein.

Pygeum africanum

Pygeum africanum ist eine Pflanze, mit der man Störungen der Harnwege behandelt. Sie hemmt Entzündungen, löst Ödeme auf und senkt den Cholesterinspiegel. Auch dieses Kraut hemmt die Umwandlung von Testosteron in DHT und verbessert die Durchblutung der Prostata.

Bei einer Studie mit 18 Patienten, die an BPH oder chronischer Prostatitis litten, verbesserte Pygeum alle Symptome innerhalb von 60 Tagen. In einer anderen Studie mit Placebokontrolle, an der 120 BPH-Patienten teilnahmen, mussten die Patienten, die Pygeum erhielten, deutlich seltener die Toilette aufsuchen und konnten die Blase besser entleeren.

Eine 60-tägige internationale Doppelblindstudie mit 236 BPH-Patienten belegt ebenfalls, dass Pygeum alle Symptome der Harnorgane lindert. Notwendig sind 150 mg standardisiertes Pygeum am Tag.

Tomaten schützen vor BPH

Wir haben bereits erwähnt, dass Tomaten einen Phytonährstoff namens Lycopin enthalten, der vor Prostatakrebs schützt (s. S. 54 ff.). Essen Sie täglich Tomaten oder Tomatenmark.

Omega-3-Öle und Omega-6-Öle lindern BPH

Schon in den Vierzigerjahren gaben Ärzte 19 BPH-Patienten zusätzlich Omega-3-Fettsäuren (Alpha-Linolensäure) und Omega-6-Fettsäuren (Alpha-Linolsäure) und stellten fest, dass 12 der 19 Männer nach einigen Wochen ihre Blase vollständig entleeren konnten. Das ist ein sehr wichtiger Befund, weil Restharn oft Infektionen auslöst. Außerdem brauchten 13 Männer nachts nicht mehr aufzustehen, um zu urinieren.

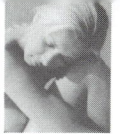

Fettsäuren hemmen die Entzündung der Prostata. Essenzielle Fettsäuren fördern die Bildung von hormonähnlichen Prostaglandinen, die einem übermäßigen Wachstum der Prostata vorbeugen, indem sie verhindern, dass Testosteron sich an die Prostata bindet. Essenzielle Fettsäuren sind zudem stark entzündungshemmende und antibakteriell wirkende Substanzen. Nehmen Sie täglich 2 Esslöffel Leinöl und 1 Esslöffel Kürbiskernöl. Kürbiskerne enthalten reichlich Zink, Sterole und Steroline sowie essenzielle Fettsäuren, die für die BPH-Therapie wichtig sind.

Preiselbeeren für die Harnorgane

Die Preiselbeere ist eine der besten natürlichen Waffen gegen Zystitis (Blasenentzündung) und Infektionen der Harnwege. Seit Jahren empfehlen Ärzte ihren Patienten, Preiselbeersaft zu trinken, um Entzündungen der Harnorgane vorzubeugen. Früher glaubte man, dieser Saft mache den Urin so sauer, dass Bakterien abgetötet würden. Dr. Anthony Sabota von der staatlichen Universität Youngstown in Ohio fand jedoch eine andere Erklärung: Preiselbeersaft hindert Bakterien daran, sich an der Blasenwand festzusetzen, so dass sie hinausgespült werden, bevor sie Entzündungen auslösen können. Männern mit BPH, die ihre Blase nicht vollständig entleeren können, hilft die Preiselbeere möglicherweise, Infektionen zu verhindern. Trinken Sie Preiselbeersaft, der weder Zucker noch künstliche Süßstoffe enthält. Denken Sie daran, dass Zucker die Immunzellen schwächt. Es gibt auch Kapseln zu kaufen, die Preiselbeerextrakt enthalten.

Das richtige Fett

Wir wissen, dass Prostatakrebs in jenen Ländern häufiger vorkommt, in denen die Männer gesättigtes Fett und Fleisch in großen Mengen essen. Geringer ist das Krebsrisiko in Ländern wie Japan, wo die Menschen mehr Obst, Gemüse, Soja und Reis essen. Man hat außerdem festgestellt, dass Japaner, die in die USA auswandern – also in ein Land, in dem viel Fleisch verzehrt wird –, häufiger an Prostatakrebs erkranken. Obwohl kein Zusammenhang zwischen BPH und Krebs besteht, hat die Ernährung, vor allem das Fett, das wir essen, Auswirkungen auf die allgemeine Gesundheit der Prostata.

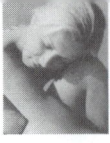
In einem Artikel mit dem Titel „Geringerer Konsum von schädlichem Fett verlangsamt das Wachstum von Prostatakrebs" berichtet Jack Challem, der Herausgeber des Mitteilungsblatts *Nutrition Reporter*, von einem Experiment, bei dem Wissenschaftler Prostatakrebszellen auf Mäuse übertrugen. Als der Tumor zu wachsen begann, teilten sie die Tiere in zwei Gruppen, die das gleiche Futter bekamen, jedoch mit unterschiedlichem Gehalt an Maisöl. Nach 11 Wochen waren die Tumore bei den Mäusen, die nur 21,2 % Fett bekommen hatten, etwa halb so groß wie bei den Mäusen, die 40,5 % Fett gefressen hatten. Die Forscher schrieben im *Journal of the National Cancer Institute*, reduzierte Fettaufnahme bremse das Krebswachstum sogar noch, wenn die Tumore schon messbar seien. Außerdem stellten sie fest, dass der PSA-Wert mit der Tumorgröße abnahm.

Regelmäßiger Sex ist wichtig

Regelmäßiger Geschlechtsverkehr ist wichtig für die Gesundheit der Prostata. Zu unserem Bedauern gilt eine nachlassende sexuelle Aktivität im Alter als normal – aber sie könnte eine Mitursache von Prostatabeschwerden sein.

Sex ist aber nicht nur gut für die Prostata, sondern auch für das seelische Wohlbefinden. Wie bereits erwähnt, ist eine liebevolle Beziehung eine sehr starke Arznei. Immunzellen blühen auf, wenn wir zufrieden sind und geliebt werden.

Wenn ein Mann nicht ejakulieren kann, löst der Stau in der Prostata eine Entzündung aus. Wenn diese nicht abheilt, schwillt die Drüse an.

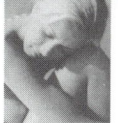

Wie hoch ist das Risiko, an Prostatakrebs zu erkranken?

Alter	Risiko
20–39	sehr gering
40–44	1:48640
45–49	1:9085
50–54	1:1943
55–59	1:624
60–64	1:240
65–69	1:122
70–74	1:81
75–79	1:65
80–84	1:58
ab 85	1:63

Quelle: Amerikanische Krebsgesellschaft

Autoimmunkrankheiten

Wer keine Zeit hat, sich jeden Tag um seine Gesundheit zu kümmern, muss eines Tages viel Zeit für seine Krankheit opfern.

Pfarrer Sebastian Kneipp

Ein harmonisch arbeitendes Immunsystem kann Freund und Feind unterscheiden und greift nur fremde Eindringlinge an, nicht aber das eigene Körpergewebe. Manchmal richtet das Immunsystem jedoch seine Waffen gegen sich selbst, und die Folge sind Krankheiten, die zum Tod führen können. Diese Krankheiten sind unter dem Namen Autoimmunkrankheiten bekannt.

Autoimmunkrankheiten können jedes Körpersystem befallen. Allerdings scheinen bestimmte Organe und Gewebe anfälliger zu sein als andere. In Nordamerika und Westeuropa leiden 5 % der Erwachsenen an einer oder mehreren Autoimmunkrankheiten; zwei Drittel davon sind Frauen. Meist treten diese Krankheiten schon in der frühen Kindheit auf, in der Regel nach einer anderen Krankheit oder nach starkem Stress. Denken Sie daran, dass Stress und Krankheiten das Immunsystem schwächen und dass unsere Zivilisationskrankheiten ebenfalls auf Immunschwäche zurückzuführen sind. Wer an einer Autoimmunkrankheit leidet, ist oft einige Zeit symptomfrei, doch die Symptome kehren bald zurück. Diese Phasen wechseln einander ab. Bei anderen Menschen verschlimmern sich die Symptome stetig.

Ob ein Mensch zu einer Autoimmunkrankheit neigt, hängt zum Teil von seinen Erbanlagen ab. Studien zeigen, dass das Risiko eines Zwillings steigt, wenn der andere erkrankt ist – dennoch ist kein Zwilling zur Krankheit verdammt. Viele andere Faktoren spielen hierbei ebenfalls eine Rolle.

Was sind Autoimmunkrankheiten?

Von Autoimmunkrankheiten sprechen wir, wenn das Immunsystem den eigenen Körper angreift. Es gibt viele Hypothesen, die nach einer Erklärung für diesen Vorgang suchen. Mögliche Ursachen sind Viren, Bakterien, Stress und die Erbanlagen.

Infektionen gelten als wichtigste Ursache, weil sie dem Ausbruch einer Autoimmunkrankheit oft vorausgehen. Viren und Bakterien haben

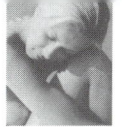

„Strategien" entwickelt, die es ihnen erlauben, sich unbemerkt auszubreiten. Manche Viren besitzen Aminosäureketten, die denen des Körpers so ähnlich sind, dass das Immunsystem sie nicht als fremd erkennt, es sei denn, eine Anomalie überzeugt es vom Gegenteil (s. S. 22 ff.). Die mögliche Folge ist, dass die Immunzellen in Verwirrung geraten und Körperzellen angreifen. Ein bekanntes Virus, das Adenovirus Typ 2, geht so vor. Einige seiner Aminosäureketten ähneln denen des Myelins, dass die Nerven einhüllt. Wenn nun der Körper dieses Virus angreift, kann es sein, dass er zugleich das Myelin attackiert. Das könnte die kritische Phase beim Ausbruch einer Autoimmunkrankheit sein. Andere Keime, die das Immunsystem durcheinander bringen, sind Mycobacterium tuberculosis, Chlamydia, Salmonellen und Yersinia. Man nimmt an, dass diese Keime die Bildung von Antigenen anregen, die eine Autoimmunreaktion auslösen.

Ein **Antigen** ist eine Eiweißmarkierung auf der Oberfläche von Zellen. Sie identifiziert die Zelle als „selbst" oder „nicht-selbst" und stimuliert die Produktion von Antikörpern. Antigene auf den eigenen Körperzellen heißen **Autoantigene**.

Warum bekommt nicht jeder, der von einem Virus infiziert ist, eine Autoimmunkrankheit? Zum Glück muss viel geschehen, bevor das Immunsystem aus den Fugen gerät. Die Gene, Stress, falsche Ernährung und Umweltgifte können dazu beitragen.

Autoimmunkrankheiten sind bei Frauen oft schwerer als bei Männern. Wissenschaftler führen diese Tatsache auf das weibliche Hormon Östrogen zurück. Östrogen veranlasst möglicherweise bestimmte Immunzellen, Entzündungen zu verstärken, und dabei werden Antikörper gebildet, die Teile des Körpergewebes angreifen. Zuviel Östrogen könnte also auf die Anfälligkeit für Autoimmunreaktionen bei Frauen verstärkend wirken.

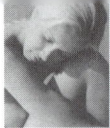

Autoimmunkrankheiten

In folgender Liste sind nur einige der vielen Autoimmunkrankheiten aufgeführt. Alle haben eines gemeinsam: Der Körper greift sich selbst an und verursacht dadurch Krankheiten und Gewebeschäden.

Krankheit	Betroffene Zone
Spondylitis ankylosans	Wirbelsäule
rheumatoide Arthritis	Knorpel und Gelenkflächen
Multiple Sklerose	Gehirn und Rückenmark
Diabetes Typ I	Zellen, die Insulin bilden
systemischer Lupus erythematodes	DNS, Blutplättchen, die meisten Gewebe
Myasthenia gravis	Nerven und Muskeln
Basedow	Schilddrüse
Enteritis regionalis und Zöliakie	Darm
insulinabhängiger Diabetes	Betazellen im Pankreas
idiopathische Thrombozytopenie	Blutplättchen
Psoriasis	Haut
perniziöse Anämie	Parietalzellen des Magens
autoimmunhämolytische Anämie	Membran der roten Blutkörperchen

Jede Autoimmunkrankheit betrifft zwar bestimmte Gewebe und Organe, aber die Ursache ist die gleiche.

Konventionelle Therapien

Die üblichen Therapien haben gravierende Nachteile. Meist werden entzündungshemmende Medikamente oder Corticosteroide und Cyclosporine verabreicht. Die beiden letzteren unterdrücken die Immunreaktion, und ihre Nebenwirkungen sind so stark, dass man sie nur in den schwersten Fällen gibt. Wenn das Immunsystem unterdrückt wird, ist der Kranke äußerst anfällig für Infektionen und Krebs.

Gefährliche Schmerzmittel

Nordamerikaner geben jährlich fast vier Milliarden Dollar für rezeptfreie Schmerzmittel aus. Acetaminophen wird am häufigsten gekauft, es folgen nicht-steroide Entzündungshemmer (engl. NSAID) wie Ibuprofen und Aspirin. Für Medikamente gegen Arthritisbeschwerden wird mehr Geld ausgegeben als für alle anderen Schmerzmittel zusammen.

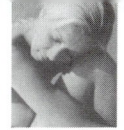

Diese Mittel sind nicht ungefährlich. In den USA sterben 20 000 Menschen im Jahr, weil sie längere Zeit NSAID eingenommen haben. Bei vielen anderen treten schwere Nebenwirkungen auf, zum Beispiel Magen-Darm-Beschwerden einschließlich Blutungen, Übelkeit, Erbrechen, Leberschäden, Magengeschwüre, Allergien, Immunschwäche, Verwirrung und Nierenversagen. Das Medikament Indomethacin kann das Zentralnervensystem vergiften, und die Wechselwirkungen verschiedener Medikamente sind ebenfalls bedenklich. Patienten, die sowohl NSAID als auch Corticosteroide einnehmen, erkranken fünfzehnmal häufiger an Magengeschwüren als Menschen, die keine Medikamente bekommen.

Nach einer Studie über medikamentös bedingte Fälle von Nierenversagen, die im *New England Journal of Medicine* veröffentlicht wurde, sind NSAID für 15 % dieser Fälle verantwortlich. Eine in *Lancet* veröffentlichte Studie belegt, dass NSAID Knorpelgewebe zerstören – genau wie die Arthritis selbst.

Wer Acetaminophen einnimmt und die empfohlene Dosis überschreitet, muss mit Leberschäden rechnen. Die Überdosierung dieses Medikaments ist die Hauptursache des akuten Leberversagens und obendrein für 10 % aller Fälle von Nierenversagen verantwortlich. Zusammen mit Alkohol kann Acetaminophen tödlich sein.

Es gibt auch ungefährliche Schmerzmittel, etwa Bromelain, weiße Weidenrinde und Koffein. Bromelain, zwischen den Mahlzeiten eingenommen, hemmt die Bildung von Prostaglandinen und lindert Entzündungen. Man braucht 1500 mg, um die Schmerzen der rheumatoiden Arthritis zu lindern. Weiße Weidenrinde enthält Salicylsäure, die auch im Aspirin enthalten ist. Nach vergleichenden Studien sind 200 mg Koffein bei Kopfschmerzen wirksamer als 400 mg Ibuprofen. Diese natürlichen Substanzen wirken schnell und ohne die Nebenwirkungen der üblichen rezeptfreien Schmerzmittel

Rizinusöl gegen Schmerzen

Kompressen mit Rizinusöl sind ein hervorragendes Schmerzmittel. Schneiden Sie sechs Quadrate aus reiner Baumwolle auf die Größe der betroffenen Stelle zurecht. Tragen Sie auf jedes Stück Rizinusöl auf, bis es gleichmäßig feucht ist, ohne zu tropfen. Legen Sie die Quadrate aufeinander auf die schmerzende Stelle, und decken Sie sie mit einem Handtuch und einer Wärmflasche zu (Heizdecken strahlen schädliche

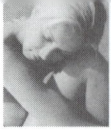
Energie aus), bis die Wärme sich verflüchtigt. Bei den meisten Menschen flauen die Schmerzen rasch ab. Bei hartnäckigen Schmerzen können Sie die Anwendung wiederholen. Sie eignet sich besonders gut bei Schmerzen im Rücken, in Gelenken und im Unterleib.

Die Waffenkammer des Immunsystems

Betrachten wir noch einmal die normale Immunreaktion. Ein gesundes, harmonisches Immunsystem veranlasst durch seine B-Zellen die Bildung von Antikörpern, die Bakterien, Viren, Pilze und Parasiten vernichten, bevor sie in gesunde Körperzellen eindringen können. T-Zellen steuern die Immunreaktion und rufen zum Kampf auf. Man teilt sie in zwei Gruppen ein: Helferzellen und zytotoxische T-Zellen. Bei den Helferzellen werden T_H1- und T_H2-Zellen unterschieden. Diese Zellen haben sehr spezifische Aufgaben, und jeder Typ setzt bestimmte Immunfaktoren frei, die Immunreaktionen nach Bedarf ankurbeln oder hemmen. Wenn die T_H1- und T_H2-Zellen ausgewogen sind, ist der Mensch gesund. Krank werden wir, wenn der eine oder andere Typ von Zellen im Übermaß oder in zu geringer Zahl vorhanden ist. T_H1-Zellen sondern Interleukin-2 und Gamma-Interferon ab, T_H2-Zellen setzen Interleukin-4, 6 und 10 frei und helfen dadurch den B-Zellen, Antikörper zu produzieren.

Wenn die Zahl oder die Aktivität der T_H1-Zellen abnimmt, lässt auch die Aktivität der natürlichen Killerzellen – der ersten Verteidigungslinie – nach. Fehlt es an T_H2-Zellen, werden zu viele Antikörper gebildet, die dann eine Entzündung auslösen.

Nun gibt es besonders schlaue Eindringlinge, die sich in gesunden Körperzellen vor den Immunzellen verstecken. B-Zellen sind in diesem Fall oft nicht in der Lage, die Invasoren anzugreifen. Aber auch das Immunsystem ist nicht dumm – es hat gelernt, gegen solche Keime zytotoxische T-Zellen einzusetzen.

T_H1-Zellen geben den zytotoxischen T-Zellen den Befehl, jeden Eindringling in einer gesunden Zelle zu vernichten. Allerdings stirbt dabei auch die gesunde Körperzelle ab.

Das Immunsystem ist so empfindlich, dass es sich den Veränderungen anpasst, die eintreten, wenn Viren oder Bakterien eindringen oder sich im Körper Krebszellen entwickeln. Wenn die T_H1-Armee jedoch zu schwach ist, lässt die Aktivität der natürlichen Killerzellen nach, und

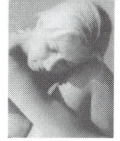

die Folge sind Infektionen und andere Krankheiten. Mit der Zeit treten chronische Entzündungen und Gewebeschäden auf.

Sterole und Steroline sorgen für Harmonie

Der Körper will sich selbst nicht schaden. Nur wenn das Immunsystem völlig verwirrt ist, wendet es sich gegen die eigenen Zellen. Stress ist dabei der Hauptschuldige. Er löst zahlreiche Immunstörungen aus (s. S. 203 ff.). Infektionen durch Viren oder Bakterien sind eine weitere Ursache. Auch die Erbanlagen spielen eine kleine Rolle, und der Einfluss der Ernährung auf die Immunität ist erheblich.

Pflanzliche Nahrungsmittel enthalten hochwirksame Substanzen und sind die beste Medizin für das Immunsystem. Wir wissen beispielsweise dank der vorne beschriebenen Forschungen (s. S. 54 ff.), dass ein Nährstoff in der Tomate vor Krebs schützen kann. Samenkerne und Nüsse sind derart reich an heilenden Substanzen, dass die Gesundheitsbehörden sie eigentlich als Medikamente einstufen müssten. Jetzt kennen wir auch die Superstars unter den pflanzlichen Fetten.

Sterole und Steroline in Pflanzen sind als Immunmodulatoren (harmonisierende Faktoren) so wirksam, dass es eines Tages vielleicht keine Autoimmunkrankheiten mehr gibt. Moducare, die Kombination aus Phytosterolen und -sterolinen, moduliert die Funktion der T-Zellen, indem es ihre Teilung fördert. Darum sollten wir bei Bedarf die Armee der T-Zellen verstärken. Außerdem regen T-Zellen die Bildung von Interleukin-2 und Gamma-Interferon an. Das gleiche bewirkt Moducare, und zwar ohne eine Stimulierung der T_H2-Zellen, die Entzündungen und die Produktion von Antikörpern fördern. Das ist sehr wichtig, weil Autoimmunkrankheiten entstehen, wenn der Organismus Antikörper gegen sich selbst erzeugt. Die folgende schwere Entzündung verschlimmert die Krankheit noch mehr. Sowohl Interleukin-2 als auch Gamma-Interferon können die Bildung von Antikörpern bremsen.

Nehmen wir die rheumatoide Arthritis als Beispiel. Man nimmt an, dass die Überaktivität der B-Zellen für die Bildung von Antikörpern verantwortlich ist, die sich im Gelenkgewebe einnisten und es zerstören. Diese Antikörper bilden im Gelenk mit anderen Antikörpern Komplexe und lösen die schwere Entzündung aus, die für das Krankheitsbild typisch ist. Man hat an den geschädigten Stellen der Gelenke große Mengen von Interleukin-6, TNF-Alpha und Interleukin-1 festgestellt, die alle

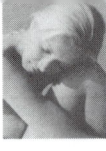
entzündungsfördernd sind. Forscher haben nachgewiesen, dass man den zerstörerischen Prozess, der sich bei rheumatoider Arthritis abspielt, auch in gesunden Gelenken in Gang setzen kann, wenn man ihnen die Gelenkflüssigkeit eines Kranken injiziert.

Patrick Bouic und sein Team haben festgestellt, dass Moducare Autoimmunkrankheiten lindert. Es moduliert die Immunreaktion und hält die Krankheit in Schach, weil es die Entzündung eindämmt. Wichtiger noch: Moducare kann die abnorme Immunreaktion an der betroffenen Stelle zum Stillstand bringen. Konventionelle Medikamente hemmen dagegen die *gesamte* Immunreaktion und die Entzündung. Das läuft nicht ohne Nebenwirkungen und Gefahren ab: Der Kranke wird anfällig für opportunistische Infektionen aller Art, weil ja das Immunsystem unterdrückt wird, um die abnorme Immunreaktion zu hemmen. Wir dürfen auch nicht vergessen, dass Patienten, die solche Medikamente einnehmen, häufiger an Krebs erkranken.

Moducare hat eine ganz andere Wirkung. Es bekämpft die Abnormität und heilt die Immunfunktion. Wie bereits erwähnt, können viele Faktoren eine Fehlfunktion des Immunsystems auslösen, vor allem falsche Ernährung. Darum dürfen wir annehmen, dass sich viele chronische Krankheiten durch den Verzehr von Sterolen und Sterolinen verhindern ließen. Moducare ist eine natürliche, ungiftige Substanz ohne Nebenwirkungen, und es unterdrückt das Immunsystem nicht. In einer klinischen Studie mit 25 000 Patienten, die längere Zeit dreimal täglich eine Kapsel Moducare einnahmen, traten keine Nebenwirkungen auf.

Moducare ist also ein revolutionäres Mittel für die Behandlung von Autoimmunkrankheiten. Derzeit werden weitere klinische Studien durchgeführt, um die Ergebnisse der vorläufigen Studien zur Wirkung von Sterolen und Sterolinen bei rheumatoider Arthritis, Allergien, Krebs des Gebärmutterhalses, AIDS und chronischer Müdigkeit zu bestätigen. Wir sind beeindruckt von den positiven Ergebnissen, die wir bei den Teilnehmern beobachten. Am Ende dieses Kapitels finden Sie Fallgeschichten von Menschen, die ihre Autoimmunsymptome dauerhaft loswurden.

Wenn Sie an einer Autoimmunkrankheit leiden, empfehlen wir Ihnen, dreimal am Tag auf nüchternen Magen je eine Kapsel Moducare einzunehmen. Nehmen Sie eine Kapsel nach dem Aufstehen, eine am Nachmittag und eine vor dem Zubettgehen. Natürlich spielt die Schwe-

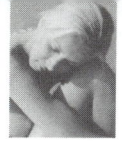

re der Erkrankung eine Rolle; aber Sie können innerhalb von 30 Tagen mit spürbaren Erfolgen rechnen. Wenn Sie insulinabhängige Diabetes haben, sollten Sie Ihren Insulinbedarf überwachen. Wir haben beobachtet, dass manche Patienten innerhalb von einigen Wochen weniger Insulin brauchen.

Schwermetalle und Autoimmunkrankheiten

Die Umweltverschmutzung ist ein ernstes Problem. Wenn unsere Kinder sechs Monate alt sind, haben sie fast ein Drittel der Umweltgifte aufgenommen, die sie im Laufe ihres Lebens einatmen oder schlucken werden – Pestizide, Herbizide, chemische Düngemittel, Industrie- und Autoabgase. Die Erde ist zur Müllkippe geworden, und giftige Substanzen sind heute im Wasser, in der Luft und in der Nahrung zu finden. Irgendwie muss der Körper damit fertig werden. Aber wenn das Immunsystem mit zu vielen Giften belastet wird, sind Störungen unvermeidlich. Alternative Mediziner sind der Meinung, Schwermetalle seien eine der Hauptursachen bei Autoimmunkrankheiten, vor allem bei Multipler Sklerose.

Die einzelnen Schwermetalle gelangen auf verschiedenen Wegen in den Körper, aber alle schaden dem Immunsystem. Kadmium, Quecksilber, Blei, Arsen, Nickel und Aluminium sind heutzutage in zu großen Mengen im Körpergewebe zu finden, und sie schwächen die Abwehr gegen Krankheitskeime.

Blei nehmen wir beispielsweise durch Benzin, Dosen, Fleisch und Farben auf. Quecksilber, ein starkes Nervengift, ist hauptsächlich im Fisch (vor allem Thunfischkonserven) und in den Amalgamfüllungen der Zähne enthalten. Wer an einer Autoimmunkrankheit leidet, sollte sich Amalgamfüllungen entfernen lassen. Leider weigern sich die Verbände der Zahnärzte, einen Zusammenhang zwischen bestimmten Autoimmunkrankheiten wie Multipler Sklerose und Quecksilbervergiftung einzuräumen. Die vielen anekdotischen Berichte über abflauende Symptome nach dem Entfernen von Füllungen sind jedoch Grund genug, sofort zu handeln.

Kadmium nehmen wir durch Zigarettenrauch, Kunstdünger, Fungizide, Gummi und Farben auf. Wenn Sie rauchen, steigt nicht nur Ihr Krebsrisiko, sondern Sie atmen auch über 6000 Chemikalien ein, die Ihr Körper alle entgiften muss.

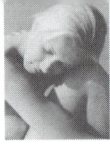

Arsen, eines der giftigsten Schwermetalle, befindet sich in Herbiziden und Insektiziden sowie in Farben und im Zigarettenrauch. Außerdem ist es in den Nadelspitzen von Nadelbäumen enthalten, so dass Waldarbeiter an Arsenvergiftung erkranken können.

Aluminium gehört zu den Schwermetallen, denen wir am häufigsten ausgesetzt sind. Aluminiumsulfat wird von Wasserwerken verwendet, um Unreinheiten (etwa Lehmteilchen) aus dem Trinkwasser zu entfernen. Französische Forscher stellten einen unmittelbaren Zusammenhang zwischen der Alzheimer-Krankheit und dem Aluminium im Leitungswasser fest. Außerdem ist dieses Nervengift in Deodorants, Backpulver, säurebindenden Magentabletten, Aluminiumtöpfen und Alufolie enthalten, und es ist auch ein Bestandteil vieler Abführmittel.

Nickel ist ein Schwermetall, das der Körper in winzigen Mengen braucht. Aber wenn wir zuviel Nickel aufnehmen, vergiften wir uns. Nickel in Zahnspangen kann Allergien und Immunschwäche auslösen. Kinder, denen eine nickelhaltige Zahnspange eingesetzt wurde, erkranken häufiger an Appendizitis als andere Kinder. Die Ursache ist noch nicht genau bekannt.

Wie kann man Schwermetalle loswerden?

Es ist wichtig, sich vor Schwermetallen zu schützen; aber die meisten Menschen haben diese Gifte im Laufe ihres Lebens aufgenommen, ohne es zu wissen. Antioxidantien in hohen Dosen, vor allem Vitamin C und reduziertes Glutathion, können dem Körper helfen, freie Radikale zu vernichten und über die Leber und die Nieren Gifte auszuscheiden. Diese Chelatoren verbinden sich mit den Schwermetallen und befördern es ins Blut und in die Nieren, so dass sie mit dem Urin hinausbefördert werden.

Beim intravenösen Chelatieren injiziert man EDTA, DMPS, Penicillamin oder Vitamin C in eine Vene. Dieses Verfahren ist sehr wirksam, um Schwermetalle zu beseitigen, aber auch Mineralien, die sich im Blut und an den Wänden der Blutgefäße abgelagert haben. Es werden zwar auch nützliche Mineralien entfernt, aber diese kann man dem Blut in ausreichender Menge wieder zuführen. Chelatieren ist besonders wichtig, wenn Sie an einer Autoimmunkrankheit leiden; denn wenn die Belastung durch Gifte verringert wird, kann sich das Immunsystem erholen. Die meisten Menschen fühlen sich nach einigen intravenösen Behandlungen dieser Art besser. Wenn Sie Ihre Amalgamfül-

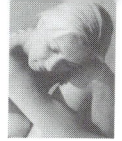

lungen haben entfernen lassen, fördert das Chelatieren die Ausscheidung des Quecksilbers.

Diabetes

Diabetes ist eine Epidemie. Wie die kanadische Diabetes-Gesellschaft mitteilt, sind weltweit über 100 Millionen Menschen zuckerkrank, mehr als 6 Millionen allein in Kanada und in den USA. Das amerikanische Gesundheitsministerium hat ermittelt, dass Diabetes in der Liste der Todesursachen an siebter Stelle steht.

Diabetiker bilden entweder zu wenig oder kein Insulin, oder ihr Körper reagiert nicht angemessen auf dieses Hormon, das heißt, er kann Glukose nicht aus dem Blut in die Zellen befördern und dadurch den Blutzuckerspiegel normalisieren. Wenn wir essen, steigt der Blutzuckerspiegel an, weil Glukose ins Blut gelangt. Darum produziert der Pankreas Insulin, das den Blutzuckerspiegel auf ein normales Niveau senkt.

Insulin ist ein Hormon, dass die Betazellen der Langerhansschen Inseln im Pankreas absondern. Es ist notwendig für den Glukosestoffwechsel der Zellen und muss bei Diabetes mellitus verabreicht werden.

Blutzucker ist die Glukose im Blut. Er wird in Milligramm je 100 Milliliter gemessen.

Man teilt den Diabetes in zwei Hauptgruppen ein: in Typ I, den insulinabhängigen Diabetes mellitus, von dem etwa 10 % der Diabetiker betroffen sind, und in Typ II, den nicht insulinabhängigen Diabetes mellitus, an dem rund 90 % der Diabetiker leiden. Die Sterblichkeit ist bei Diabetikern wegen verschiedener Komplikationen erhöht, obwohl die Therapie große Fortschritte gemacht hat.

Diabetes ist eine schwere Krankheit mit gefährlichen Folgen:

* Augenschäden, z. B. Star und Retinopathie, die zu Erblindung führen können
* Nierenschäden
* Neuropathie (Nervenschäden) mit Taubheit und Schmerzen in den Händen und Füßen
* Hormonstörungen wegen der übermäßigen Bildung von Kortison, Adrenalin und manchmal Insulin (alle diese Hormone verringern die Produktion nützlicher Hormone wie DHEA)

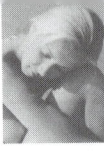

- Hautschäden und Geschwüre (vor allem an den Beinen, die schlecht durchblutet sind und bei manchen Diabetikern amputiert werden müssen, weil sich Infektionen und Wundbrand ausbreiten)
- diabetische Hypoglykämie, besonders bei Typ-I-Diabetikern, die Insulin einnehmen, und bei Typ-II-Diabetikern, die Insulin oder Sulfonylharnstoff (Medikamente, welche die Insulinproduktion steigern) einnehmen
- ein erhöhtes Krankheitsrisiko: periphere Gefäßkrankheiten, Herzkrankheiten und Erkrankungen der Hirngefäße

Typ-I-Diabetes (juveniler Diabetes)

Im Gegensatz zu anderen Autoimmunkrankheiten befällt der Typ-I-Diabetes Männer und Frauen gleichermaßen. Die Krankheit wird meist in der Pubertät diagnostiziert und heißt daher auch insulinabhängiger juveniler Diabetes. Typ-I-Diabetiker brauchen Insulin, weil der Pankreas bei ihnen zu wenig oder gar kein Insulin herstellt – das Immunsystem hat die Insulin produzierenden B-Zellen zerstört. Über 80 % der Typ-I-Diabetiker bilden Antikörper gegen ihre eigenen Pankreaszellen. Sie müssen ihren Blutzucker sorgfältig überwachen und Insulin in Form von Tabletten oder Injektionen zu sich nehmen.

Da der Pankreas kein Insulin erzeugt, steigt der Glukosegehalt des Blutes, und im Urin wird Zucker ausgeschieden. Dieser Zucker fehlt den Zellen. Zu den Symptomen der Krankheit gehören übermäßiger Durst, Heißhunger, starker Harndrang und Gewichtsabnahme.

Neuere klinische Studien deuten darauf hin, dass sich bei Menschen, die als Säuglinge gestillt wurden, eine mildere Form von Typ-I-Diabetes entwickelt. Wissenschaftler nehmen an, dass Albumin, das Eiweiß der Kuhmilch, eine Autoimmunreaktion im Pankreas in Gang setzt. Aber auch Viren könnten eine wichtige Rolle beim Entstehen des Typ-I-Diabetes spielen, denn Keuchhusten-, Hepatitis-, Röteln-, Coxsackie-, Epstein-Barr-, Cytomegalo- und Herpesviren lösen möglicherweise Autoimmunreaktionen aus.

Außerdem neigen Typ-I-Diabetiker zu Ketoazidose, weil das Blut zuviel Glukose enthält. Diese gefährliche Komplikation tritt auf, wenn der Kranke nicht genügend Insulin zu sich nimmt. Der Körper muss dann Fett abbauen, um Energie zu gewinnen, und dabei entstehen Ketone in übermäßigen Mengen. Diese Substanzen rufen eine Azidose (Übersäuerung) hervor, die ihrerseits zu Verdauungsstörungen und Ner-

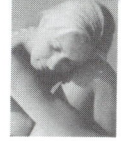

venschäden führt. Um diesen gefährlichen Zustand zu beheben, muss man dem Patienten unter ärztlicher Aufsicht Insulin geben.

Typ-I-Diabetiker sind meist mager und haben Schwierigkeiten, ihr Gewicht zu halten. Die Symptome der Krankheit treten meist sehr rasch und drastisch auf, während die Symptome des Typ-II-Diabetes sich allmählich einstellen. Darum wissen viele Typ-II-Diabetiker lange Zeit nicht, dass sie krank sind.

Typ-II-Diabetes (Altersdiabetes)

Die meisten Typ-II-Diabetiker sind über 40 Jahre alt und übergewichtig. Mehr als 80 % der Kranken haben Adipositas (Übergewicht), so dass man den Typ-II-Diabetes in zwei Untergruppen einteilen kann: Typ IIa (ohne Adipositas) und Typ IIb (mit Adipositas). Übergewicht ist der wichtigste Risikofaktor, was diesen Diabetes-Typ anbelangt. Schlankheit ist demnach der beste Schutz.

Obwohl der Pankreas bei Typ-II-Diabetikern Insulin in geringen oder sogar normalen Mengen produziert, reagieren die peripheren Organe und Gewebe nicht mehr darauf. Auch Nahrungsmittelunverträglichkeiten und Virusinfektionen können den Insulinspiegel bei Typ-II-Diabetikern senken, Entzündungen fördern und Autoimmunreaktionen gegen Pankreaszellen auslösen. Stress kann dazu führen, dass der Blutzuckerspiegel stark schwankt. Das Kortison, das die Nebennieren bilden, stimuliert Antikörper und Immunfaktoren, die Entzündungen verstärken. Stressabbau, Verzicht auf unverträgliche Nahrungsmittel und die rasche Behandlung von Viruskrankheiten tragen dazu bei, den Insulinspiegel zu normalisieren.

Die Symptome des Typ-II-Diabetes entwickeln sich über Jahre hinweg. Sie sind derart heimtückisch, dass die meisten Menschen sie übersehen. Einige dieser Symptome sind abnormer Durst, Heißhunger, sehr große Harnmengen, getrübtes Sehvermögen, Benommenheit, Übelkeit und Müdigkeit bei körperlicher Bewegung. Eine schwere Komplikation beim Typ-I-Diabetes ist, wie bereits erwähnt, die Ketoazidose. Sie tritt beim Typ II selten auf, und darum sind Typ-I-Diabetiker meist dünn und Typ-II-Diabetiker meist übergewichtig. Risikofaktoren wie Rauchen, Übergewicht, Bluthochdruck und Erbanlagen tragen dazu bei, dass Typ-II-Diabetes heute immer häufiger vorkommt.

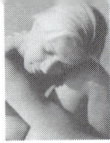

Die Diagnose des Diabetes

Ein Diabetes liegt vor, wenn folgende Voraussetzungen erfüllt sind:

- Der Blutzuckerspiegel liegt bei mindestens zwei separaten Messungen morgens vor dem Frühstück bei oder über 140 Milligramm je Deziliter (mg/dl) und
- der Blutzuckerspiegel steigt zwei Stunden nach dem Verzehr von 75 g Glukose auf 200 mg/dl oder höher. Während dieser zwei Stunden wird mindestens eine weitere Messung durchgeführt.

Komplikationen des Diabetes

Die Komplikationen bei Typ-I und Typ-II-Diabetes sind die Folge des langfristig erhöhten Blutzucker- oder Insulinspiegels. Typisch sind Entzündungen, Nervenschäden, Nierenversagen, Erblindung, Herz- und Kreislaufbeschwerden.

Sterole und Steroline in der Diabetestherapie

Beim Typ-I-Diabetes ist eine Autoimmunreaktion in über 85 % der Fälle die Ursache der Zellvernichtung im Pankreas und der mangelhaften oder fehlenden Insulinproduktion. Sterole und Steroline hemmen die Absonderung von Interleukin-6, eines starken Entzündungsfaktors, und hindern B-Zellen daran, Antikörper gegen das eigene Gewebe zu produzieren. Bei den restlichen Diabetikern hemmen sie Entzündungen und verringern dadurch die Gefahr von Nervenschäden, Nierenversagen und Infektionen.

Wenn Sie Insulin einnehmen, müssen Sie Ihren Blutzucker- und Insulinspiegel sorgfältig überwachen. Insulinabhängige Diabetiker (Typ I) brauchen weniger Insulin, wenn sie Sterole und Steroline einnehmen.

Moducare hat noch eine wichtige Wirkung: Es senkt den erhöhten Kortisonspiegel und erhöht den zu niedrigen DHEA-Spiegel bei Typ-I und Typ-II-Diabetikern. Dadurch sinkt der Insulinspiegel, und die Leber stellt weniger entzündungsfördernde Eiweiße her. Sterole und Steroline sind natürliche Vorstufen des DHEA.

Die Ernährungsumstellung

Eine Ernährungsumstellung ist für Diabetiker unerlässlich.

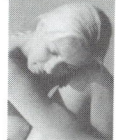
Am wichtigsten sind folgende Maßnahmen:

- Essen Sie mehrere kleine Mahlzeiten am Tag, und beschränken Sie sich auf Speisen mit niedrigem glykämischem Index (siehe unten).
- Essen Sie mehr Nahrungsmittel, die viele Ballaststoffe und Nährstoffe enthalten.
- Essen Sie Nahrungsmittel, die zu Ihrem Bluttyp passen.

Der glykämische Index sagt Ihnen, wie stark ein Nahrungsmittel den Blutzuckerspiegel erhöht. Es hilft beiden Diabetikertypen, wenn sie mehrere kleine Mahlzeiten zu sich nehmen, die den Blutzucker- und Insulinspiegel allmählich erhöhen. Weißbrot erhält beispielsweise den Wert 100. Gesündere Nahrungsmittel, etwa Hülsenfrüchte, Gemüse und fettarme Eiweißgerichte haben einen niedrigeren Wert. Der glykämische Index ist jedoch nicht der einzige Maßstab, denn es gibt auch sehr ungesunde Nahrungsmittel, zum Beispiel Speiseeis, die einen niedrigen Wert haben. Im Allgemeinen hilft Ihnen der Index jedoch, einer drastischen Steigerung des Blutzucker-, Insulin-, Adrenalin- und Kortisonspiegels vorzubeugen, so dass der Körper sich heilen kann.

Wichtig sind auch die Ballaststoffe im Essen. Besonders empfehlenswert sind wasserlösliche Pflanzenfasern, weil sie einen raschen Anstieg des Blutzuckerspiegels verhindern und die Reaktion des Gewebes auf Insulin verbessern. Solche Ballaststoffe sind in Bohnen, Gemüse und Obst enthalten.

Wenn Sie auf einen niedrigen glykämischen Index achten, genügend Ballaststoffe zu sich nehmen und Nahrungsmittel essen, die zu Ihrem Bluttyp passen, unterstützen Sie Ihren Organismus nachhaltig bei der Selbstheilung. Dr. Peter J. D'Adamo hat in seinem Buch *Die Blutgruppendiät* die Arbeiten seines Vaters James fortgeführt und wissenschaftlich begründet. Viele Ärzte haben in den letzten Jahren seine Ratschläge an ihre Patienten weitergegeben. Wie Sie wissen, gibt es vier Hauptblutgruppen: 0, A, B und AB. Sie unterscheiden sich durch die Antigene der roten Blutkörperchen voneinander. Das sind Antigene des Immunsystems, die eine Verklumpung des Blutes auslösen – eine Immunreaktion –, wenn sie auf fremde Blutantigene treffen. Darum müssen die Ärzte Ihre Blutgruppe kennen, bevor sie Ihnen eine Bluttransfusion geben – die falsche Blutgruppe kann tödlich sein.

Diese Blutgruppen-Antigene reagieren aber auch auf Eiweißstoffe in den Nahrungsmitteln. Diese so genannten Lektine sind eine Art natür-

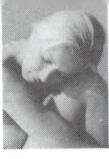

licher Klebstoff. Bakterien im Darm benutzen beispielsweise Lektine, um an der Darmwand haften zu bleiben, und Ihr Körper verwendet sie, um Bakterien und Parasiten einzufangen. Wenn Ihr Essen Lektine enthält, die sich nicht mit Ihrem Blutgruppen-Antigen vertragen, dann greifen diese Lektine Ihr Körpergewebe an und veranlassen Ihre Blutkörperchen, Klumpen zu bilden. Das ist ein wissenschaftlich gesichertes Phänomen. Wenn Sie Nahrungsmittel essen, die sich mit Ihrer Blutgruppe vertragen, nehmen die Verklumpungsneigung des Blutes sowie die Gefahr von Immunreaktionen und Entzündungen deutlich ab. Dr. D'Adamo hat festgestellt, dass Typ-I-Diabetes bei Menschen mit Blutgruppe A oder B viel häufiger vorkommt und dass Typ-II-Diabetes oft bei Menschen der Blutgruppe 0 auftritt, die jahrelang Milchprodukte, Weizen und Mais gegessen haben. Unter den Typ-II-Diabetikern befinden sich aber auch Menschen der Blutgruppe A, die längere Zeit zuviel Fleisch und Milchprodukte zu sich genommen haben.

Wichtige Nährstoffe für Diabetiker

Gamma-Linolensäure

Gamma-Linolensäure (GLS) ist ein Fettsäure-Metabolit, den der Körper aus den Omega-6-Säuren bildet, die zum Beispiel in Sonnenblumen- und Färberdistelöl enthalten sind. Aus GLS (die englische Abkürzung lautet GLA) stellt er lokale Hormone her, die man Prostaglandine nennt, unter anderem das Prostaglandin E1. Wenn Sie unterernährt sind, unter starkem Stress stehen oder an Viruskrankheiten, Diabetes und Hypoglykämie leiden, kann ein GLS-Mangel die Folge sein. Dann ist es besser, GLS in Kapseln zu sich zu nehmen, als Öle zu verzehren und darauf zu hoffen, dass der Organismus daraus GLS herstellt. Anzeichen für einen GLS-Mangel sind Hautprobleme, Immunschwäche und Störungen der Nervenleitung. Bei Diabetikern ist die Nervenfunktion in den Armen und Beinen gestört, was zu Empfindungsverlust und Schmerzen führt.

Klinische Studien mit Nachtkerzenöl (eine sehr gute Quelle von GLS) haben gezeigt, dass GLS diese Nervenstörungen erheblich lindern kann. Wenn der Blutzucker- und Insulinspiegel zu hoch ist, nimmt die Aktivität der Enzyme ab, die für die Bildung von GLS aus Omega-6-Säuren benötigt werden. Darum sollten Diabetiker dreimal am Tag 100 mg Nachtkerzenöl in Kapseln einnehmen.

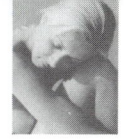

Eicosapentaensäure und Docosahexaensäure

Sowohl die Eicosapentaensäure als auch die Dokosahexaensäure sind Metabolite der Omega-3-Fettsäuren. Fischöl ist wichtig, weil der Körper daraus Prostaglandin E3 herstellt. Fetter Kaltwasserfisch lindert viele Diabetessymptome: Er senkt den Blutdruck, erhöht den HDL-Cholesterinspiegel, senkt den LDL-Cholesterinspiegel und hemmt ein Protein namens Fibrinogen, das Blut dicker und klebriger macht. Klinische Versuche mit Fischöl hatten umstrittene Ergebnisse, weil die meisten käuflichen Fischölprodukte bei Zimmertemperatur instabil sind. Wenn wir ranziges Öl zu uns nehmen, bilden sich im Körper freie Radikale, die Erkrankungen der Herzkranzgefäße begünstigen und die Nieren vergiften. Außerdem enthalten manche Fischöle Rückstände giftiger Chemikalien wie PCB, die schon in kleinen Mengen schädlich sind. Darum sind Nahrungsmittel meist besser als Fischölkapseln.

Zum Glück gibt es auch einwandfreie Ergänzungsmittel. Umfangreiche Analysen belegen, dass ein Fischölpräparat weder ranzig ist noch gefährliche Rückstände aufweist. Es handelt sich um Fischöl von Nordic Naturals in Norwegen. Wir empfehlen vor allem Diabetikern, die Herz und Gefäße mit Fischöl schützen wollen, nur dieses Präparat zu kaufen. Nehmen Sie dreimal täglich eine Kapsel, oder essen Sie 250 g fetten Fisch, zum Beispiel Hering, Lachs oder Makrele.

Reduziertes L-Glutathion

Glutathion besteht aus den Aminosäuren Glycin, Glutamin und Cystein. Es ist das wichtigste intrazelluläre Antioxidans im Körpergewebe (s. S. 37 ff.). In den Zellen findet man es in zwei Formen: oxidiert und reduziert. Damit eine Zelle das Glutathion verwenden kann, um oxidiertes Vitamin C und Vitamin E zu recyceln, muss das Glutathion Elektronen an diese anderen Molekülen abgeben. Nur Glutathion in seinem aktiven (reduzierten) Zustand ist dazu fähig. Eine gesunde Zelle enthält mehr reduziertes als oxidiertes Glutathion. Ist das Verhältnis umgekehrt, so ist die Zelle krank.

Für Diabetiker ist es sehr wichtig, täglich 500 bis 2000 mg reduziertes L-Glutathion (nicht L-Glutathion) in mehreren Dosen zwischen den Mahlzeiten einzunehmen, um ihre Krankheit und deren Komplikationen in den Griff zu bekommen. Auf diese Weise können sie die Erschöpfung des intrazellulären Glutathions verhindern, die zu Schäden an der Zellmembran und an den Zellstrukturen führt. Mit anderen

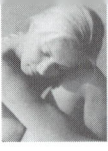

Worten: Die Zelle arbeitet normal, selbst unter dem Einfluss von Stressoren. Das bedeutet für den Diabetiker, dass die Zellen trotz des abnormen Insulin-, Blutzucker- und Hormonspiegels (DHEA, Kortison, Adrenalin usw.) weiterarbeiten, also Gewebe bilden und sich selbst reparieren. Außerdem hat sich gezeigt, dass die Zellen besser auf Insulin ansprechen, wenn der Diabetiker reduziertes Glutathion einnimmt.

Vitamine

Da beim Diabetiker der Kohlenhydratstoffwechsel gestört ist, kann es zu einem starken Mangel an fettlöslichen Vitaminen (vor allem Vitamin E) und wasserlöslichen Vitaminen (vor allem Vitamin C, Niacin, Biotin, Vitamin B_{12} und Vitamin B_6) kommen.

Folgende wichtige Vitamine helfen dem Diabetiker:

- 800 bis 1200 IE Vitamin E verbessern die Insulinreaktion und die Glukosetoleranz. Als Antioxidans schützt Vitamin E die Zellmembranen. Ärzte, die Ihren Patienten essenzielle Fettsäuren geben, empfehlen auch eine höhere Zufuhr von Vitamin E, um die hilfreichen Fettsäuren vor Oxidation zu schützen, wenn sie Bestandteil der Zellmembranen geworden sind.
- Da Insulin für den Transport von Vitamin C in die Zelle benötigt wird, leiden Diabetiker oft an Vitamin-C-Mangel, selbst wenn ihre Nahrung genügend Vitamin C enthält. Aber ein Diabetiker sollte nicht nur einen Vitamin-C-Mangel ausgleichen, sondern das Vitamin bis zur sogenannten Darmtoleranzgrenze (s. S. 45) einnehmen, um von den klinisch belegten Vorteilen dieses Vitamins bei Diabetikern zu profitieren: Es senkt zum Beispiel den Sorbitolgehalt der Zellen, etwa der roten Blutkörperchen und der Augenzellen. Allerdings sollte eine derart große Menge Vitamin C gepuffert sein (also einen fast neutralen pH-Wert haben) und zusammen mit wichtigen Mineralien (Mangan, Zink, Kupfer u. a.) eingenommen werden.

Es ist wichtig, das der Arzt einen insulinabhängigen Diabetiker sorgfältig überwacht, wenn er etwas an seiner Lebens- oder Ernährungsweise verändert. Mäßiger Sport, ein gutes Ernährungsprogramm und Ergänzungsmittel tragen dazu bei, den Insulinspiegel zu stabilisieren, und fördern somit die Heilung. Wie bereits erwähnt, sind Sterole und Ste-

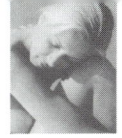

roline imstande, das Immunsystem zu harmonisieren und die schweren Komplikationen zu lindern, die mit Diabetes verbunden sind.

Fibromyalgie – die unsichtbare Krankheit

Fibromyalgie (FM) ist ein verbreitetes rheumatisches Syndrom, an dem etwa 7 Millionen Nordamerikaner leiden. Der Ausdruck „Fibromyalgie" ist von den lateinischen Wörtern *fibro* (Stützgewebe), *myo* (Muskel) und *algia* (Schmerz) abgeleitet. 15 bis 30 % aller Patienten, die in Nordamerika einen Rheumatologen aufsuchen, sind an FM erkrankt. Wie die rheumatoide Arthritis kommt die FM bei Frauen häufiger vor als bei Männern. Die Kranken sind meist zwischen 35 und 60 Jahre alt.

Die Diagnose ist schwierig

Fibromyalgie wird auch als „unsichtbare Krankheit" bezeichnet, weil sie schwierig zu diagnostizieren ist. Typische Symptome sind Muskel- und Gelenkbeschwerden, Steifheit und chronische Schmerzen. Das auffallendste Symptom sind die Muskelschmerzen.

Man nimmt an, dass die dünne Gewebeschicht, welche die Muskeln zusammenhält, sich bei FM verdickt und zusammenzieht und dadurch die Schmerzen auslöst. Um eine FM zu diagnostizieren, drückt der Arzt auf bestimmte Punkte einschließlich Nacken, Brustkorb, Hüften, Knie und Schultern. Nur wenn 11 von 18 dieser Punkte überempfindlich sind, stellt er die Diagnose „Fibromyalgie".

Weitere Symptome der FM sind Allergien, Angst, Verwirrung, Erschöpfung, Karpaltunnel-Syndrom, Depression, Benommenheit, Herzklopfen, Kopfschmerzen, Menstruationsbeschwerden, Magen-Darm-Störungen, Überempfindlichkeit gegen Licht, Geräusche und Gerüche, Stimmungsschwankungen, Schlafstörungen, empfindliche Haut, Schmerzen im ganzen Körper und Gelenkschwellungen. Die Kranken klagen über extreme Muskelschwäche, als hätten sie tagelang ohne Pause Schnee geschaufelt. Die Schmerzen können so stark sein, dass die Betroffenen das Gefühl haben, die Muskeln würden zerrissen. Jeder Patient hat seine eigenen Symptome, was die Diagnose weiter erschwert. Manchmal gibt es trotz vieler Tests – Blut, Urin, Röntgenaufnahmen, Kernspintomographie und andere – keine Hinweise darauf, dass mit dem Betroffenen etwas nicht stimmt. Darum werden viele Kranke zum Psychiater geschickt. Auch Angehörige und Freunde ha-

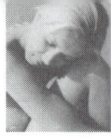
ben oft kein Verständnis. Für die Kranken, die unter starken Schmerzen leiden, aber von niemandem ernst genommen werden, ist das Leben kaum noch erträglich.

Die Ursachen der Fibromyalgie

Es gibt keine einzelne Ursache für die FM. Man nimmt an, dass verschiedene Stressoren, ein traumatisches Ereignis und depressive Phasen eine wichtige Rolle spielen, ebenso Nährstoffmängel und Vergiftungen mit Schwermetallen oder Chemikalien. Möglicherweise besteht ein Zusammenhang zwischen dem chronischen Erschöpfungssyndrom und der FM, denn die Patienten berichten oft von ständiger Müdigkeit in den vergangenen Monaten. Unterdrückte Gefühle sowie seelische und körperliche Traumen oder schwere Krankheiten könnten Mitursachen sein. Der Arzt muss nach der Ursache jedes einzelnen Symptoms suchen und jedes Symptom behandeln.

Die Therapie bei Fibromyalgie

Wie bereits erwähnt, überlappen sich viele Symptome der FM mit denen des chronischen Erschöpfungssyndroms. Die einzigen Unterschiede sind die Müdigkeit beim Erschöpfungssyndrom und die Muskelschmerzen bei FM. Die Therapieempfehlungen beim Erschöpfungssyndrom (s. S. 199 ff.) gelten auch für FM: Stärken Sie das Immunsystem durch richtige Ernährung, entgiften Sie den Körper, und meiden Sie Allergene.

Wichtig ist auch guter Schlaf. Maßvolle körperliche Bewegung während des Tages (s. S. 161.) sowie Baldrian oder Melatonin vor dem Zubettgehen fördern einen gesunden Schlaf. Auch Lachen (s. S. 100 ff.) ist hilfreich, weil es ebenso wie die Bewegung den Serotoninspiegel erhöht und dadurch Schmerzen lindert. Maßvolle Bewegung stärkt auch das Immunsystem. Schlechter Schlaf und Schmerzen hängen bei FM zusammen, und wenn eines dieser Symptome abflaut, lässt auch das andere nach.

Nehmen Sie zunächst 0,5 mg Melatonin (es ist rezeptpflichtig), und erhöhen Sie die Dosis, bis Sie tief schlafen können, ohne am nächsten Morgen benommen zu sein. Jeder Kranke braucht eine andere Dosis, aber im Durchschnitt reichen 10 mg als Höchstdosis aus. Baldrian führt ebenfalls zu einem tiefen, entspannenden Schlaf. Sie können Tabletten oder eine Tinktur einnehmen oder Baldriantee trinken.

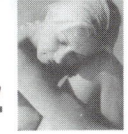

5-HTP (5-Hydroxytryptophan) und Johanniskraut erhöhen den Serotoninspiegel im Gehirn. Klinische Studien belegen, dass 5-HTP (dreimal täglich 100 mg) Angst, Muskelschmerzen, Schlafstörungen und morgendliche Gelenksteife lindert. Johanniskraut (dreimal täglich 100 mg) ist bei Depressionen hilfreich und lindert ebenfalls einige Symptome der FM.

Wie schon erwähnt (s. S. 37 ff.), stärkt Magnesium das Immunsystem. Viele Krankheiten unserer Zeit, auch FM, hängen mit Magnesiummangel zusammen, der bei den meisten chronischen Krankheiten zu beobachten ist. Die Muskelzellen enthalten viel Magnesium, weil sie es brauchen, um die Energiesubstanz ATP herzustellen. Nehmen Sie dreimal am Tag 100 mg Magnesium, am besten als Glycinat, das gut absorbiert wird. Studien haben gezeigt, dass 300 bis 600 mg Magnesium am Tag plus Malinsäure die Symptome der FM lindern.

Nehmen Sie täglich 1200 bis 2000 mg Malinsäure. Sie beseitigt giftiges Aluminium und lindert Schmerzen. Zusammen mit Coenzym Q_{10} (300 mg am Tag) und L-Carnitin (500 mg am Tag) sind beide Substanzen wichtig für die Energieproduktion.

Phytosterole, Phytosteroline und Fibromyalgie

Chronische, von Viren oder Bakterien ausgelöste Infektionen kommen bei FM-Patienten häufig vor, weil ihr Immunsystem geschwächt ist. Phytosterole und -steroline harmonisieren das Immunsystem und hemmen die Entzündungs- und die Antikörperreaktion. (Im folgenden Abschnitt über Phytosterole und – steroline bei rheumatoider Arthritis erfahren Sie mehr über die Wirkung von Pflanzenfetten bei rheumatischen Erkrankungen). Phystosterole und -steroline sollten die Grundlage Ihrer FM-Therapie sein. Nehmen Sie dreimal täglich eine Kapsel auf leeren Magen. Zusammen mit den oben erwähnten zusätzlichen Nährstoffen, guter Ernährung, Entgiftung, den „Supernährstoffen" und Phytonährstoffen wird die FM bald nur noch eine böse Erinnerung sein.

Stefan Kuprowski, der Direktor der Exomed Wellness Clinic, behandelt viele FM-Patienten und hält FM für heilbar. Seiner Meinung nach muss der Kranke die Verantwortung für seine Heilung übernehmen und geeignete ärztliche Hilfe erhalten. Er darf die Krankheit nicht als Fluch betrachten, sondern sollte in ihr eine Chance sehen, sein Persönlichkeitswachstum zu fördern. Das ist nicht leicht, aber es ist Voraussetzung für eine Heilung. Kuprowski ist der Ansicht, dass FM mehrere

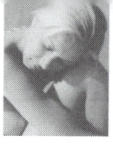

Ursachen hat und dass es daher auch mehrere Heilmittel gibt. Was bei einem Patienten wirkt, muss anderen nicht unbedingt helfen. Geben Sie nicht auf! Das wichtigste aller Heilmittel ist der Glaube – der Glaube an die Heilkraft des eigenen Körpers.

Rheumatoide Arthritis

Fast 50 Millionen Nordamerikaner leiden an verschiedenen Formen von Arthritis. Diese Krankheiten kommen so häufig vor, dass sie fälschlicherweise als normale Alterserscheinungen gelten. Die meisten Men-

Richtlinien

Richtlinien für die Diagnose der rheumatoiden Arthritis

Vier von sieben Kriterien müssen erfüllt sein, damit die Diagnose „rheumatoide Arthritis" gestellt wird:

- **Steifheit am Morgen**
  Steifheit im Gelenk und in seiner Umgebung, die eine Stunde anhält, bevor sie sich bessert.
- **Arthritis an drei oder mehr Gelenken**
  Mindestens drei Gelenke – vor allem Finger, Zehen, Handgelenke, Knöchel und Ellbogen – sind gleichzeitig geschwollen, und es liegt ein Gelenkerguss vor (nicht nur eine Knochenwucherung).
- **Arthritis der Handgelenke**
  Arthritis des Handgelenks, des Handknochens und der Fingergelenke.
- **Symmetrische Arthritis**
  Betroffen sind gleichzeitig Gelenke auf beiden Körperseiten (z. B. beide Handgelenke, beide Knie usw.).
- **Rheumatoide Knötchen**
  Knötchen unter der Haut über vorstehenden Knochen.
- **Rheumatoider Faktor im Serum**
  Ein Bluttest zeigt, dass der rheumatoide Faktor im Serum einen abnorm hohen Wert hat.
- **Veränderung auf dem Röntgenbild**
  Für rheumatoide Arthritis typische Veränderungen auf dem Röntgenbild der Hände und Handgelenke einschließlich Erosionen oder Entkalkung.

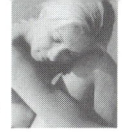
schen über 55 Jahren weisen einige Arthritissymptome auf, vor allem Schmerzen, Entzündungen und Gelenksteife.

Osteoarthritis, die häufigste Form, schädigt den Gelenkknorpel, der die Enden der Knochen überzieht und schützt. Was die Therapie anbelangt, so gilt für die Osteoarthritis das gleiche wie für die rheumatoide Arthritis (RA), abgesehen von der Harmonisierung des Immunsystems. Osteoarthritis wird im Gegensatz zur RA nicht durch Immunstörungen verursacht. Im Folgenden konzentrieren wir uns zwar auf RA, aber die Therapie gilt für alle Formen der Arthritis.

Die RA ist eine Autoimmunkrankheit, an der in den USA und in Kanada mehr als 3 Millionen Menschen leiden. Sie sind meist zwischen 25 und 50 Jahren alt, und etwa 60% von ihnen sind Frauen. Bei der RA ist die körpereigene Abwehr gestört und greift gesundes Gewebe an. Die Synovialmembranen, die alle Bewegungen der Gelenke abfedern, werden geschädigt, und die Folge sind Entzündungen sowie Gelenk- und Knochenschäden. Wird der Krankheitsprozess nicht aufgehalten, deformiert er das Gelenk. Betroffen sind meist beide Körperseiten, zum Beispiel beide Handgelenke oder beide Knie. Die schmerzhafte Gelenksentzündung geht oft mit Gewichtsabnahme, Fieber, Anämie und allgemeiner Schwäche einher. Ob rheumatoide Faktoren vorliegen, kann ein Bluttest feststellen.

Neue Therapien bei rheumatoider Arthritis und anderen Autoimmunkrankheiten

Studien mit Moducare an der Tygerberg-Klinik der Universität Stellenbosch, veröffentlicht im *International Journal of Immunopharmacology*, zeigen uns einen neuen Weg bei der Behandlung von Autoimmunkrankheiten. Millionen Menschen leiden an RA und anderen Autoimmunkrankheiten. Moducare gibt ihnen neue Hoffnung. Jede RA-Therapie sollte auf einer täglichen Dosis von Moducare und den unten besprochenen natürlichen Substanzen aufbauen.

Teufelskralle

Anfang des 20. Jahrhunderts entdeckten europäische Forscher in Namibia, dem ehemaligen Südwestafrika, eine Pflanze, die Teufelskralle heißt und in der Volksmedizin gegen Altersbeschwerden verwendet wird. Heute wissen wir, dass sie auch bei Arthritis hilfreich ist. Im Rahmen von klinischen Studien mit Placebokontrolle wurde in Europa die

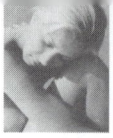

Wirkung eines Arthritismedikaments namens Phenylbutazon mit der Wirkung der Teufelskralle verglichen. Dabei stellte sich heraus, dass die Pflanze Schmerzen und Entzündungen stärker lindert, und zwar ohne unangenehme Nebenwirkungen. Unerwartet war, dass sie auch Verstopfung beseitigte.

Wer Teufelskralle einnimmt, kann innerhalb von drei Wochen mit nachlassenden Schmerzen und Schwellungen rechnen. Der Cholesterin- und der Blutzuckerspiegel normalisieren sich. Die Teufelskralle enthält Sterole und Steroline, die möglicherweise für die entzündungshemmende Wirkung verantwortlich sind. Nehmen Sie drei Wochen lang drei Kapseln am Tag.

Glucosaminsulfat

In Europa wurde Glucosaminsulfat mehr als zehn Jahre lang untersucht. Man stellte fest, dass es geschädigtes Knorpelgewebe in Gelenken repariert, den Stoffwechsel im Knorpel normalisiert und weitere Schäden verhindert. Diese Substanz ist ein wichtiger Bestandteil der Knochen, Knorpel, Nägel und Haare sowie der Haut.

Mehrere Studien belegen, dass Glucosaminsulfat Schmerzen und Entzündungen in Gelenken lindert, die durch Arthritis geschädigt sind. Außerdem fördert es die Regeneration der Knorpelmatrix, aus der das Knorpelgewebe entsteht. Wissenschaftler auf der ganzen Welt haben die Wirkung des Glucosamins mit der von Ibuprofen, einem bekannten Schmerzmittel, verglichen. Doppelblindstudien mit Placebokontrolle bestätigten, dass Glucosamin Schmerzen und Entzündungen erheblich stärker lindert, selbst dann noch, wenn es abgesetzt wird.

Wir empfehlen Ihnen, Moducare einzunehmen, um die Entzündung aufzuhalten, die das Gelenk zerstört, und dann zusätzlich Glucosaminsulfat zu nehmen, um den bereits vorhandenen Schaden zu beheben. Die genannten Studien beziehen sich zwar auf Osteoarthritis, aber die Gelenkschäden sind bei RA ähnlich. RA wird durch eine Autoimmunstörung ausgelöst, während Osteoarthritis ganz andere Ursachen hat. Moducare hindert die Antikörper daran, die Gelenke zu zerstören, und Glucosamin repariert die schon eingetretenen Schäden. Wir empfehlen Ihnen, dreimal am Tag je 500 mg Glucosaminsulfat einzunehmen. Die Reparatur des Knorpels beginnt meist innerhalb von zwei Monaten. Patienten mit RA, die sowohl Moducare als auch Glucosaminsulfat einnahmen, berichten von erstaunlichen Erfolgen.

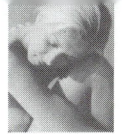

Chondroitinsulfat

Chondroitinsulfat ist eine Art natürlicher Schmierstoff des Körpers. Er gibt dem Knorpel seine Elastizität und schützt die Knochen, die im Gelenk Kontakt miteinander haben, ähnlich wie ein Stoßdämpfer. Diese Substanz hält den Abbau von alten Knorpelgewebe auf und regt die Bildung von neuem Gewebe an. Zahlreiche Studien haben diese Wirkung bestätigt. Bei Langzeit-Doppelblindstudien mit Placebokontrolle stellte man in Europa fest, dass Chondroitinsulfat schon innerhalb von drei Monaten Schmerzen deutlich lindert und Arthritisschäden repariert. Selbst wenn der Patient kein Chondroitinsulfat mehr nimmt, hält die Wirkung noch lange an. Dr. Jason Theodosakis, der Autor des Buches *The Arthritis Cure*, weist darauf hin, dass Chondroitinsulfat und Glucosaminsulfat einander ergänzen. Nehmen Sie dreimal täglich 400 mg neben dem Glucosamisulfat und Moducare.

Heilende Öle

Essenzielle Fettsäuren (EFS) aus Fisch und Leinöl stärken das Immunsystem und dämpfen Entzündungen nachhaltig. EFS bilden die Lipidschicht aller Körperzellen (sie reguliert die Passage von Substanzen in die Zelle und aus der Zelle) und steuern die Entwicklung des Gehirns, der Augen und des Nervensystems. Außerdem regulieren sie die Produktion von Prostaglandinen, die Kontraktionen der glatten Muskulatur fördern und Einfluss auf die Hormone haben. Omega-3-Fettsäuren sind in Kaltwasserfisch (Hering, Makrele, Lachs und Thunfisch), Leinöl und Walnussöl enthalten. Omega-6-Fettsäuren finden sich in Canolaöl, Sonnenblumenöl und Färberdistelöl. Die übliche Kost (vor allem Margarine und Öl aus dem Supermarkt) enthält Omega-6-Fettsäuren in großen Mengen. Meiden Sie solche verarbeiteten Produkte, und essen Sie stattdessen frische, naturbelassene Nahrungsmittel, die reich an EFS sind. Wenn Sie an einer Autoimmunkrankheit leiden, werden Sie bald merken, wie wirksam diese einfache Ernährungsumstellung Entzündungen lindert.

Eicosapentaensäure (EPA) und Docosahexaensäure (DHA) stellt der Körper aus der Omega-3-Fettsäure Alphalinolensäure her. Kaltwasserfisch ist reich an EPA und DHA, die stark entzündungshemmend wirken. Essen Sie wöchentlich mindestens 3 bis 5 Portionen Lachs, Hering, Makrele oder Thunfisch. Wenn Sie keinen Fisch mögen, können Sie täglich drei Fischölkapseln von Nordic Naturals einnehmen.

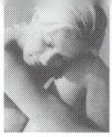

Gamma-Linolensäure (GLS)

Der Körper kann Omega-6-Fettsäuren in Gamma-Linolensäure (GLS) umwandeln, wenn er ausreichend mit Zink und Vitamin B$_6$ versorgt ist. GLS hemmt nachweislich die Bildung entzündungsfördernder Prostaglandine und Leukotriene, die bei Autoimmunstörungen überaktiv sind. Patienten, die im Rahmen einer Studie GLS aus Nachtkerzenöl einnahmen, brauchten signifikant weniger Schmerzmittel und fühlten sich wohler als die Patienten der Kontrollgruppe. In sehr hohen Dosen wird GLS auch benutzt, um die Symptome der Multiplen Sklerose zu lindern.

Bei mehreren Doppelblindstudien mit Placebokontrolle wurde festgestellt, dass GLS Schmerzen und Schwellungen in den Gelenken signifikant reduzierte und Entzündungen linderte, so dass die Kranken weniger Schmerzmittel brauchten. GLS dämpft überschießende Entzündungsreaktionen und ist deshalb ein wirksames Mittel bei Autoimmunkrankheiten.

Nehmen Sie täglich 3 Esslöffel Leinöl mit 30 mg Zinkcitrat, 50 mg Pyridoxal-5-Phosphat und 100 mg Magnesiumglycinat. Vielen Kranken, vor allem Frauen, fehlt das Enzym, das Vitamin B$_6$ in seine aktive Form umwandelt. Darum empfehlen wir Pyridoxal-5-Phosphat anstelle von Vitamin B$_6$.

DHEA – das Wunderhormon

Ein Mangel an Dehydroepiandrosteron (DHEA) ist möglich, wenn Sie unter starkem Stress stehen oder an einer Autoimmunkrankheit leiden (s. S. 37 ff.). Studien zeigen, dass DHEA die Zahl der Antikörper verringert, die eigenes Gewebe angreifen, und dadurch Immunstörungen lindert. Wissenschaftler, die die Wirkung von DHEA auf systemischen Lupus erythematodes untersuchten, stellten fest, dass eine ungewöhnlich hohe Dosis (200 mg am Tag) die Symptome erheblich lindert. Eine solche Menge erfordert jedoch ärztliche Überwachung. Phytosterole und -steroline steigern die DHEA-Produktion, hemmen die Antikörperbildung und lindern dadurch Entzündungen.

Abnehmen durch sanfte Übungen

Knie und Hüften müssen eine Belastung verkraften, die zehnmal höher ist als das Körpergewicht. Schon wenn Sie 10 Pfund abnehmen, verringern Sie diese Last spürbar. Beginnen Sie mit leichten Übungen, und strengen Sie sich nicht zu sehr an.

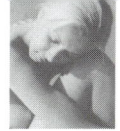

So können Sie Muskeln und Gelenke gesund erhalten:

- Gehen Sie jeden Tag, selbst wenn Sie anfangs nur bis zum Ende Ihrer Garageneinfahrt und zurück kommen. Auch ein paar Meter sind besser als nichts.
- Machen Sie Wassergymnastik in einer Gruppe. Solche Übungen sind weniger anstrengend, weil das Wasser Ihr Gewicht trägt. Anschließend sollten Sie in die Sauna gehen, um Gifte über die Haut auszuscheiden. Die Wärme tut Ihren Gelenken wohl.
- Verringern Sie Ihr Gewicht, indem Sie reichlich Obst und Gemüse essen. Meiden Sie Nahrungsmittel, die Entzündungen fördern, vor allem Nachtschattengewächse und Nahrungsmittel, gegen die Sie allergisch sind (siehe unten). Milch, Zitrusfrüchte und Eier können Entzündungen ebenfalls verstärken.
- Verzichten Sie ganz auf Fabrikzucker.
- Üben Sie ein wenig mit Gewichten. Ein halbes Pfund oder ein Pfund genügt. Wir empfehlen Gewichte, die man an den Armen oder Beinen befestigen kann. Anfangs können Sie sich auch auf einen Stuhl setzen und die Beine anheben und senken.
- Ruhen Sie sich genügend aus, und achten Sie darauf, dass Sie nicht erschöpft werden.
- Wählen Sie eine Aktivität, die Ihnen Spaß macht – Gärtnern, Gehen, Tanzen und so weiter –, und bewegen Sie sich so oft wie möglich.

Von Allergien befreit

Allergien hängen möglicherweise mit Autoimmunkrankheiten zusammen (s. S. 165 ff.). Es gibt Tests, mit denen man Überempfindlichkeit gegen bestimmte Nahrungsmittel feststellen kann. Etwa 10 % der Menschen, die an Gelenkentzündungen leiden, geht es besser, wenn sie auf Nachtschattengewächse (Paprika, Tomaten, Kartoffeln, Auberginen, Tabak) verzichten. Oft ist auch ein Verzicht auf Weißmehlprodukte, Koffein, Zitrusfrüchte, Fleisch, Milchprodukte und Alkohol hilfreich. Den Fleischverzehr sollten Sie zumindest einschränken, um weniger Arachidonsäure aufzunehmen, die stark entzündungsfördernd wirkt.

Autoimmunstörungen können auf Überempfindlichkeit gegen bestimmte Nahrungsmittel zurückzuführen sein. Dadurch wird das so genannte *leaky gut syndrome* ausgelöst, das heißt, die Darmwand wird „löcherig", so dass unverdaute Nahrungsbestandteile ins Blut und so-

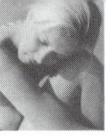
mit auch ins Gewebe gelangen. Das Immunsystem versucht, sie zu entfernen, und die Folge ist eine Entzündung. Eine gesunde Darmwand lässt Antigene und Gifte nicht durch; aber wenn der Darm geschädigt ist, muss das Immunsystem Überstunden machen, um Eindringlinge zu bekämpfen.

Nach einem Artikel im *Canadian Journal of Physiology and Pharmacology* ist Zöliakie möglicherweise eine Autoimmunstörung, die durch eine Nahrungsmittelallergie ausgelöst wird. Es ist durchaus denkbar, dass das gleiche für Diabetes mellitus gilt. Derzeit sind Studien im Gange, die solche Zusammenhänge untersuchen. Sollten Sie an einer Autoimmunstörung leiden, sollten Sie einen Allergietest machen und verdächtige Nahrungsmittel unbedingt meiden. Das kann Ihre Symptome spürbar lindern.

Milch kann gefährlich sein

In einem Artikel, der im *Healthy Living Guide* veröffentlicht wurde, schrieb der weltbekannte Autor und Arzt Dr. Robert Atkins, die Hauptursache der RA sei nach Ansicht einiger Wissenschaftler eine Infektion, und deren Auslöser sei die Milch. Andere Forscher sehen die Ursache in Antikörpern, die nach dem Verzehr von Milchprodukten verstärkt gebildet werden. Atkins weist darauf hin, dass die wirksamste Diät bei Multipler Sklerose, die Dr. Hans Nieper entwickelt hat, Milchprodukte streng verbietet. Die Labortests sind noch nicht eindeutig; aber einige Wissenschaftler glauben, dass Milch einige unbekannte giftige Substanzen enthält oder dass Milchfett dem Nervensystem schadet.

Fallgeschichte	**Norman Nel**
	Im Alter von 32 Jahren erkrankte ich an rheumatoider Arthritis. Damals stand ich unter starkem Stress, weil ich ein neues Geschäft eröffnet hatte, was finanziell riskant war. Als verheirateter Mann mit zwei Kindern fürchtete ich, die Krankheit werde meine kurze Karriere zerstören. Mein Arzt überwies mich an Dr. Anderson, einen Rheumatologen, und dieser bestätigte die Diagnose. Aber ich wollte eine zweite Meinung hören und flog nach Kapstadt. Dort suchte ich Professor Myers in der Grootte-Schuur-Klinik auf, der alle Zweifel ausräumte.

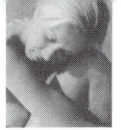

Ich nahm also Medikamente ein (die Namen habe ich vergessen), unter anderem zwei Jahre lang dreimal täglich eine Kortisontablette. Während dieser Zeit bildeten sich Knoten in der Größe von Golfbällen an den Ellbogen, und die meisten Fingergelenke waren geschwollen, entzündet und schmerzhaft. Die Handgelenke, Knie und Knöchel waren in derart schlechtem Zustand, dass ich kaum gehen konnte. Mein Gewicht fiel von 80 Kilogramm auf 65 Kilogramm. Die Ärzte versprachen, mich möglichst lange vor dem Rollstuhl zu bewahren. Außerdem warnten sie mich vor Irisdiagnostikern, Speichelanalytikern und anderen „Quacksalbern" und drohten, mich andernfalls nicht mehr zu behandeln.

Zufällig erzählte mir ein Freund von Herrn R. W. Liebenbergs natürlichem Produkt, das Sterole und Steroline enthält. Man sagte mir, der aktive Bestandteil sei ein Pflanzenextrakt. Zunächst zögerte ich, denn ich wollte nichts nehmen, was meine Ärzte mir nicht verordnet hatten. Mein Freund machte sich große Sorgen wegen meines Zustandes, der sich ständig verschlechterte. Er war hartnäckig, und ich hatte nichts zu verlieren. Also rief ich Herrn Liebenberg an und schilderte ihm meine Situation. Er lud mich in sein Büro ein und schenkte mir eine Packung Kapseln.

Ich schluckte diese Kapseln sechs- bis achtmal am Tag. Nach etwa vier Monaten ließen die Schmerzen nach. Zuerst war ich mir nicht sicher, weil ich immer noch Kortison nahm. Dann beschloss ich, die Kortisondosis allmählich zu verringern. Zu meiner großen Freude gingen Schmerzen, Schwellungen und Entzündungen zurück. Ich nahm die Kapseln weitere drei Jahre lang ein (Herr Liebenberg, dem es offensichtlich nicht um Profite ging, schenkte sie mir). Mein Gewicht und meine Gesundheit normalisierten sich.

Vor kurzem habe ich meinen 63. Geburtstag gefeiert. Medikamente nehme ich seit 25 Jahren nicht mehr. Das einzige, was mich an meine rheumatoide Arthritis erinnert, ist das leicht verkrümmte Gelenk eines Mittelfingers. Es ist Zeit, dass ich mich bei Herrn Liebenberg herzlich für meine vollständige Genesung bedanke. Ich hoffe, dass dieses Produkt auch anderen Menschen zugänglich gemacht wird.

Meine Ärzte behaupteten, es gebe kein Heilmittel für rheumatoide Arthritis, weil die Ursache nicht bekannt sei. Das trifft nicht mehr zu. Es gibt jetzt ein Heilmittel: Sterole und Steroline.

Mit freundlichen Grüßen   Norman Nel

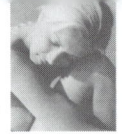

Fallgeschichte

Donna Brook

Lieber Dr. Johan Lamprecht,

vielleicht erinnern Sie sich nicht mehr an mich, aber ich habe Sie vor einigen Monaten gefragt, ob ich meinem Sohn, der an systemischer juveniler rheumatoider Arthritis erkrankt ist, mit Moducare behandeln solle. Nun, heute möchte ich kurz berichten, was geschehen ist. Ich gebe ihm seit damals dreimal am Tag eine halbe Kapsel. Damals bekam er auch Prednison (2 mg je kg Körpergewicht) und Disprin. Wir setzten das Prednison nach einem Monat allmählich ab und haben kürzlich auch mit dem Disprin aufgehört, weil er keine Symptome mehr hat. Dr. Power vom Roten Kreuz sagte, er habe bei dieser Krankheit noch nie einen so positiven Verlauf erlebt. Ich weiß nicht, ob das Moducare zu verdanken ist, aber ich werde auf keinen Fall darauf verzichten. Ich dachte, es interessiert Sie, wie die Therapie verlaufen ist. Danke für Ihre Hilfe.

Donna Brook

Fallgeschichte

Laurie Marsham

Liebe Lorna,

im Oktober 1997 wurde bei mir Lupus diagnostiziert. Mein Arzt riet mir, Steroide und Entzündungshemmer einzunehmen. Aber das wollte ich nicht. Freunde empfahlen mir einen Arzt für Naturheilkunde. Ich hatte Gelenkschmerzen in den Händen und in den Hüften und konnte kaum schlafen. Der Arzt stellte fest, dass ich auch an Candidiasis litt und gegen Weizen und Gluten allergisch war. Er gab mir Acidophilus in hohen Dosen und einige andere Naturheilmittel. Das half ein wenig, aber ich hatte immer noch Schmerzen in den Gelenken, und sie waren dick geschwollen. Ende Juli begann ich, Moducare einzunehmen, und innerhalb von 5 bis 6 Wochen ließen die Gelenkschmerzen immer mehr nach. Heute kann ich im Garten arbeiten, ohne dass ich am nächsten Tag Beschwerden habe. Ich hoffe, im nächsten Sommer wieder Golf spielen zu können. Moducare ist ein wundervolles Produkt. Es wäre schön, wenn die Ärzte auf solche Produkte aufmerksam würden, damit mehr Menschen davon profitieren können.

Laurie Marsham

Allergien und das Immunsystem

Denken Sie daran, nicht nur die Krankheit, sondern auch den Patienten zu heilen.
                                                        Dr. Alvan Baruch

Zwanzig Prozent der Bevölkerung sind gegen eine normalerweise harmlose Substanz allergisch. Die meisten von ihnen leiden an Heuschnupfen, Rhinitis oder Asthma. Bei den weitaus meisten Notaufnahmen in Kinderkliniken geht es um Asthmaanfälle, und Asthma hat an den gesamten medizinischen Kosten einen Anteil von 2 %.

Eine Allergie ist eine Abwehrreaktion des Körpers gegen eine Substanz, die den meisten Menschen nicht schadet. Solche Allergene sind unter anderem Pollen, Staub, Staubmilben, Tierhaare, tierische Hautteilchen und andere ansonsten ungefährliche Chemikalien und Substanzen. Manche Menschen reagieren allergisch auf Insektenstiche oder Medikamente. Allergische Symptome sind Kopfschmerzen, Müdigkeit, Niesen, eine laufende Nase, Verdauungsstörungen, Nierenstörungen, Schmerzen, Gewichtsabnahme, Ausschläge und andere. Bisweilen reagiert das Immunsystem derart heftig, dass der Tod eintritt. Warum ergreift das Immunsystem Maßnahmen, die den Organismus töten können, den es eigentlich schützen will?

Was verursacht Allergien?

Wissenschaftler haben eine interessante Hypothese aufgestellt, die erklären will, warum der Körper auf bestimmte Substanzen allergisch reagiert. Sie glauben, die allergische Reaktion habe sich ursprünglich entwickelt, um Parasiten abzuwehren. Menschen, die sich wirksam vor Parasiten schützen konnten, hatten größere Aussichten zu überleben und Kinder zu bekommen. In jenen Teilen der Welt, wo Infektionen durch Parasiten häufig vorkommen, ist diese Abwehrreaktion sehr nützlich; aber dort, wo es wenig Parasiten gibt, reagiert der Körper zu stark auf harmlose Eindringlinge. Epidemiologen (sie studieren das Vorkommen und die Verteilung von Krankheiten in der Bevölkerung) weisen darauf hin, dass Allergien in den Entwicklungsländern selten sind. Wir sind Parasiten jedoch nur in geringem Umfang ausgesetzt, und darum hat das Immunsystem genügend Reserven, um harmlose Substanzen anzugreifen.

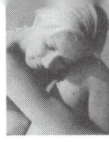

Diese Theorie wurde erweitert, als man erkannte, dass Infektionen durch Parasiten selbst in unserem Land häufiger werden, weil immer mehr Menschen in fremde Länder reisen und dort verschmutztes Essen und Wasser zu sich nehmen. Auch die Übertragung auf sexuellem Wege nimmt zu. Parasiten können die Darmwand schwer beschädigen, und die Folge ist, dass Gifte, Bakterien, Hefepilze und unverdaute Nahrungsbestandteile ins Blut und ins Gewebe gelangen. Dadurch wird das Immunsystem geschwächt, und der Gehalt an entzündungsfördernden Faktoren (z. B. Interleukin-6) nimmt zu. Das ist der Grund für die Schmerzen, die Entzündungen und die Schäden, die wir bei Autoimmunstörungen beobachten.

Nach einem Parasitenalarm produziert der Körper weiße Blutkörperchen, die entzündungsfördernde Substanzen freisetzen. Das ist eine wirksame Methode, um andere Immunzellen anzulocken; aber bei chronischen Infektionen kann dieser Prozess ausufern und das eigene Gewebe schädigen. In der Folge treten Schmerzen und weitere Entzündungen auf.

Wenn der Körper eine Belastung durch Gifte nicht mehr bewältigen kann, treten Störungen auf, und das Immunsystem kann nicht mehr klar zwischen harmlosen und gefährlichen Substanzen unterscheiden. Antibiotika, Medikamente, die das Hormonsystem verändern, Amalgamfüllungen, Fluor, Chlor und östrogenähnliche Stoffe im Plastik sind nur einige der vielen Chemikalien, denen wir ausgesetzt sind. In ihrem Buch *Non-toxic, Natural and Earthwise* schreibt Debra Lynn Dadd, ein Nordamerikaner nehme im Jahr durchschnittlich 5,4 Pfund Chemikalien auf. Der Körper ist also ständig mit Giftstoffen überlastet. Wissenschaftler haben außerdem die langfristige Wirkung von Impfungen bei Kleinkindern untersucht und sehen einen Zusammenhang zwischen der Impfung und der Reaktion des Immunsystems auf Invasoren oder potenzielle Allergene. Obwohl diese Verbindung noch nicht eindeutig nachgewiesen ist, könnten Chemikalien und Impfstoffe bei Allergien eine wichtige Rolle spielen.

Wenn das Immunsystem Allergien auslöst

Typisch für die klassische Allergie ist die Zunahme von Immunoglobin-E-Antikörpern. Diese IgE-Antikörper lösen eine entzündungsfördernde Immunreaktion aus. Wenn ein IgE-Antikörper auf einen Eindringling

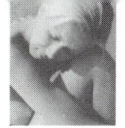

trifft, veranlasst er Mastzellen, Chemikalien freizusetzen, die den Feind zerstören oder deaktivieren können. Eine dieser Chemikalien ist das Histamin. Es ist nicht nur für die allergische Reaktion verantwortlich, sondern kann auch Parasiten töten – darauf stützt sich die oben erwähnte Theorie, die einen Zusammenhang zwischen Allergien und Parasiten sieht. IgE-vermittelte Allergien nennt man atopisch. Ein Beispiel ist das atopische Ekzem. An solchen Allergien leiden meist ganze Familien.

Je nach der allergischen Reaktion sind unterschiedliche Körperteile betroffen. Wir wissen, dass Allergene Symptome auslösen, indem sie das Immunsystem in vielen Teilen des Körpers beschäftigen. Eine überschießende Immunreaktion auf Pollen in den oberen Atemwegen kann eine allergische Rhinitis mit Niesen und laufender Nase verursachen. In den unteren Atemwegen können die gleichen Pollen pfeifendes Keuchen oder Asthma hervorrufen, im Verdauungskanal Durchfall, Übelkeit, Gasbildung, Schmerzen und Erbrechen.

Der anaphylaktische Schock

Zur gefährlichsten aller Reaktionen kommt es, wenn Allergene ins Blut gelangen und einen anaphylaktischen Schock auslösen. Dessen Symptome sind Atemnot, Ohnmacht, Juckreiz, Nesselausschlag und, wie der Name sagt, ein Schock.

Meist sind dafür folgende Substanzen verantwortlich:

- Wespen-, Bienen-, Hornissengift
- Hormone (Insulin, Parathormon), Antibiotika (Penicillin)
- Diphtherie- oder Tetanusimpfstoff
- Zitrusfrüchte, Mangos, Erdbeeren, Nüsse (Paranüsse, Cashewnüsse), Hülsenfrüchte (Sojabohnen, Erdnüsse), Schalentiere, Schokolade

Den ersten Bericht über einen anaphylaktischen Schock nach einem Insektenstich finden wir in einem 4000 Jahre alten hieroglyphischen Text des ägyptischen Pharaos Menes. Den Ausdruck „anaphylaktisch", der auf griechisch „nicht-schützend" bedeutet, prägten zwei französische Biologen namens Portier und Richet. Sie untersuchten, ob man Hunde vor den schweren Reaktionen auf Seeanemonengift schützen kann, wenn man ihnen vorher kleine Giftmengen verabreicht, um sie daran zu „gewöhnen". Zu ihrer Überraschung starben die Hunde innerhalb von 30 Minuten nach der Injektion. Diese heftige Reaktion tritt oft

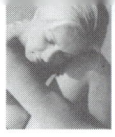
nach dem zweiten Kontakt mit dem Allergen ein, nicht nach dem ersten. Insektenstiche, vor allem Stiche von Bienen, Wespen und Hornissen, sowie Penicillin sind die häufigsten Ursachen des anaphylaktischen Schocks. Viele Menschen sterben jedes Jahr, weil Penicillin bei ihnen einen Schock ausgelöst hat. Der anaphylaktische Schock ist immer ein Notfall. Eine sofortige Injektion von Epinephrin (Adrenalin) befreit die Atemwege und verhindert den Tod.

Allergische Immunreaktionen

Es gibt zwei Arten von allergischen Reaktionen: IgE-vermittelte und zellvermittelte. Eine klassische allergische Reaktion, zum Beispiel auf Schalentiere, ist eindeutig IgE-vermittelt. Die Reaktion setzt schnell ein, und ein einfacher Bluttest bestätigt die Diagnose. Manche allergischen Reaktionen sind jedoch zellvermittelt oder IgG-vermittelt und lösen nicht die klassischen allergischen Reaktionen aus. Es ist daher sehr schwierig, sie zu diagnostizieren. Zu diesen Reaktionen gehört auch die Überempfindlichkeit gegen bestimmte Nahrungsmittel. Die Symptome treten oft erst nach einer längeren Verzögerung auf und unterscheiden sich von denen der IgE-vermittelten Reaktion. Mögliche Symptome sind Verdauungsstörungen, Durchfall, Reizdarm, Benommenheit und bei Kindern Hyperaktivität. IgG-Reaktionen sind mit Autoimmunstörungen verwandt und möglicherweise eine Mitursache dieser Störungen.

Viele Menschen leiden an einer IgG-vermittelten Allergie, ohne es zu wissen; denn die Symptome können vage sein. Ein 40-jähriger Geschäftsmann, der ständig müde war und an leichter Akne litt, hatte beispielsweise keine Ahnung, dass er stark allergisch gegen Weizen war. Er merkte es erst, als er keinen Weizen mehr aß – von da an brauchte er keinen Mittagsschlaf mehr, konnte klarer denken und hatte eine reine Haut. Er fühlte sich wie neugeboren und erkannte, dass diese Allergie ihn seit seiner Kindheit geplagt hatte.

Kindern geht es ähnlich. Viele Kinder, bei denen Hyperaktivität mit Aufmerksamkeits-Defizit (ADHD) diagnostiziert wird, leiden in Wahrheit an einer unentdeckten IgG-vermittelten Allergie. Jasons Geschichte ist ein gutes Beispiel. Zu Hause war er ein normales, ruhiges Kind. Dann kam er in die Schule, und nach wenigen Wochen rief eine Lehrerin die Mutter an und riet ihr, das übernervöse Kind auf ADHD untersuchen zu lassen. Die Symptome des ADHD sind Konzentrationsmangel, Hyperaktivität, Lern- und Verhaltensstörungen, Schlafstörungen

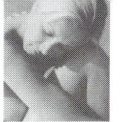

und Gefühlsausbrüche. Jasons Mutter war überrascht, weil ihr Sohn zu Hause ganz normal war. Sie besuchte einige Male den Unterricht, um Jason zu beobachten. Dabei fiel ihr auf, dass er oft freiwillig die Tafel abwischte und das Klassenmaskottchen, ein Meerschweinchen, häufig in die Hand nahm. Außerdem gab die Lehrerin den Kindern rote Lakritze als Belohnung, und Jason bekam sie, damit er „artig" blieb. Die Mutter wusste, dass Jason noch nie rote Lakritze gegessen hatte.

Nach einem Besuch beim Arzt, der kein ADHD diagnostizierte, und einem Gespräch mit der Lehrerin wurde Jason so weit von der Tafel weg gesetzt, wie es möglich war. Die Lehrerin wischte die Tafel während des Unterrichts nicht mehr ab, und das Meerschweinchen wurde verschenkt. Rote Lakritze bekam das Kind ebenfalls nicht mehr. Sein Verhalten besserte sich drastisch. Das ist ein Beispiel für nicht erkannte Allergien. Dank der Bemühungen der Mutter und der Lehrerin wurde der Junge vor einer falschen Diagnose und jahrelangen unangenehmen Symptomen bewahrt.

Manchmal löst ein Allergen keine Symptome aus, und die Reaktion wird erst deutlich, wenn mehrere Allergene zusammentreffen. Das gilt auch für Allergien gegen Nahrungsmittel. Weizen allein führt vielleicht nur zu Müdigkeit; aber in Verbindung mit Milchprodukten löst er möglicherweise Symptome aus. In der Heuschnupfensaison vertragen viele Menschen bestimmte Nahrungsmittel nicht, weil sie die Symptome verschlimmern. Wenn Sie aufschreiben, wo Sie waren und welchen möglichen Allergenen Sie ausgesetzt waren, ist es leichter, Zusammenhänge zwischen Situationen und Allergien herzustellen.

Meiden Sie Allergene

Allergien sind zwar nur selten tödlich, aber sie können extreme Erschöpfung hervorrufen und sind sehr schwer zu behandeln. Der erste Schritt besteht darin, Allergene zu meiden. Der zweite Schritt ist die ausreichende Zufuhr aller wichtigen Nährstoffe. Wenn Sie nicht mehr mit Allergenen in Kontakt kommen, kann Ihr Immunsystem sich selbst normalisieren und die Entzündung beseitigen. Das gilt vor allem für Nahrungsmittelallergien, die den Magen-Darm-Trakt geschädigt haben, so dass er repariert werden muss.

Partikel, die wir mit der Luft einatmen, können ebenfalls Allergien auslösen: Staubmilben, Schimmelpilze, Pollen, Tierhaare, tierische Hautteilchen, Parfüme und viele Chemikalien.

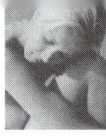
Wenn Sie wissen, gegen welche Nahrungsmittel Sie allergisch sind, müssen Sie sechs Monate lang darauf verzichten. Dann können Sie eines nach dem anderen allmählich wieder zu sich nehmen. Eine Rotationsdiät (dabei werden die gleichen Nahrungsmittel nicht öfter als einmal in der Woche gegessen) kann die Symptome ebenfalls lindern. Nahrungsmittel, die Allergien auslösen, können Sie mit einer Eliminationsdiät aufspüren. Essen Sie mindestens zwei Wochen lang nur Reis, Wasser und Fleisch von freilaufenden Hühnern, und fügen Sie Ihrem Speiseplan dann ein Nahrungsmittel nach dem anderen hinzu, aber nur eines in der Woche. Das ist eine äußerst wirksame Methode, Allergene zu bestimmen. Eine Eliminationsdiät lohnt sich also, auch wenn sie nicht leicht durchzuhalten ist. Sobald Sie die Nahrungsmittel kennen, die Sie nicht vertragen, müssen Sie dafür sorgen, dass Sie dennoch genügend Eiweiß, Vitamine und Mineralien aufnehmen.

IgG- oder zellvermittelte Allergien lassen sich nicht durch die üblichen Bluttests diagnostizieren, bei denen nach IgE-Antikörpern gesucht wird. Möglicherweise sagt Ihr Arzt, sie hätten keine Allergie, obwohl das nicht stimmt. Russell Jaffe hat einen Test entwickelt, der ELISA/ACT genannt wird und beide Arten von Allergien diagnostizieren kann. Als Lorna diesen Test machte, fand sie heraus, dass sie gegen Beeren allergisch war, und zwar so stark, dass sie während der Beerensaison (Juni und Juli) an einem schlimmen Heuschnupfen litt. Dieser Test ist sinnvoll, wenn Sie an Symptomen mit wechselnder Stärke leiden, die mit keiner Krankheit zusammenhängen. Menschen, die an Fibromyalgie oder schweren Immunstörungen erkrankt sind, sollten sich diesem Test unterziehen.

Allergien gegen Tierhaare und Tierhaut

Die Allergie beginnt, wenn das Immunsystem eine an sich harmlose Substanz entdeckt, zum Beispiel Tierhaare oder tierische Hautteilchen, und sie für einen gefährlichen Feind hält. Sogleich bilden die B-Zellen IgE-Antikörper, um den Eindringling zu vernichten. IgE veranlasst die Mastzellen in der Nasenschleimhaut, Histamin, Serotonin, Prostaglandine und Leukotriene abzusondern. Diese Substanzen lösen ihrerseits Symptome aus, die das Allergen beseitigen sollen: Die Nase läuft, damit die tierischen Hautschuppen hinausgespült werden; das Niesen soll ebenfalls Eindringlinge ins Freie befördern; und die darauffolgende

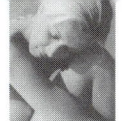

Entzündung hat das Ziel, das betroffene Gewebe zu reinigen und zu heilen. Alle diese Reaktionen zusammen nennen wir Allergie.

Die erste Begegnung des Allergens mit dem Immunsystem löst oft keine Symptome aus; aber sie bereitet die Reaktion beim nächsten Zusammentreffen vor. Makrophagen zerlegen das Allergen und zeigen es den T-Zellen. Diese sondern Interleukin-4 ab, und daraufhin reifen B-Zellen zu Plasmazellen heran und setzen IgE-Antikörper frei, die sich an die Mastzellen und an die basophilen Zellen heften. Wenn eine oder mehrere IgE-Moleküle an einer Mastzelle haften, produziert diese Enzyme, und die Enzyme sorgen dafür, dass entzündungsfördernde Zytokine gebildet werden. Die Zytokine lösen dann die typischen Symptome einer Allergie aus. Das Gewebe und das Immunsystem werden geschädigt, wenn andere Immunzellen zum Ort der allergischen Reaktion wandern und dort ihre Chemikalien freisetzen.

Histamin verengt die Bronchien und löst dadurch Atemnot aus. Außerdem erweitert es die Blutgefäße, was Hautrötung und Entzündungen hervorruft. Gelangt zuviel Histamin ins Blut, kann ein stark fallender Blutdruck einen tödlichen Schock auslösen. Hautjucken und Schmerzen sind weitere mögliche Symptome. Leukotriene verengen die Atemwege und bewirken eine Schwellung der Stelle, an der das Allergen in den Körper gedrungen ist. Prostaglandine können die Bronchien ebenfalls verengen. Gemeinsam sind diese Substanzen für die allergischen Reaktionen verantwortlich, mit denen wir heutzutage so gut vertraut sind.

Die Hypersensitivität

- Hypersensitivität nennt man die übertriebene und unangemessene Immunreaktion, die das Gewebe schädigt.
- Allergien entstehen, wenn IgE die Mastzellen aktiviert.
- Ein Allergen ist ein kleines Protein, das bei manchen Menschen aus unbekannten Gründen eine hartnäckige allergische Reaktion auslöst.
- Die Neigung zu allergischen Reaktionen hängt hauptsächlich von den Umweltbedingungen ab.

Allergische Symptome

Es ist einfach, eine Allergie zu diagnostizieren, die rasch eintritt und klare Symptome aufweist, zum Beispiel eine laufende Nase und tränen-

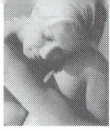
de Augen nach einem Kontakt mit Katzenhaaren oder Erdnüssen. Viel schwieriger ist es, eine Allergie zu entdecken, die vage Symptome auslöst oder erst nach Stunden ausbricht.

Die Symptome können heftig oder mild sein:

- dunkle Ringe um die Augen
- rot geränderte oder geschwollene, wässerige Augen
- brennende rote Augen
- laufende Nase
- ständiges Reiben an der Nase (manche Allergiker haben vom ständigen Reiben eine Mulde auf dem Nasenrücken, oder ein Nasenloch ist in die Richtung des Reibens verzogen)
- entzündete Mandeln und häufige Halsentzündungen
- Hautausschläge, Ekzeme
- Durchfall, Blähungen, Verstopfung, Übelkeit, Sodbrennen, Magenschmerzen
- starkes Schwitzen
- Kopfschmerzen, Schwindel
- extremer Speichelfluss
- Gelenk- und Muskelschmerzen
- Erschöpfung
- schlechtes Gedächtnis, Verwirrung
- Bettnässen bei Kindern
- Stimmungsschwankungen

Asthma

Asthma ist die häufigste chronische Kinderkrankheit. Die Hauptsymptome sind Atemnot wegen verengter Bronchien, Entzündungen der Schleimhäute und pfeifendes Keuchen. Es gibt drei wichtige Arten von Asthma. Beim exogen-allergischen Asthma (Extrinsic-Asthma) werden zu viele zirkulierende IgE-Antikörper gebildet. Die Krankheit tritt saisonal auf, ist nicht chronisch und beginnt in der Kindheit. Meist leiden auch Familienmitglieder an Allergien. Der zweite Typ ist nicht immer IgE-vermittelt und ist in der Regel auf Überempfindlichkeit gegen Chemikalien (z. B. Toluen oder Plastik) zurückzuführen. Am Intrinsic-Asthma erkranken Erwachsene, und der IgE-Spiegel ist normal.

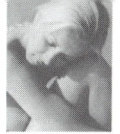

Die Hälfte aller Asthmakranken sind Allergiker. Darum ist es wichtig, dass sie Allergene meiden, zum Beispiel Haustiere, Staub, bestimmte Nahrungsmittel, Inhalationsmittel und so weiter. Antihistamine sind bei Asthma unwirksam und sollten nicht eingenommen werden. Kortikosteroide werden Patienten mit leichten bis schweren Symptomen verordnet, weil diese Medikamente Immunreaktionen unterdrücken.

Mehrere Studien haben untersucht, welche Rolle Allergene in der Luft bei Asthma und allergischer Rhinitis spielen. Es ist interessant, dass Kinder, die in niedrigen Höhenlagen aufwachsen, häufiger an Asthma erkranken. Kinder, die in den Pollenflug-Monaten geboren wurden, erkranken ebenfalls häufiger an Asthma und allergischer Rhinitis. Wenn es in Ihrer Familie Asthmatiker gibt, sollten Sie dafür sorgen, dass Ihr Kind in den Monaten mit geringem Pollenflug geboren wird. Dadurch können Sie es vor Allergien in der Zukunft schützen.

Wenn Sie Doppelfenster, Zentralheizung und eine gut abgedichtete Wohnung haben, tummeln sich bei Ihnen möglicherweise Staubmilben und Schimmelpilze und verschlimmern Allergien. Frische Luft und ein sauberes Haus verringern das Risiko, an einer Allergie zu erkranken. Ein Freund, der extrem empfindlich gegen Schimmel war, beseitigte alle Schimmelpilze in seinem Haus, litt aber immer noch an seiner Allergie. Schließlich stellte er fest, dass der Spülkasten des WCs Schimmelpilze enthielt, und sobald er dem abgeholfen hatte, verschwanden seine Symptome.

Ein 6-jähriger Junge nahm Kortikosteroide in hohen Dosen ein, um seine schweren Asthmasymptome zu lindern. Er wurde jeden Monat etwa zehnmal wegen schwerer Atemnot ins Krankenhaus eingeliefert. Nachdem er drei Wochen lang Moducare und Bioflavonoide eingenommen hatte, verbesserte sich sein Zustand so drastisch, dass er keine Kortikosteroide mehr brauchte. Gleichzeitig hatten seine Eltern die Teppiche aus der Wohnung entfernt, die Heizanlage gereinigt und im Schlafzimmer des Kindes die Vorhänge abgenommen.

Allergiker müssen vor allem Allergene meiden, Moducare, Fischöl und Bioflavonoide einnehmen und viel biologisch angebautes Obst und Gemüse zu sich nehmen.

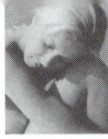

Allergische Rhinitis

Vielleicht halten Sie die allergische Rhinitis für eine harmlose Allergie – es sei denn, Ihre Nase läuft wie ein Wasserhahn. Die Kosten für diese scheinbar banale Störung belaufen sich in den USA auf über 500 Millionen Dollar im Jahr. An dieser Allergie leiden bis zu 10 % der Kinder und 20 % der Teenager – und ihre Schulnoten leiden mit. Symptome sind unter anderem verstopfte Nasenwege, Niesen, Juckreiz und Ausfluss, oft auch Bindehautentzündung, tränende Augen, Überempfindlichkeit gegen Licht, Juckreiz und „sandige" Augen. Sogar Juckreiz am Gaumendach ist nicht ungewöhnlich. Eine Mulde auf der Nase – die Folge ständigen Reibens – ist ein klares Anzeichen für eine allergische Rhinitis.

Verbreitete Allergene wie Pollen, Tierhaare, Staub und Chemikalien lösen in den oberen Atemwegen allergische Symptome aus. Die Betroffenen bemühen sich in der Regel, die Allergene zu meiden, und kaufen Antihistamine. Es ist allerdings schwierig, Pollen oder Staub aus dem Weg zu gehen. Pyridoxal-5-Phosphat kann die Schleimhäute heilen. Gesunde Nasenschleimhäute sind die erste Verteidigungslinie gegen eindringende Allergene. Kinder sollten täglich 25 mg, Erwachsene täglich 150 mg Pyridoxal-5-Phosphat zusammen mit 15 mg Zinkcitrat und 100 mg Magnesiumglycinat einnehmen. Beseitigen Sie alle Allergene, die Sie beseitigen können, und halten Sie sich an die immunstärkende Ernährung (s. S. 65 ff.).

Pilotstudien in Kapstadt lassen darauf schließen, dass Moducare die Symptome der allergischen Rhinitis lindert. Die Patienten bekamen dreimal täglich eine Kapsel.

Das allergische Ekzem

Das Ekzem ist die schlimmste aller Allergien. Extremer Juckreiz und trockene rote Hautflecken mit gelegentlichen Pusteln sind die Symptome. Bei Kleinkindern sind Wangen, Bauch, Arme und Beine betroffen, bei älteren Kindern die Ellbogenbeugen, die Kniebeugen und die Unterseite der Handgelenke. Das allergische Ekzem wird oft Dermatitis genannt, denn dieser Begriff steht für Hautentzündung. Beim Ekzem kommen zur Entzündung noch Rötung, Juckreiz und nässende, verkrustende oder sich verhärtende Pusteln hinzu.

Das allergische Ekzem ist eine recht häufige Krankheit, an der zwischen 5 und 10 % der Bevölkerung leiden. Kinder unter fünf Jahren sind

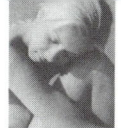

am anfälligsten; bei ihnen – jedoch nicht bei Erwachsenen – kann der Verzicht auf Allergene wie Kuhmilch oder Eier die Symptome lindern.

Mütter, die ihr Kind stillen, können es vor Allergien, besonders vor Ekzemen, schützen. Das sekretorische IgA in der Muttermilch schützt den Magen-Darm-Trakt des Säuglings vor den Allergenen in der Umwelt. Schwangere und stillende Frauen sollten daran denken, dass das Eiweiß der Kuhmilch durch die Plazenta in den Fetus und sogar in die Muttermilch gelangen kann. Wenn Familienmitglieder am Ekzem erkrankt sind oder waren, sollten Sie in der Schwangerschaft und während des Stillens keine Milchprodukte essen.

Nesselsucht und andere Ausschläge

Der Fachausdruck für Nesselsucht lautet Urtikaria. Als Reaktion auf ein Allergen bilden sich an mehreren Körperstellen juckende Quaddeln. Eine verwandte Krankheit ist das Angioödem, bei dem sich Flüssigkeit in der Haut ansammelt. Beide Störungen sind auf IgE-vermittelte Immunreaktionen zurückzuführen. Die häufigsten Ursachen der Nesselsucht sind Allergien gegen Meeresfrüchte, Nüsse, Beeren, Eier oder Schokolade. Manchmal schwellen Zunge und Mundbereich an und prickeln.

Insektenstiche und Allergien gegen Medikamente können ebenfalls Pusteln und Ausschläge hervorrufen. Dieser Zustand dauert aber meist nicht lange. Man beugt ihm am besten dadurch vor, dass man die Allergene meidet.

Seien Sie vorsichtig, wenn Sie kleinen Kindern ein neues Nahrungsmittel geben. Wenn Familienmitglieder gegen Meeresfrüchte oder Nüsse allergisch sind, warten Sie am besten, bis Ihr Kind über fünf Jahre alt ist, bevor Sie einen Versuch mit solchen Speisen machen.

Moducare hemmt die IgE-vermittelten Reaktionen und kann den Ausbruch einer Nesselsucht verhindern. Da Bioflavonoide die Histaminproduktion hemmen, sind sie eine vorzügliche Ergänzung.

Chemikalien und Umweltgifte

Vor 50 Jahren wusste niemand etwas von Umweltkrankheiten. Heute leben wir in einer Welt der Chemikalien. Es ist schwer zu glauben, dass ein Mensch allergisch auf den Geruch von Plastik oder Teflon reagiert; aber das sind häufige Symptome dieser „modernen Krankheiten". Je-

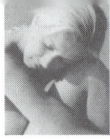

den Tag kommen wir mit fremden Chemikalien in Berührung. Enthalten sind sie in Toilettenartikeln, Seifen, Shampoos, Verpackungen und vielen anderen Dingen. Es ist daher kein Wunder, wenn das Immunsystem verrückt spielt. Die Symptome der Allergie gegen Chemikalien sind derart umfangreich, dass sie jeden Teil des Körpers betreffen können – Herz und Gefäße, das Immunsystem, den Magen-Darm-Trakt, die Atemwege und die endokrinen Drüsen.

Helfen Sie Ihrem Körper, sich zu entgiften

Meiden Sie Chemikalien, gegen die Sie allergisch sind. Bitten Sie auch Freunde, Angehörige oder Geschäftspartner, kein Parfüm oder Rasierwasser zu verwenden, mit dem Sie Probleme haben. Besonders wichtig ist die Entgiftung des Körpers, um vorhandene Symptome zu beseitigen und widerstandsfähiger gegen Allergene zu werden. Die im Kapitel „Nährstoffe" empfohlenen Stoffe unterstützen die Entgiftung und stärken das Immunsystem. Reduziertes L-Glutathion ist dabei neben Vitamin C am wirksamsten. Andere hilfreiche Maßnahmen sind Besuche in der Sauna, Massagen, Bewegung, Trockenbürsten und Sauerstofftherapie. Trinken Sie während der Entgiftung viel reines Wasser.

Ein entgiftendes Bad

Bäder mit Magnesium sulfuricum und Backpulver beschleunigen die Entgiftung und damit auch die Heilung. Sie brauchen dafür einen Pfundbeutel Magnesium sulfuricum (in der Apotheke erhältlich) und einen Pfundbeutel Backpulver.

Lassen Sie das Badewasser einfließen – so heiß, dass Sie es gerade noch ertragen. Leeren Sie den Inhalt der beiden Beutel ins Wasser. Bürsten Sie sich mit einer speziellen Bürste (aus dem Reformhaus) die trockene Haut, und zwar immer in Richtung Herz, also von den Händen zur Schulter, von den Füßen zu den Hüften und so weiter. Steigen Sie nun in die Wanne, und bleiben Sie drin, bis das Wasser kühl wird. Trocknen Sie sich ab, und reiben Sie dann die Fußsohlen mit Sesamöl ein. Ziehen Sie Socken an, gehen Sie ins Bett, und ruhen Sie sich bis zum Morgen aus. Wie Sie schon gelernt haben (s. S. 37 ff.), braucht der Körper Magnesium für zahlreiche biochemische Reaktionen, und viele Menschen leiden an Magnesiummangel. Wenn Sie dieses Entgiftungsbad einmal ausprobiert haben, werden Sie es nie mehr missen wollen.

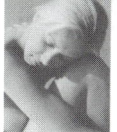

Mama hat Allergien – was wird aus mir?

Die Erbanlagen können uns für bestimmte Krankheiten anfällig machen, aber das heißt nicht, dass wir krank werden müssen. Diese Anfälligkeit ist jedoch ein Grund, Immunstörungen und anderen potenziellen Problemen vorzubeugen. In manchen Familien treten Allergien gehäuft auf, und wenn sowohl Ihre Mutter als auch Ihr Vater eine schwere Allergie gegen Weizen haben, sind Sie ebenfalls stärker gefährdet. Darum sollten Sie potenzielle Allergene meiden und Ihr Immunsystem vor zuviel Stress und Umweltgiften bewahren.

Desensibilisierung

Bei der Desensibilisierung erhalten Sie mehrere Injektionen mit einem Allergen, um den Körper dagegen unempfindlich zu machen. Manche Menschen sprechen darauf an. Diese Therapie ist bei klassischen und IgE-vermittelten Allergien zu empfehlen. Hauttests und ein Radio-Allergo-Sorbens-Test müssen positiv sein, also die IgE-Reaktion gegen das Allergen bestätigen. Wer an Allergien gegen Insektengifte leidet, ist ein guter Kandidat für die Desensibilisierung. Ihre Wirkungsweise ist noch nicht geklärt; aber es gibt einige Theorien: Vielleicht wird die Bildung von Antikörpern gehemmt, oder es werden mehr T_H1-Zellen als T_H2-Zellen gebildet, so dass die Zahl der IgE-Antikörper abnimmt. Viele Allergiker sprechen recht gut auf diese Therapie an, andere gar nicht. Interessant ist, dass die Desensibilisierung zum Teil die gleiche Wirkung hat wie die Therapie mit Moducare – Sterole und Steroline steigern ebenfalls die Aktivität der T_H1-Zellen und reduzieren die IgE-Produktion, allerdings auf natürliche Weise.

Sterole, Steroline und Allergien

Wie bereits erwähnt, regulieren die T-Zellen-Zytokine die Bildung der IgE-Antikörper. Wissenschaftler haben Allergikern T-Zellen entnommen und in Teströhrchen mit den Allergenen in Kontakt gebracht. Sie stellten fest, dass diese Helferzellen vom T_H2-Typ Interleukin-4, Interleukin-5 und Interleukin-6 freisetzen können. Das Interleukin-4 regt die B-Zellen dazu an, IgE-Antikörper zu produzieren.

T_H1-Zellen geben Gamma-Interferon ab; aber es wird durch die allergische Reaktion aufgebraucht und kann somit die Freisetzung von In-

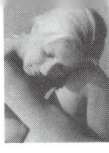
terleukin-4 durch andere Helfer-T-Zellen nicht regulieren. Bei einer normalen Immunreaktion bringt das Interferon die Freisetzung von Interleukin-4 zum Stillstand, so dass die Erzeugung von IgE-Antikörpern nachlässt. Sterole und Steroline stimulieren die Freisetzung von T_H1-Zytokinen durch Helfer-T-Zellen und dämmen auf diese Weise die allergische Reaktion ein, weil die Produktion von IgE-Antikörpern zurückgeht.

Sterole und Steroline reduzieren außerdem die Bildung von Interleukin-6, also des Entzündungsfaktors. Wir wissen, dass Interleukin-6 während der Spätphase eines Asthmaanfalls die Entzündungsreaktion in Gang hält, so dass Bronchialgewebe geschädigt wird. Selbst während eines Asthmaanfalls können Sterole und Steroline also vor Entzündungen schützen und dadurch indirekt die Symptome deutlich lindern. Ausgewogenheit zwischen T_H1- und T_H2-Zellen ist unbedingt notwendig, wenn allergische Symptome in Schach gehalten werden sollen. Sterinol hält dieses Gleichgewicht aufrecht und stärkt das Immunsystem. Wenn Sie also dafür sorgen, dass die Abwehr Ihres Körpers harmonisch arbeitet, können Sie sich vor den schädlichen Folgen der chronischen Allergiereaktion schützen.

Derzeit wird eine klinische Studie durchgeführt, um die anekdotischen Berichte über abklingende Allergien zu bestätigen. Menschen, die neben ihrer Therapie auch Sterole und Steroline einnehmen, hatten bisher enorme Erfolge, was die Linderung ihrer Symptome anbelangt. Innerhalb von dreißig Tagen klangen Symptome ab, die von Pollen, Tierhaaren und Nahrungsmitteln ausgelöst wurden. Zwar können Sterole und Steroline eine Allergie nicht heilen, aber sie sind preiswerte, ungefährliche Schutzstoffe, die allergische Symptome beseitigen und keine Nebenwirkungen haben. Man nimmt an, dass die langfristige Befreiung von den Symptomen den Körper in die Lage versetzt, sich selbst zu heilen. Dann reagiert das Immunsystem angemessen auf normale Substanzen wie Nahrungsmittel, Staub oder Pollen.

Nehmen Sie täglich je eine Kapsel Moducare nach dem Aufstehen, am Nachmittag und vor dem Zubettgehen. Denken Sie daran, dass Sterole und Steroline nicht mit tierischem Fett eingenommen werden dürfen, weil sie sonst schlecht absorbiert werden.

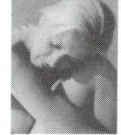

Quercetin – das Antihistamin der Natur

Quercetin ist ein hochwirksamer Mikronährstoff, der Entzündungen hemmt und die Bildung und Freisetzung von Histamin und Interleukin-6 zum Stillstand bringt, so dass die Symptome drastisch zurückgehen. Studien belegen, dass Quercetin, ein Flavonoid, vor allem gegen Herpesviren vom Typ 1, Grippeviren und Polioviren vom Typ 1 wirkt. Im Testrohr verhindert Quercetin die Vermehrung von Viren und hindert sie daran, in Zellen einzudringen. Außerdem hemmt Quercetin die Vermehrung des HIV im Testrohr vollständig. Tierversuche haben die antivirale Wirkung des Quercetins bestätigt.

Die Symptome des Asthmas und der umweltbedingten Allergien lindert Quercetin besonders wirksam, denn es dämpft allergische Reaktionen und Überempfindlichkeit. Dieser äußerst wirksame Nährstoff hemmt die Freisetzung von Histamin und Leukotrienen, indem er die Zellmembranen der Mastzellen stärkt. IgE-Antikörper machen die Membranen der Mastzellen und der Basophilen durchlässiger, so dass das allergiefördernde Histamin und andere Zytokine in das benachbarte Gewebe und ins Blut gelangen. Wer täglich Quercetin zu sich nimmt, hat regelmäßig geformte, solide Zellmembranen.

Basophile sind weiße Blutkörperchen, die an allergischen Reaktionen beteiligt sind. Sie werden von IgE-Antikörpern aktiviert und Mastzellen genannt, wenn sie das Blut verlassen und ins Gewebe eindringen. Die Membran der Basophilen und der Mastzellen entspricht bei der Pflanze der äußeren Zellwand. Menschliche Zellen haben allerdings keine Zellwand, sondern dünnere Membranen, die das Innere der Zelle von der Umgebung trennen.

Quercetin ähnelt in seiner Struktur dem Antiallergikum Dinatriumcromoglycat. Beide Verbindungen haben die gleiche Wirkung: Sie hemmen die Freisetzung von Histamin, indem sie die rezeptorvermittelten Kalziumkanäle in den Mastzellenmembranen blockieren. Dadurch wird das Einfließen von Kalzium verhindert; die Mastzellen zerfallen nicht mehr und sondern keine Zytokine ab.

Eine Ursache des Asthmas ist die Absonderung von Leukotrienen (entstanden aus Arachidonsäure) mit Hilfe der Enzyme Phospholipase A_2 und Lipoxygenase. Quercetin hemmt beide Enzyme und damit auch die Bildung von Leukotrienen. Da es also die IgE-vermittelten Reaktio-

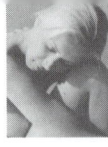

nen dämpft und die Enzyme hemmt, die Leukotriene produzieren, ist es ein hilfreicher Nährstoff für Asthmatiker.

In einem Artikel mit dem Titel „Natürliche Antioxidantien: Die Wirkung von N-Actyl-L-Cystein, Quercetin und standardisiertem Extrakt aus Ginkgo biloba" heißt es, Quercetin hemme auch das Enzym Aldoreductase, das die Bildung und die intrazelluläre Ansammlung von Sorbitol fördert. Diese Sorbitolansammlung ist eine Mitursache des grauen Stars, der Retinopathie (einer nicht-entzündlichen Krankheit der Netzhaut), der Neuropathie (Degeneration eines Nervs oder des Nervensystems) und anderer Störungen; denn sie hat eine osmotische Wirkung (Osmose nennt man die Bewegung von Flüssigkeiten zwischen halbdurchlässigen Membranen, bis ein Gleichgewicht erreicht ist). Diabetische Tiere sind besonders anfällig für diese Sorbitolansammlung. Beim Menschen kann Quercetin die Komplikationen des Diabetes (s. S. 145 ff.) verhindern oder lindern.

Wenn Sie mit dem Quercetin auch Vitamin C zu sich nehmen, ist der Vitamin-C-Verlust des Körpers geringer. Außerdem ist Quercetin ein starkes Antioxidans und ein Radikalenfänger, und es wirkt entzündungs- und Krebs hemmend. Wir empfehlen 1000 bis 1500 mg Quercetin am Tag, um allergische Reaktionen und arthritische Entzündungen zu hemmen.

Proanthocyanidine

Proanthocyanidine sind wie Quercetin wichtige Bioflavonoide, starke Antioxidantien und Antihistamine, die zudem die Histaminabsonderung hemmen und Viren bekämpfen. Die Säure einer Zitrone, das Bouquet eines Rotweins und die tiefen Farben vieler Früchte und Gemüsearten sind einer Kombination von Bioflavonoiden zu verdanken. Bisher hat man über 4000 Bioflavonoide entdeckt. Eines der wirksamsten und am besten erforschten Proanthocyanidine wird aus der Rinde der Strandkiefer gewonnen und unter dem Markennamen Pignogenol verkauft. Diese Mikronährstoffe sind aber auch in Weintraubenkernen und Heidelbeeren enthalten (s. S. 54 ff.). Um die Freisetzung von Histamin und den Verfall der Mastzellen zu verhindern, empfehlen wir täglich sechs 500-mg-Kapseln mit Proanthocyanidinen.

Pignogenol wirkt ausgezeichnet bei Heuschnupfen. Es macht die Gelenke flexibler und repariert Bindegewebe, indem es die Produktion

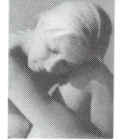

der Enzyme und Prostaglandine hemmt, die Entzündungen auslösen. Außerdem hemmt es die Absonderung von Histamin und verhindert dadurch weitere Gewebeschäden.

Proanthocyanidine sind als Antioxidantien fünfzigmal wirksamer als Vitamin E und zwanzigmal wirksamer als Vitamin C. Sie wandern durch den ganzen Körper und schützen ihn vor freien Radikalen, und sie hemmen die Oxidation von Fetten (oxidiertes Fett nennen wir ranzig). LDL, das Low Density Lipoprotein (Lipoprotein mit geringer Dichte) oder „schlechte Cholesterin", oxidiert besonders leicht. Danach lagert es sich an den Arterienwänden ab und verhärtet sie. *Lancet* veröffentlichte eine Studie, die nachwies, dass ältere Männer seltener Herzkrankheiten oder Herzanfälle bekommen, wenn sie reichlich Bioflavonoide zu sich nehmen.

Fischöl gegen Asthma

Nach einer epidemiologischen Studie genügt schon eine Fischmahlzeit pro Woche, um die Atemorgane vor Krankheiten zu schützen. Eine Studie über den Zusammenhang zwischen der Ernährung und dem Asthma bei Kindern belegt, dass Asthmasymptome bei Kindern, die frischen, fetten Fisch essen, signifikant seltener auftreten. Ölreicher Fisch war in dieser Studie das einzige Nahrungsmittel, das die Asthmasymptome nachhaltig linderte. Eine andere Studie stellte fest, dass Fischkonsum die Lungenfunktion verbessert. Außerdem hat Fischöl einen günstigen Einfluss auf den Arachidonsäure-Stoffwechsel. Aus dieser Säure werden die entzündungsfördernden Prostaglandine gebildet, die bei Asthma, Psoriasis, Ekzem und verwandten Krankheiten die Symptome verschlimmern. (Mehr über essenzielle Fettsäuren lesen Sie im Kapitel „Krankheiten verhindern".)

Kinder unter 5 Jahren nehmen täglich 500 mg essenzielle Fettsäuren. Bei Kindern zwischen 5 und 12 Jahren wird die Dosis auf 1000 mg und bei Erwachsenen auf 1500 bis 2000 mg erhöht.

Es gibt keinen Grund, an Allergien zu leiden, wenn die Natur uns mit so vielen wirksamen Heilmitteln versorgt. Wenn Sie Stress abbauen, Allergene meiden, sich richtig ernähren und ausreichend Nährstoffe zu sich nehmen, die das Immunsystem harmonisieren, können Sie Ihre Allergien heilen.

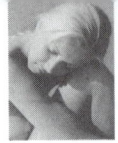

Fallgeschichte

Liebe Lorna,

ich möchte Ihnen für Ihr Moducare danken. Es hat mir bei meiner schweren Allergie gegen Katzenhaare unglaublich geholfen. Mein Leben hat sich für immer geändert. Seit meiner Kindheit war ich gegen Tiere allergisch, und die Symptome waren so schlimm, dass ich meine Freunde nicht besuchen konnte, wenn sie Tiere hatten.

Vor einiger Zeit lernte ich eine attraktive Frau kennen. Als ich sie besuchte, erfuhr ich, dass sie zwei schöne Katzen hatte, die sie sehr liebte. Ich wusste, dass ich mich von ihr trennen musste, denn eine Beziehung mit einer Frau, die Tiere hatte, war für mich undenkbar.

Meine allergischen Symptome waren unerträglich: stark laufende Nase, brennende Augen, keuchende Atmung und extreme Müdigkeit. Aber diesmal war es anders. Als meine Freundin von meiner Allergie erfuhr, empfahl sie mir Moducare. Ich war skeptisch, aber bereit, alles zu versuchen. Selbst die stärksten Antihistamine hatten mir nicht geholfen, stattdessen machten sie mich tagelang benommen. Nachdem ich eine Woche lang Moducare eingenommen hatte, konnte ich einige Stunden im Haus meiner Freundin bleiben, und nach zwei Monaten hatte ich keine Probleme mit ihren Katzen mehr. Ich weiß, dass ich diese Besserung Moducare verdanke, denn wenn ich es einen Tag nicht nehme, kehren die Symptome zurück. Es ist ein Wunder, weil ich seit meiner Kindheit Allergiker war.

Ich bin sehr glücklich, weil ich nicht nur meine Allergien losgeworden bin, sondern auch eine Frau fürs Leben gefunden habe.

J. B.

Infektionskrankheiten und Immunsystem

Heilung ist selbst dann möglich, wenn es keine Arznei gibt.

Bill Moyers

Jahrhundertelang waren Infektionskrankheiten die Hauptursache für Krankheiten und Tod. Influenza, Polio, Malaria, Beulenpest, Cholera und Tuberkulose haben viel Leid verursacht und unzähligen Menschen das Leben gekostet, ja sie haben ganze Landstriche entvölkert. Antibiotika und Massenimpfungen galten bis vor kurzem als einziges Mittel, viele Infektionskrankheiten auszulöschen, vor allem Windpocken. Die Mediziner sagten bereits voraus, Infektionskrankheiten würden bald keine Bedrohung für den Menschen mehr sein. Das war vor AIDS und den neuen Bakterienstämmen, die gegen Antibiotika resistent sind. Heute wissen wir, dass Antibiotika und Impfstoffe nicht das ersehnte Allheilmittel sind. Wissenschaftler suchen nach einem Impfstoff, der AIDS verhindern oder heilen kann; aber das ist schwierig, weil das HIV schlauer ist als die Forscher und das Immunsystem. Bakterien können ebenfalls mutieren, so dass Antibiotika unwirksam werden.

Wir bombardieren unseren Körper mit Tausenden von Giften, zahllosen Antibiotika, nährstoffarmen Nahrungsmitteln und übertriebenem Stress. Das alles schadet dem Immunsystem. Währenddessen entwickeln die Mikroorganismen sich weiter und umgehen unsere normale Immunreaktion. Eigentlich müssten auch wir uns weiterentwickeln, damit die Mikroorganismen nicht die Oberhand gewinnen und wir überleben können. Dank des technischen Fortschritts haben wir jedoch die Umwelt und uns selbst derart vergiftet, dass der Körper sich nicht schnell genug an die vielen Giftstoffe anpassen kann, denen er ausgesetzt ist. Darum hält unsere Evolution nicht mit den Keimen Schritt. Wenn wir im neuen Jahrtausend überleben wollen, müssen wir zur Basis zurückkehren und unser Immunsystem harmonisieren.

Wie können wir den Kampf gegen gefährliche Mikroorganismen gewinnen? Der Schlüssel zum Sieg liegt im Immunsystem. Unsere Immunabwehr kämpft jeden Tag gegen unzählige Feinde, und nur wenn sie unterliegt, werden wir krank. Obwohl Bakterien, Viren und Parasiten viele Tricks anwenden, um das Immunsystem zu täuschen, bleibt es fast immer siegreich. Die Keime wollen ihren Wirt nicht umbringen,

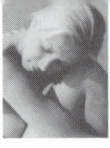

denn das liegt nicht in ihrem Interesse. Dennoch geschieht oft genau das, weil wir unsere Abwehr nicht ausreichend stärken.

Viren können leichte oder lebensbedrohende Krankheiten auslösen. Nur Menschen mit geschwächtem Immunsystem müssen ein Schnupfenvirus fürchten; aber die meisten von uns haben größten Respekt vor Erregern, die Hepatitis C, AIDS, Tuberkulose, Malaria und andere lebensgefährliche Krankheiten hervorrufen. Unser Überleben hängt davon ab, wie das Immunsystem auf diese Herausforderungen reagiert. Wir können mit allen fremden Organismen fertig werden, wenn wir alle Möglichkeiten der körpereigenen Abwehr strategisch geschickt nutzen.

Die Immunreaktion gegen Invasoren

Von B-Zellen produzierte Antikörper sind besonders tüchtig, wenn es gilt, Bakterien zu vernichten, die außerhalb der menschlichen Zellen leben. Helferzellen bekämpfen Bakterien und Parasiten, denen es gelungen ist, sich in unseren Zellen einzunisten. Diese Helferzellen sondern Substanzen ab, welche die Immunreaktion verstärken und steuern. Eine weitere Immunzelle, die zytotoxische T-Zelle, kümmert sich um Viren, die sich das Instrumentarium unserer Zellen zunutze machen. Jede Immunzelle geht unabhängig von den anderen vor.

Wie das Immunsystem auf Bakterien reagiert

Lungenentzündung ist eine verbreitete Krankheit, deren Ursache eine Infektion durch Streptococcus pneumoniae oder Pneumococcus bacterium ist. Die Erreger siedeln sich in den Alveolen (Lungenbläschen) an und rufen Gewebeschäden und Entzündungen hervor. Wird die Krankheit nicht behandelt, kann sie ernste Folgen haben und sogar tödlich sein. Nun sollte man meinen, das Immunsystem mache kurzen Prozess mit diesen Bakterien, da sie ja außerhalb der Zellen leben – aber auch diese Erreger haben einen Weg gefunden, sich vor den Makrophagen zu verstecken. Sie hüllen sich in eine Art Mantel, so dass die Fresszellen sie nicht verdauen können. Das Immunsystem hat dieses Problem jedoch gelöst: Die B-Zellen produzieren Antikörper, die den Fresszellen zeigen, wo sie sich an die Bakterien heften und ihre Arbeit verrichten können. Antikörper, die sich an eine Bakterie heften, aktivieren das Komplement und lösen enzymatische Reaktionen aus, die den Feind

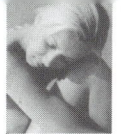

auflösen. Extrazelluläre Bakterien wie Pneumococcus lassen sich auf diese einfache Weise erfolgreich abwehren, sofern die körpereigene Abwehr gesund ist.

Parasiten und Viren

Die Antikörper-Reaktion ist sehr wirksam, wenn die Keime nicht innerhalb der Zelle leben. Viren und Parasiten, die in die Zelle eindringen, bleiben dagegen von den Antikörpern des Komplements verschont. Das Immunsystem musste also eine andere Taktik entwickeln, um gegen Invasoren dieser Art vorzugehen. Bevor die Erreger in eine Zelle eindringen, werden sie durch Makrophagen, natürliche Killerzellen und Phagozyten dezimiert; aber sobald sie in der Zelle sind, tragen die T-Zellen die Hauptlast der Abwehr.

Es gibt zwei Arten von intrazellulären Infektionen. Mikroorganismen können in die Organellen – z. B. Lysosomen und Endosomen – eindringen, die sich auf der Zellmembran befinden und durch sie in die Zelle gelangen. Tuberkulose- und Leprabazillen benutzen diese Methode. Der zweite Weg ist die Zellflüssigkeit. Dafür haben sich die Viren entschieden.

Organellen sind winzige Organe in der Zelle. **Endosomen** sind Gebilde in der Zelle. **Lysosomen** sind Organellen auf der Zellmembran. Sie enthalten Enzyme, die Zellen auflösen können.

Wenn ein Parasit oder Virus sich Zugang ins Innere einer Zelle verschafft, produziert die Zelle eine Substanz, die man Major Histocompatibility Complex (MHC) nennt. Die Fragmente des MHC auf der Zelloberfläche alarmieren vorbeischwimmende Helferzellen. Daraufhin sondern diese T_H1-Zellen das Zytokin Gamma-Interferon ab, das andere Zytokine – etwa den TNF und Nitroxide – anlockt, die den Eindringling vernichten. Wenn das Immunsystem nicht optimal arbeitet, setzen die T_H2-Zellen hauptsächlich die Zytokine Interleukin-4 und Interleukin-10 frei, nicht Gamma-Interferon. Diese beiden Interleukine hemmen die eben beschriebene Immunreaktion. Es ist klar, dass die Zytokine, die von den T-Zellen produziert werden, eine äußerst wichtige Rolle bei der Abwehr von Infektionen spielen. Ob der Körper eine Infektion besiegt oder ihr erliegt, hängt entscheidend davon ab, ob die Helferzellen T_H1-Zytokine oder T_H2-Zytokine absondern. Das könnte auch erklären, warum manche Menschen gegen bestimmte Erreger immun sind, während andere erkranken.

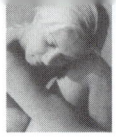
Bei Studien, die sich mit der Tuberkulose beschäftigten, hat sich gezeigt, dass Menschen, die „T_H1-dominant" sind, also schützendes Gamma-Interferon absondern, bessere Abwehrchancen haben als jene, die „T_H2-dominant" sind, also Interleukin-4 und Interleukin-10 freisetzen.

Intrazelluläre Viren

Viren leben in der Zellflüssigkeit und nutzen viele Komponenten der Zelle zu ihrem Vorteil. Mit Hilfe der Ribosomen stellen sie beispielsweise das Eiweiß her, das sie für ihre Fortpflanzung brauchen. Obwohl es dem Immunsystem schwer fällt, diese gut angepassten Viren zu finden und zu vernichten, ist das Problem lösbar. Zytotoxische T-Zellen spüren Zellen auf, die mit Viren infiziert sind; dann brechen sie Löcher in die Zellmembran und zerstören die ganze Zelle. Außerdem lösen sie den so genannten programmierten Zelltod (Apoptose) aus, das heißt, sie „überreden" die Zellen, sich selbst zu vernichten. So gehen sie auch gegen das HIV vor. Zudem setzt das Immunsystem Zytotoxine, Gamma-Interferon und TNF frei, um die Vermehrung der Viren zu hemmen und Makrophagen anzulocken, die ebenfalls infizierte Zellen vernichten. Das alles kann jedoch gefährliche Folgen haben. Wenn eine Infektion sehr schnell und heftig abläuft – das ist z. B. bei der Infektion durch Ebola-Viren der Fall –, löst das Immunsystem möglicherweise eine so starke Welle der Vernichtung aus, dass wichtige Organe funktionsunfähig werden und der Tod eintritt.

Nichtstun ist manchmal besser

Eine aggressive Immunreaktion auf eine Infektion kann den eigenen Organismus zerstören. Andererseits kommt es auch vor, dass Abwehrmaßnahmen unwirksam sind, so dass die Viren monate- oder gar jahrelang unbehelligt in den Zellen überleben können. Sie richten zwar kleinere Schäden an, doch wenn das Immunsystem sie nicht als Bedrohung empfindet, unternimmt es nichts gegen sie. Das ist zum Beispiel bei der Hepatitis A der Fall, dessen Erreger für gesunde Menschen nicht gefährlich ist. Chronische Träger des Hepatitis-B-Virus müssen mit Leberschäden rechnen, obwohl das Virus ziemlich harmlos ist. Immunologen glauben, daran seien zytotoxische T-Zellen schuld, die infizierte Leberzellen zerstören.

Manchmal „erlaubt" das Immunsystem infizierten Zellen, ein Virus zu beherbergen, damit die Immunreaktion nicht zu viele Zellen ver-

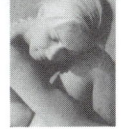

nichtet und den eigenen Organismus schädigt. Diese Anpassung schützt den Körper langfristig, vor allem wenn das Immunsystem nicht in der Lage ist, das Virus zu besiegen, ohne dem eigenen Gewebe irreparable Schäden zuzufügen. Diese Untätigkeit ist vorteilhaft, solange das Virus der Zelle nicht ernsthaft schadet.

Viren, Bakterien und Parasiten sind für das Immunsystem eine ständige Herausforderung. Sie mutieren unaufhörlich, um nicht entdeckt zu werden. Manche Viren, etwa das HIV, missbrauchen sogar die Einrichtungen unserer Zellen, um zu überleben und sich fortzupflanzen.

AIDS

AIDS – die Abkürzung für *aquired immunodeficiency syndrome* (erworbenes Immunschwäche-Syndrom) – wurde im Jahr 1980 entdeckt. Seitdem wurden Millionen von Dollar für die Suche nach einem Heilmittel oder Impfstoff ausgegeben. Nach über zwei Jahrzehnten wissen wir, dass AIDS eine ernste Bedrohung für die Gesundheit und das Leben des Menschen ist. Andere Infektionskrankheiten, zum Beispiel Malaria, töten zwar mehr Menschen; aber AIDS beunruhigt uns deshalb so sehr, weil es kein Heilmittel gibt. Kein anderes Virus wurde jemals so intensiv erforscht.

Es gibt viele HIV-Stämme, und manche sind gefährlicher als andere. In Westafrika ist das HIV–2 verbreitet, das schwächere Symptome auslöst als das tödliche HIV–1. Wissenschaftler sind sogar der Ansicht, dass einige HIV-Stämme unserer Gesundheit überhaupt nicht schaden – immerhin gibt es Männer, die seit über 15 Jahren mit dem HIV infiziert sind, ohne dass bei ihnen je AIDS-Symptome aufgetreten wären.

Die Meinungen über die Ursachen des AIDS gehen auseinander. Die meisten Mediziner halten jedoch das HIV für den Erreger. Typisch für die Krankheit ist das Fehlen von zirkulierenden Helferzellen. Die Forscher sind der Meinung, das HIV alleine schwäche das Immunsystem erheblich; aber wenn die Abwehr nicht mehr richtig arbeitet, sind Infizierte natürlich anfälliger für andere Infektionen, und oft sterben sie an solchen „opportunistischen" Krankheiten.

Die Anatomie des HIV
Im Gegensatz zu anderen Viren – z. B. Schnupfen-, Grippe- oder Hepatisviren – vermehrt sich das HIV in Immunzellen. Es ist ein Retrovirus,

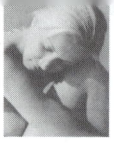

das Helferzellen „besetzt" und sich ihre Gene zunutze macht. Das HIV mutiert ständig, so dass es schwierig ist, einen Impfstoff zu entwickeln. Ähnlich wandlungsfähig ist auch das Grippevirus – darum brauchen wir jedes Jahr neue Impfstoffe.

Das Hauptangriffsziel des HIV sind also die Helferzellen. Das ist ein schlauer Schachzug, weil diese Zellen die anderen Teile des Immunsystems aktivieren. Sie befehlen den zytotoxischen T-Zellen, infizierte Körperzellen anzugreifen, und sie weisen die B-Zellen an, Antikörper zu bilden. Das eingedrungene HIV legt die Helferzellen jedoch lahm, so dass es sich ungestört vermehren kann.

Das HIV wird durch Blut und andere Körperflüssigkeiten (Sperma, Vaginalsekrete, Tränen, Urin, Speichel und Muttermilch) übertragen. Gleich nach einer Infektion beginnt eine erbitterte Schlacht zwischen dem Virus und dem Immunsystem, und man glaubt, dass das Immunsystem in manchen Fällen den Sieg erringt. Meist ist die Infektion aber schon zu weit fortgeschritten, wenn die B-Zellen beginnen, Antikörper zu produzieren. Sind die Zellen infiziert, treten grippeähnliche Symptome auf: Fieber, Hautausschlag, allgemeine Schwäche, Muskelschmerzen sowie Lymphdrüsenschwellungen in der Leiste, im Hals und unter den Armen (ähnlich wie beim Drüsenfieber). Mitunter schwellen Leber und Milz an. Diese Symptome verschwinden nach etwa zwei Wochen; aber innerhalb dieser Zeit können andere Menschen sich leicht anstecken. Danach kann es bis zu 12 Monate dauern, bis der Infizierte positiv auf HIV-Antikörper getestet wird, und er fühlt sich immer noch recht gut. Nach mehreren Jahren treten allmählich opportunistische Infektionen und Krebs auf.

Das HIV und die AIDS-Statistik

- In Kanada gibt es derzeit über 20 000 AIDS-Kranke.
- Man schätzt, dass 36 000 bis 42 000 Kanadier mit dem HIV infiziert sind.
- Auf der ganzen Welt sind rund 30 Millionen Menschen infiziert.
- Jeden Tag infizieren sich weitere 16 000 Menschen mit dem HIV.
- Im Jahr 1997 starben 2,3 Millionen Menschen an AIDS. Die Hälfte von ihnen waren Frauen.
- Mehr als eine Million Kinder sind mit dem HIV infiziert; 2,7 Millionen Kinder sind bereits an AIDS gestorben.

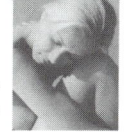

• Im Gegensatz zu einer verbreiteten Meinung ist heterosexueller, nicht homosexueller Geschlechtsverkehr der häufigste Übertragungsweg.

Die AIDS-Diagnose

Gesunde Menschen haben zwischen 800 und 1200 T-Zellen je Mikroliter. Fällt dieser Wert auf etwa 200 oder darunter und kommt es zu einer opportunistischen Infektion – zum Beispiel Pneumocystis carnii, Lungenentzündung oder Kaposi-Sarkom –, wird die Diagnose „AIDS" gestellt. Es kann ein Jahrzehnt oder sogar länger dauern, bis sich nach einer HIV-Infektion ein vollständiges Krankheitsbild entwickelt, und einige der in den Achtzigerjahren Infizierten sind auch heute noch frei von Symptomen.

Es gibt viele Erklärungsversuche für die Dezimierung der T-Zellen. Zytotoxische T-Zellen sind ein wichtiger Faktor im Kampf gegen Viren, die in Zellen eindringen, und darum vernichten sie auch infizierte Helferzellen. Das ist ein doppelschneidiges Schwert – denn die Zerstörung HIV-infizierter Zellen schwächt zugleich die Abwehr. Es kommt auch zum programmierten Zelltod, dessen Ursachen wir aber noch nicht genau verstehen. Beide Mechanismen zerstören die Helferzellen. Mehr noch: HIV-Infizierte haben hohe Interleukin-6-Werte, und die Folge sind Entzündungen und Gewebeschäden.

HIV und das Gleichgewicht zwischen T_H1-Zellen und T_H2-Zellen

Die HIV-Infektion hemmt die Produktion von Interleukin-2 durch die T_H1-Zellen. Schon Anfang der Neunzigerjahre nahm man an, die vom HIV verursachte Immunschwäche sei auf ein Ungleichgewicht zwischen T_H1- und T_H2-Zellen zurückzuführen. Inzwischen haben die Forscher nachgewiesen, dass neu Infizierte mehr T_H1-Zellen haben und dass innerhalb weniger Jahre die T_H2-Zellen die Oberhand gewinnen. Man glaubt, dass die symptomfreien Infizierten mehr T_H1-Zellen besitzen. In *Basic and Clinical Immunology* schreiben Mark Peakman und Diego Vergani: „Man sucht nach Therapien, die selektiv die T_H1-Reaktionen verstärken und die T_H2-Reaktionen dämpfen." Mit synthetischem Interleukin-2 ist das leider nicht gelungen.

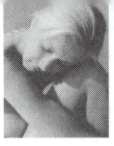
Die Wirkung von Moducare

Moducare leistet genau das, was Peakman und Vergani fordern: Es stimuliert die T_H1-Reaktionen und die Produktion von Interleukin-2. Patrick Bouic und sein Forscherteam an der Stellenbosch-Universität haben das in einer Studie mit einer kleinen Kontrollgruppe und 323 HIV-Infizierten nachgewiesen. Die Studie begann 1993, und die Patienten wurden mehr als fünf Jahre lang überwacht. Die Wissenschaftler bestimmten die Blutparameter einschließlich der T-Zellen, der Apoptose, des Serum-Zytokins (die Menge des entzündungsfördernden Interleukins-6, das die Vermehrung der Viren in den infizierten Zellen anregt) und die Virus-RNS im Plasma (das Plasma ist der flüssige Teil des Blutes, der Lymphe und der Muttermilch).

Für die Studie wurden die Patienten in zwei Gruppen eingeteilt. Die eine Hälfte bekam Moducare, die andere nicht. Alle wurden in der Klink für Infektionskrankheiten des Krankenhauses Tygerberg überwacht. Die Ergebnisse waren eindeutig: Bei den Kranken, die Moducare einnahmen, ging die Zahl der T-Zellen nicht zurück, im Gegensatz zur Kontrollgruppe. Nach sechs Monaten bot man den Mitgliedern der Kontrollgruppe ebenfalls Moducare an, weil die Zahl ihrer T-Zellen wie erwartet abgenommen hatte und Lebensgefahr bestand. Es wäre unethisch gewesen, diese Menschen einfach sterben zu lassen, obwohl klar zu sehen war, dass die mit Moducare behandelten Patienten keine T-Zellen verloren. Allerdings ließ die Apoptose – ein möglicher Grund für den starken Verlust von T-Zellen bei AIDS – in der Moducare-Gruppe zwar geringfügig, jedoch nicht signifikant nach.

Interleukin-6, das Entzündungen und die Vermehrung der Viren fördert, nahm in der Moducare-Gruppe signifikant ab. Viele Wissenschaftler empfehlen Antioxidantien, weil sie Interleukin-6 hemmen – ein weiterer Grund, die besprochenen Supernährstoffe einzunehmen (s. S. 37 ff.).

Eine antivirale Wirkung der Phytosterole und -steroline wurde bei der Studie nicht festgestellt, aber es könnte sein, dass sich dies bei langfristiger Einnahme ändert. Leider konnten nicht alle Patienten auf Viren untersucht werden, weil kommerzielle Tests erst gegen Ende der Studie zur Verfügung standen. Bei denen, die getestet wurden, nahm die Belastung mit Viren jedoch im Laufe von 6 bis 9 Monaten langsam ab. Der Rückgang war jedoch nicht so deutlich wie bei den heute üblichen antiviralen Medikamenten.

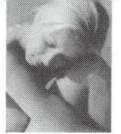

Bei einem Besuch in Südafrika diskutierte Professor Luc Montagnier, der Entdecker des HIV, mit Bouics Team den Wert von Sterolen und Sterolinen in der AIDS-Therapie. In den meisten Ländern der Welt ist die moderne AIDS-Therapie für die Betroffenen zu teuer. Das gilt vor allem für Afrika, wo die Kranken kein Geld für Medikamente haben und der Staat die Kosten nicht übernimmt. Wer an AIDS erkrankt und sich keine Behandlung leisten kann, muss also sterben.

Bouics Untersuchungen lassen darauf schließen, dass Moducare Helferzellen stabilisiert und die Bildung des entzündungsfördernden Interleukins-6 hemmt. Wir dürfen die Bedeutung von Moducare in der AIDS-Therapie nicht unterschätzen. Es sollte die Grundlage sein, auf der alle anderen Maßnahmen aufbauen. Selbst die neusten antiviralen Medikamente können die Zerstörung der T-Zellen bei AIDS-Infizierten nicht zum Stillstand bringen. Moducare ermöglicht AIDS-Kranken ein Leben mit dem Virus.

Mit dem HIV leben

AIDS ist eine überaus komplexe Krankheit, und das wollen wir keineswegs bestreiten. Wenn Sie zur Zeit den antiviralen AIDS-Cocktail einnehmen, dürfen Sie nicht ohne Einverständnis Ihres Arztes damit aufhören. Was wir hier vorschlagen, ist eine ergänzende Therapie. Wir wollen damit HIV-Infizierten – Ihnen oder einem Menschen, der Ihnen nahe steht – helfen, mit dem Virus lange und gesund zu leben.

Es gibt noch kein Heilmittel für AIDS, und darum müssen wir uns darauf beschränken, dem Immunsystem alles zu geben, was es braucht, damit Infizierte mit möglichst geringen Symptomen so lange wie möglich leben können. Die folgenden Empfehlungen sind als Bestandteil der Therapie gedacht, ebenso wie die Ernährungsratschläge. Für alle Infizierten sind auch die Tipps für eine gesunde Lebensweise wichtig, vor allem jene, die das seelische Gleichgewicht betreffen (s. S. 100 ff.). Denken Sie daran, dass die Seele und die Gefühle einen positiven oder negativen Einfluss auf die Immunität haben.

Weitere natürliche Therapien

DHEA und AIDS

Wenn sich nach der HIV-Infektion die typischen AIDS-Symptome einstellen, so ist dies mit komplexen Veränderungen in der Produktion von Nebennierenhormonen verbunden. Das gilt vor allem für Kortison

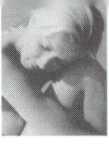

und DHEA. Bei vielen Krankheiten des Immunsystems ist der Kortison-spiegel erhöht, während der DHEA-Spiegel zurückgeht. Das Blut von HIV-Infizierten enthält fast immer zu wenig Dehydroepiandrosteron-sulfat (DHEAS) und DHEA. Beide sind Kortison-Antagonisten, und beide tragen dazu bei, dass die Zahl der T_H2-Zellen sinkt und die Zahl der T_H1-Zellen steigt. Wie bereits erwähnt, sind zahlreiche Immunstörungen die Folge: Krebszellen können sich vermehren, Entzündungen werden häufiger, und Autoimmunkrankheiten treten auf. Man hat außerdem festgestellt, dass der erhöhte Kortisonspiegel mit dem raschen Abster-ben der Helferzellen zusammenhängt. Wenn es gelingt, das Verhältnis zwischen Kortison und DHEA zu normalisieren, nimmt wahrscheinlich die Zahl der T_H2-Zellen ab und die Zahl der T_H1-Zellen zu – das trägt zur Harmonisierung des Immunsystems bei.

Sterole und Steroline erhöhen den DHEA-Spiegel

Phytosterole und -steroline sind Vorstufen des Pregnenolons, aus dem DHEA gebildet wird. Zudem steigern sie die Zahl der T_H1-Zellen und senken den Kortisonspiegel. Nehmen Sie eine Woche lang täglich 6 Kapseln Moducare auf leeren Magen und danach täglich drei Kapseln, um das Kortison-DHEA-Verhältnis zu normalisieren. Moducare erhöht Ihren DHEA-Spiegel mit der Zeit auf den Wert, der für Sie optimal ist.

Vitamin C bei AIDS

Robert Cathcart, Frederick Klenner, Linus Pauling und Ian Brighthope haben mit Vitamin C Viruskrankheiten behandelt – mit erstaunlichem Erfolg. Cathcart und Brighthope verabreichen Vitamin C auch HIV-Infi-zierten, teils intravenös, teils oral (s. S. 43 ff.). Gepuffertes Vitamin C (als Mineralascorbat) können Sie oral einnehmen, und zwar bis zur Darm-toleranzgrenze. Die Injektionen gibt Ihnen der Arzt. 60 bis 150 Gramm Natriumascorbat am Tag, intravenös zugeführt, können den Zustand des Kranken drastisch verbessern. Vitamin C bewirkt, dass das Immun-system besser arbeitet, und es regt die Produktion von Enzymen an, die der Körper für die Ausscheidung von Chemikalien und Umweltgiften benötigt. Außerdem ist es ein sehr wirksames Mittel gegen Pilze, Para-siten, Bakterien und Viren – das ist sehr wichtig, wenn bei AIDS-Kran-ken sekundäre Infektionen behandelt werden müssen. (Mehr über Vi-tamin C im Kapitel „Nährstoffe für das Immunsystem". Über Vitamin C und AIDS informiert das Buch *The AIDS Fighters* von Ian Brighthope.)

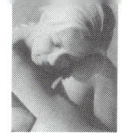

Das ABC der Hepatitis

Hepatitis ist eine Leberkrankheit, deren Ursache die Hepatitisviren A, B und C sind. Jedes Virus ruft andere Symptome hervor, wird anders übertragen und richtet unterschiedliche Schäden an.

Hepatitis A

Das Virus, das Hepatitis A hervorruft, lebt im Stuhl und wird durch verschmutztes Essen und Wasser übertragen. Von den drei genannten Virustypen kommt dieser Typ A am häufigsten vor. Am meisten gefährdet sind Familienmitglieder und alle Menschen, die in engem Kontakt mit einem Infizierten stehen. Schlechte Hygiene ist der Grund dafür, dass Hepatitis A so weit verbreitet ist. Oft ist ein Restaurant die Quelle einer Epidemie, aber auch Kindertagesstätten, deren Mitarbeiterinnen sich die Hände nicht sorgfältig waschen, nachdem sie Windeln gewechselt haben. Obst und Gemüse kann den Erreger ebenfalls übertragen, wenn es mit verschmutztem Wasser gegossen wurde. Das Virus überlebt in rohem oder leicht gekochtem Essen, vor allem in Meeresfrüchten, die mit ungeklärtem Abwasser in Berührung gekommen sind.

Die wichtigsten Symptome der Hepatitis A, die meist in einigen Wochen oder Monaten abklingen, sind: Fieber, Übelkeit, Erbrechen, Müdigkeit, Durchfall, Appetitverlust, Gelbfärbung der Haut und der Augen durch Bilirubin sowie eine erhöhte Produktion von Leberenzymen. Bilirubin ist eine rötlichgelbe Substanz, die in der Galle, im Blut, im Urin und in Gallensteinen vorkommt. Es dauerte einige Wochen, bis die Haut und der Bilirubingehalt des Blutes sich normalisieren. Hepatitis A ist selten tödlich, aber für ältere und immunschwache Menschen gefährlich. Im Gegensatz zur Hepatitis B und C führt die Hepatitis A nicht zu dauerhaften Leberschäden, und wenn Sie einmal infiziert waren, bleiben Sie gegen das Virus immun.

Hepatitis B

Ungeschützter Sex ist der häufigste Übertragungsweg des Virus, das Hepatitis B verursacht, aber man kann sich auch durch Blut anstecken. Anders als die Hepatitis A wird das B-Virus jedoch nicht durch verschmutztes Essen verbreitet. Eine infizierte Mutter kann es allerdings auf ihr neugeborenes Kind übertragen, und ohne Behandlung ist die Gefahr groß, dass das betroffene Kind an einer langwierigen Hepatitis B

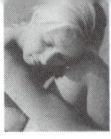
erkrankt. Scharfe Instrumente wie Tätowiernadeln, Piercingwerkzeug, Rasierklingen und Zahnbürsten können Virusträger sein.

Einige Symptome der Hepatitis B sind Fieber, dunkler Urin, Gelbsucht und starke Müdigkeit. Jedes Jahr erkranken 222 000 Nordamerikaner an dieser Krankheit, aber bei den meisten heilt sie ohne langfristige Folgen ab. Bei einem kleinen Prozentsatz entwickelt sich eine chronische Hepatitis, weil das Immunsystem nicht mit dem Virus fertig wird.

Chronische Hepatitis kann zu Leberzirrhose oder Leberkrebs führen. Infizierte können außerdem Menschen anstecken, mit denen sie ungeschützten Geschlechtsverkehr haben. In Kanada und in den USA sterben jährlich etwa 6000 Menschen an Hepatitis B.

Hepatitis C

Hepatitis C hat heute das Ausmaß einer Epidemie. Man schätzt, dass in Kanada 275 000 Menschen an Hepatitis C leiden. Den meisten von ihnen wurde vor 1992 verunreinigtes Blut übertragen. In den USA sind über 4 Millionen Menschen an chronischer Hepatitis C erkrankt, und die Krankheit ist der Hauptgrund für Lebertransplantationen.

Hepatitis C wird durch Bluttransfusionen und Körperflüssigkeiten übertragen. Ungeschützter Sex ist nicht die häufigste Infektionsursache. Pflegepersonal, Labortechniker, Sanitäter und Drogensüchtige, die Spritzen verwenden, sind am meisten gefährdet. Vor 1992 gab es keinen Bluttest, und darum wurden damals viele Menschen bei Blutübertragungen infiziert.

Grippeähnliche Symptome können, müssen aber nicht vorhanden sein. Manche Virusträger haben keinerlei Symptome. Im Gegensatz zu Hepatitis A und B geht die Hepatitis C fast immer in eine chronische Krankheit über. Bei mehr als 85 % der Infizierten entwickelt sich die chronische Form, und das Virus zerstört langsam und heimtückisch die Leber. Etwa 5 % der Betroffenen erkranken an Leberkrebs.

Therapien bei Hepatitis

Alle drei Formen der Hepatitis haben eines gemeinsam: Es gibt keine wirksame Therapie. Vorbeugende Impfstoffe gibt es für Hepatitis A und B, nicht aber für Hepatitis C. Die üblichen Medikamente haben schwere Nebenwirkungen. Alpha-Interferon wird bei Hepatitis B und C mit sehr geringem Erfolg eingesetzt (nur 35 % der Patienten spüren eine

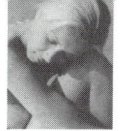

Wirkung), aber es löst Haarausfall, schwere Übelkeit und Depressionen aus. Kombiniert man Alpha-Interferon mit dem antiviralen Medikament Ribavirin, wird das Virus in 45 % aller Fälle vernichtet; aber die Nebenwirkungen sind erheblich, und wenn Schwangere diese Medikamente einnehmen, kann der Fetus geschädigt werden.

Sterole und Steroline bei Hepatitis

Der Schaden, den das Hepatitis-Virus anrichtet, ist darauf zurückzuführen, dass das Immunsystem Leberzellen angreift, um den Eindringling zu zerstören. Phytosterole und -steroline können diese Komplikation verhindern, weil sie die Wirkung der T_H2-Zellen und ihres Zytokins (Interleukin-6) hemmen und die Vermehrung von T_H1-Zellen fördern. Dadurch schützen sie das Lebergewebe. Wir empfehlen, eine Woche lang täglich 6 Kapseln einzunehmen, danach 3 Kapseln am Tag. Bei Patienten, die Moducare bekommen, wurde beobachtet, dass die Leberwerte schnell in den Normbereich zurückkehren.

Hepatitis C ist eine schwere Virus-Krankheit, und das Immunsystem trägt dazu bei, weil es versucht, die Viren zu vernichten. Die übliche Behandlung ist alles andere als zufriedenstellend, und die Nebenwirkungen der Medikamente sind schrecklich. Wenn man bedenkt, dass viele chronisch Kranke an Leberkrebs erkranken und/oder auf eine Lebertransplantation angewiesen sind, ist Moducare ein wirksames Mittel, um das Immunsystem zu harmonisieren, während das Virus zerstört wird. Wenn Sie bereits eine Transplantation hinter sich haben, dürfen Sie Moducare jedoch nicht einnehmen.

Ein Arzt testet Moducare

Dr. Stewart Gibson behandelte eine 70-jährige Patientin, die an chronischer Hepatitis C litt, seitdem sie vier Jahre zuvor eine Bluttransfusion erhalten hatte. Das Blutbild der Kranken zeigte sehr niedrige Werte für die weißen Blutkörperchen und die Blutplättchen. Dr. Gibson gab ihr dreimal in der Woche 3 Millionen Einheiten Intron A und erhöhte dann die Dosis auf 10 Millionen Einheiten zweimal in der Woche. Mehr konnte die Patientin nicht vertragen. So ging es zwei Monate weiter, ohne dass die Blutwerte sich änderten. Nun verabreichte der Arzt ihr zusätzlich dreimal täglich eine Tablette Legalon 70. Das Intron A setzte er nach mehreren Monaten ab. Dann nahm die Patientin neben dem

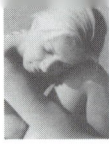

Legalon einige Monate lang dreimal täglich eine Kapsel Sterole und Sterine ein, und das Ergebnis war erstaunlich. Dr. Gibson war der Meinung, Moducare habe weitere Schäden an der Leber der Patientin verhindert. Der Blutplättchenwert stieg von unter 42 auf 65, und die Kranke hatte keine rötlichen Flecken mehr an den Armen und Beinen. Das ist zwar nur ein anekdotischer Bericht; aber Intron A bewirkt nur bei 30 % der Hepatitis-C-Patienten eine Besserung. Dr. Gibson glaubt, dass Moducare die Leberfunktion seiner Patientin verbessert hat.

Halten Sie sich an die Ernährungsempfehlungen bei Infektionskrankheiten, und nehmen Sie zusätzlich ein Silberdistel- oder Silymarin-Präparat ein, um die Leber zu stärken und zu entgiften. Nehmen Sie dreimal am Tag 100 bis 200 mg, bis die Symptome abflauen.

Dr. Robert Cathcart und andere verabreichen Vitamin C intravenös, um das Hepatitis-C-Virus abzutöten. Eine Dosis von 50 bis 100 Gramm heilt eine akute Hepatitis meist innerhalb von 2 bis 4 Tagen und eine Gelbsucht innerhalb einer Woche. Sprechen Sie mit Ihrem Arzt darüber.

Tuberkulose

Die Tuberkulose (TB) ist eine Infektionskrankheit, die vom Bacterium mycobacterium tuberculosis verursacht wird. Die Infektion ist entweder von kurzer Dauer oder chronisch, und sie kann sowohl die Lungen als auch andere Organe befallen. Frühsymptome der TB sind Husten und Fieber am Morgen, grippeähnliche Beschwerden, Schmerzen im Brustkorb, Atembeschwerden, Bluthusten, Appetitlosigkeit, starke Gewichtsabnahme und Nachtschweiß. In schweren Fällen kommt es zu Komplikationen, die den Tod herbeiführen können.

In Nordamerika sterben etwa 2000 Menschen im Jahr an TB. Bis vor kurzem glaubte man, die TB sei fast ausgerottet; aber sie hat wegen der vielen Langstreckenreisen eine Wiedergeburt erlebt. TB wird durch Kontakt mit infiziertem Sputum übertragen, das Infizierte abhusten. Menschen mit geschwächtem Immunsystem sind besonders anfällig, zum Beispiel AIDS-Kranke, Diabetiker und Unterernährte. Kortikosteroide, die bei Autoimmunkrankheiten wie rheumatoider Arthritis verwendet werden, schwächen das Immunsystem, so dass Krankheiten wie TB leichtes Spiel haben. TB wird mit starken antibakteriellen Medikamenten behandelt. Ergänzen Sie die Therapie durch immunstärkende Ernährung und Moducare.

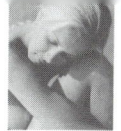

Sterole und Steroline bei Tuberkulose

Die Therapie der TB ist heute so wirksam, dass 95 % der Patienten, die sich an die ärztlichen Anweisungen halten, innerhalb von sechs Monaten geheilt sind. Leider befolgen fast ein Viertel der Erkrankten die Anweisungen nicht, so dass ihr Rückfallrisiko sehr hoch ist und zudem die Gefahr besteht, dass sie an einer therapieresistenten Form von TB erkranken.

Im Laufe der Therapie nehmen viele Patienten stark ab. Auch das ist gefährlich. Da die heute üblichen Behandlungsmethoden also sehr zu wünschen übrig lassen, haben Wissenschaftler in Südafrika die Wirkung von Phytosterolen und -sterolinen bei Lungentuberkulose untersucht. In Südafrika ist TB sehr verbreitet: 1993 erkrankten mehr als 500 von 100 000 Menschen daran. Patrick Bouic und sein Team gaben 23 Patienten Moducare neben der üblichen Kombination von Medikamenten (Isoniazid, Rifampicin und Pyrazinamid). Zunächst untersuchten sie das Sputum der Versuchsteilnehmer mikroskopisch, um das Mycobacterium tuberculosis nachzuweisen. Dann wurde per Los bestimmt, ob die Teilnehmer Moducare oder ein Placebo erhielten. Den Versuchsleitern und ihren Mitarbeitern war nicht bekannt, welcher Gruppe ein Patient angehörte. Der Zustand der Patienten wurde bei der Aufnahme und dann einmal im Monat beurteilt. Die Kriterien waren das Gewicht, eine Röntgenaufnahme, das Blutbild, die Zahl der weißen Blutkörperchen, das Sputum und die Leberfunktion. Die Patienten nahmen mindestens vier Monate lang an der Studie teil. Kranke mit therapieresistenter TB wurden in die Studie nicht einbezogen.

Von den 23 Patienten, die Sterole und Steroline erhielten, wurden 4 nachträglich ausgesondert, einer starb nach drei Monaten, einer erwies sich als therapieresistent gegen Rifampicin und Isoniazid, einer war HIV-positiv, und einer gab die Behandlung nach einem Monat auf. In der Placebogruppe blieben 18 Patienten. Am Ende der Studie war die Gewichtszunahme das auffallendste Ergebnis in der Moducare-Gruppe. Gewichtsabnahme ist ein ernstes Symptom der TB, das viele negative Folgen hat. Patienten, die Moducare bekamen, nahmen signifikant zu. Außerdem war eine signifikante Normalisierung der Blutwerte (einschließlich der Lymphozyten und der Eosinophilen) zu beobachten.

Alle Menschen, die an einer Infektionskrankheit leiden, sollten eine Woche lang dreimal täglich zwei Kapseln Moducare einnehmen, danach dreimal am Tag eine Kapsel.

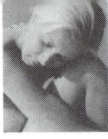

Resistente Bakterien

In den letzten Jahren sind einige Bakterienstämme gegen Antibiotika resistent geworden. Das Medikament Vancomycin war einst am wirksamsten; aber nun gibt es Bakterien, denen es nichts anhaben haben. Bakterien wie Enterococcus faecalis, Mycobacterium tuberculosis und Pseudomonas aeruginosa sind inzwischen gegen fast 100 Medikamente immun! Noch vor kurzem galten Krankheiten wie TB als beinahe ausgerottet, und man glaubte, Antibiotika würden mit allen Bakterien fertig. Die Wahrheit lautet: Es gibt gegen manche weit verbreiteten Bakterien kein wirksames Mittel mehr, und wir sind selbst daran schuld.

Der Hauptgrund dafür, dass immer mehr Bakterien resistent werden, ist der Missbrauch von Antibiotika. In Nordamerika werden jährlich 45 Millionen Pfund Antibiotika produziert. Viele Menschen bestehen darauf, Antibiotika zu schlucken, obwohl sie an einer Virusinfektion leiden, die auf Antibiotika nicht anspricht. Leider stellen manche Ärzte in solchen Fällen ein Rezept aus, damit ihre Patienten „zufrieden" sind. Dabei gibt es einfache Tests, mit denen sie herausfinden könnten, ob tatsächlich Bakterien im Spiel sind. Wir müssen Antibiotika als starke Medikamente betrachten und dürfen sie nur verordnen, wenn es gar nicht mehr anders geht. Ohrenentzündungen, wie sie bei Kindern häufig vorkommen, sind ein Beispiel für Krankheiten, die mit Antibiotika fast nie geheilt werden. Dennoch werden Antibiotika oft mehrere Male verordnet, um die ständig wiederkehrenden Symptome zu behandeln. Heute lernen die Medizinstudenten, dass sie Antibiotika bei Kinderkrankheiten nur in wenigen Fällen verordnen dürfen.

Dieser Missbrauch der Antibiotika (dazu gehört auch der vorzeitige Abbruch einer Therapie), gibt den Bakterien die Chance zu mutieren und resistent zu werden. Mehr noch: Antibiotika werden in den Ausguss gespült und gelangen in die Umwelt. Am schlimmsten ist es, wenn Patienten Reste von Antibiotika aufheben, um sich damit später selbst zu behandeln. Cremes, Salben und Seifen enthalten heute antibakterielle Substanzen – selbst damit müssen wir vorsichtig umgehen, weil sie Bakterien ebenfalls resistent machen können.

Das Vieh bekommt Antibiotika in großen Mengen, damit es in seiner unnatürlichen Umgebung gesund bleibt, und wenn wir Fleisch essen, verspeisen wir diese den Tieren verabreichte Antibiotika mit. Rindfleisch, Geflügel und Fisch aus Fischfarmen enthalten Reste von Anti-

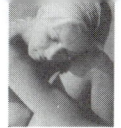

biotika. Die Bauern müssen sich bemühen, ihre Tiere auf ungefährliche, natürliche Weise gesund zu erhalten.

Gute Hygiene, vor allem häufiges Händewaschen, ist die wirksamste Methode, um die Ausbreitung von Bakterien einzudämmen. Wir dürfen nicht glauben, dass wir immer ein Antibiotikum gegen sämtliche Bakterien haben werden. Es könnte durchaus sein, dass wir uns im Kampf gegen Bakterien eines Tages voll und ganz auf unser Immunsystem verlassen müssen.

Das chronische Erschöpfungssyndrom

Das chronische Erschöpfungssyndrom oder CFS (vom englischen *chronic fatigue syndrome*) ist eine Krankheit des Immunsystems. Viele Betroffene können nur noch halbtags oder gar nicht mehr arbeiten, einige sind sogar bettlägerig. Die Symptome des CFS sind extreme Müdigkeit, Schwäche, Drüsenschwellungen, Fieber, Gleichgewichtsstörungen, Gehirnschäden und Depressionen. Die Genesung dauert manchmal Jahre, und Frauen sind häufiger betroffen als Männer.

Die Symptome sind so vielfältig und kurzlebig, dass CFS oft mit der Depression und anderen seelischen Krankheiten verwechselt wird. Kranke werden manchmal als Hypochonder abgestempelt, weil sie von einem Arzt zum anderen gehen. Um die Diagnose zu erleichtern, hat die Gesundheitsbehörde in Atlanta festgelegt, dass CFS vorliegt, wenn folgende Kriterien erfüllt sind: „Der Erschöpfungszustand muss seit mindestens sechs Monaten ständig vorhanden sein oder häufig wiederkehren und die normalen täglichen Aktivitäten durchschnittlich länger als 12 Stunden am Tag unmöglich machen." Als weitere Kriterien werden niedriges Fieber, fiebrige Erkältungen, Halsentzündung, Schlafstörungen, Verwirrung und Gefühlsschwankungen genannt.

Auch andere schwere Krankheiten, zum Beispiel rheumatoide Arthritis, Multiple Sklerose und Lupus treten bei Frauen häufiger auf. Einige Wissenschaftler machen Viren für diese Krankheiten verantwortlich, und viele halten das CFS für eine Virusinfektion. Als Erreger werden das Epstein-Barr-Virus, das Cytomegalo-Virus, das Herpes-simplex-Virus und das Herpesvirus Typ 6 verdächtigt. Wir wissen, dass manche Viren die Immunfunktion zu ihrem Vorteil verändern und jahre- oder gar jahrzehntelang „schlummern" können. Möglicherweise warten diese Viren auf eine Immunschwäche und vermehren sich,

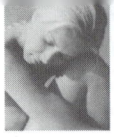

sobald die Gelegenheit für sie günstig ist, wobei sie dann die CFS-Symptome auslösen.

Ob das Immunsystem imstande ist, Keime abzuwehren, hängt vor allem von der Ernährung und vom seelischen Zustand ab. Wenn die Abwehr einmal geschwächt ist, wird sie mit Parasiten, Pilzen, Viren und Bakterien nicht mehr fertig. Man nimmt an, dass Parasiten beim CFS ebenfalls eine Rolle spielen. Sie schwächen den Körper, und das hat ernste, langfristige Folgen. Mikroorganismen, mit denen das Immunsystem einst mühelos fertig wurde, richten dann Verwüstungen an. Lassen Sie es nicht so weit kommen. Meiden Sie Gifte, und geben Sie Ihrem Körper alle Nährstoffe, die er braucht.

Immunstörungen und CFS

CFS-Patienten bilden zu wenig Antikörper, zu wenig natürliche Killerzellen, Gamma-Interferon, Interleukin-2 und TNF. Wenn die Zahl der Killerzellen abnimmt, gewinnen Parasiten, Viren und Krebszellen die Oberhand.

Andererseits haben CFS-Kranken zu viele Helferzellen und zu wenig Suppressorzellen, und die Zahl der B-Zellen und der Autoantikörper im Blut ist zu hoch. Die verstärkte Histaminproduktion löst Durchfall und Allergien aus. Über 65 % der CFS-Patienten leiden an allergischen Symptomen. Ihr DHEA-Spiegel ist zu niedrig, der Kortisonspiegel zu hoch.

Die Behandlung muss darauf abzielen, das Immunsystem zu harmonisieren, so dass es Krankheitserreger wirksam bekämpfen kann.

Sterole und Steroline in der CFS-Therapie

Phytosterole und -steroline regen die T-Zellen an, weil sie die Bildung der Zytokine Interleukin-2 und Gamma-Interferon fördern und die Produktion des entzündungsfördernden Interleukins-4 hemmen. Die Allergien und die Autoimmunreaktionen flauen ab, und das Immunsystem ist wieder fähig, latente Viren, Bakterien und Parasiten zu zerstören. Besonders wichtig ist, dass Sterole und Steroline die natürlichen Killerzellen aktivieren. Außerdem erhöhen sie den DHEA-Spiegel und senken den Kortisonspiegel. Das wurde auch bei AIDS, rheumatoider Arthritis und systemischem Lupus erythematodes beobachtet.

Wir empfehlen in der ersten Woche 6 Kapseln und danach 3 Kapseln täglich, um das Gleichgewicht im Immunsystem wiederherzustellen.

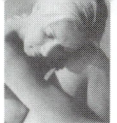

Wichtige Nährstoffe für CFS-Kranke

Befolgen Sie die Ratschläge für Infektionskrankheiten am Ende dieses Kapitels, und nehmen Sie einige zusätzliche Nährstoffe ein:

Über Coenzym Q_{10} haben wir bereits besprochen (s. S. 46 f.). Wenn die zelluläre und die allgemeine Immunität geschwächt ist – wie beim CFS –, verdient es besondere Aufmerksamkeit. Als starkes Antioxidans ist Coenzym Q_{10} bei Viruskrankheiten sehr wichtig. Darum fällt der Coenzym-Q_{10}-Gehalt der weißen Blutkörperchen rasch, wenn die Zellen gegen Krankheitserreger kämpfen müssen. Dieses Coenzym stimuliert auch die Makrophagen, so dass sie Bakterien, Viren und Parasiten besser bekämpfen können. Schon eine kleine Dosis (60 mg) Coenzym Q_{10} erhöht den Serum-IgG-Spiegel. Außerdem regt Coenzym Q_{10} die Aktivität der natürlichen Killerzellen an und hindert Tumore daran, Metastasen zu bilden.

Äußerst wichtig für CFS-Kranke ist die Fähigkeit des Coenzyms Q_{10}, die Produktion von Adenosintriphosphat (ATP) zu steigern. Der Körper braucht ATP als Energiequelle. Bei ATP-Mangel fühlen wir uns müde, die Muskeln sind schwach, und die Immunfunktion ist gestört. Die Zellen des Immunsystems, der Muskeln und des Herzens benötigen viel Coenzym Q_{10}, und wenn der Bedarf nicht gedeckt wird, sind Krankheiten die Folge.

Nehmen Sie während einer Infektion täglich 320 mg Coenzym Q_{10} ein, um die Immunzellen ausreichend zu versorgen. Dieser Mikronährstoff ist frei von Nebenwirkungen; aber wenn Sie Digitalis, Betablocker oder ACE-Inhibitoren einnehmen, muss der Arzt die Dosis dieser Medikamente senken, sobald Sie mit Coenzym Q_{10} beginnen.

Einige Vitamine und Mineralien haben großen Einfluss auf das Immunsystem. Nehmen Sie täglich folgende Mikronährstoffe ein: Quercetin, reduziertes L-Glutathion, Coenzym Q_{10}, Magnesium, Vitamin-B-Komplex, Zink, Vitamin A, Vitamin E und Selen. Johanniskraut, Echinacea, Shiitake, Knoblauch und Süßholzwurzel unterstützen den Kampf gegen Viren, Bakterien und Krebszellen und stärken nachhaltig das Immunsystem. Phytosterole und -steroline modulieren die Immunreaktion.

Alkohol, Zigaretten und Medikamente sind Gifte, die Sie meiden sollten, wenn Sie an einer Infektion leiden. Das gilt vor allem bei Hepatitis. Die Heilung wird erschwert, wenn Sie die Leber mit zusätzlicher Entgiftungsarbeit belasten.

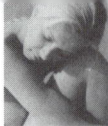

Ergänzungsmittel gegen Mikroorganismen

Ernähren Sie sich gesund, ruhen Sie sich aus, denken Sie positiv, treiben Sie maßvoll Sport, und stellen Sie sich den Herausforderungen des Lebens mit Humor.

Nehmen Sie eine Woche lang täglich 6 Kapseln Moducare und danach 3 Kapseln am Tag. Wenn Sie nur ein Mittel einnehmen wollen, dann ist dies das wichtigste.

Ergänzende Nährstoffe bei Infektionen	
Vitamin C (oral bis zur Darm-Toleranzgrenze)	zwei Wochen lang täglich 50 g intravenös
Vitamin A	100 000 IE mizelliertes Vitamin A, ein Tropfglas am ersten Tag; danach täglich 20 000 IE oder 4 Tropfen
Vitamin E	1200 IE am Tag: entweder zweimal täglich 1 ml mizelliertes Vitamin E oder dreimal täglich 400 IE natürliches Vitamin E mit gemischten Tocopherolen
Selen	täglich 200 mcg Selenomethionin
Vitamin-B-Komplex (hoch dosiert)	zweimal täglich 2 Kapseln
Zinkcitrat	täglich 60 mg
Magnesiumglycinat	zweimal täglich 100 mg
Iscador-Injektionen (Mistel)	1,0 ml subkutan
Lactobacillus acidophilus	täglich 2 Teelöffel Pulver
Knoblauchkapseln	täglich 3 Kapseln
Liponsäure	zweimal täglich 500 mg
„Udo's Choice"-Öl oder „Omega Balance"	täglich 2 Esslöffel zum Essen
reduziertes L-Glutathion	zweimal täglich 150 mg
Süßholzwurzelextrakt	zweimal täglich 5 ml
Verdauungsenzyme (vor jeder Mahlzeit)	2 Kapseln

Stress, Bewegung und Immunität

O Exzellenz, ein langes Leben ist mir lieber als Feigen.

William Shakespeare

Übermäßiger körperlicher oder seelischer Stress schwächt das Immunsystem. Er gleicht der einen Karte, die das ganze Kartenhaus zum Einsturz bringt. Leichter Stress hat nur wenig Einfluss auf ein optimal arbeitendes Immunsystem; aber starker Stress – etwa der Tod eines Angehörigen – kann es ins Wanken bringen. Für ein geschwächtes Immunsystem ist schon leichter Stress gefährlich.

Warum kann ein Immunsystem aus dem Gleichgewicht geraten und zu schwach oder zu heftig reagieren? Die meisten Krankheiten unserer Zeit haben zwei Hauptursachen: Stress und falsche Ernährung. Viele Ärzte sind der Meinung, dass der Stress inzwischen das Schnupfenvirus als häufigste Krankheitsursache abgelöst hat. Wenn Sie ständig unter Stress stehen oder das Gefühl haben, gegen den Stress machtlos zu sein, können Sie allein dadurch schon krank werden. Der grimmige Wettbewerb und der Wunsch, immer mehr zu haben und zu tun, trägt zu vielen Krankheiten bei.

Es gibt viele „Stressoren", unter denen wir jeden Tag leiden, auch wenn wir es nicht immer merken: Lärm, überfüllte Innenstädte, Umweltverschmutzung, Mangel an Sonne, Auto fahren, Verbrechen, Rassismus, Krankheitserreger, fehlende Lebensfreude, Missbrauch, die Schule, der Beruf, negative Gefühle, Einsamkeit und viele andere. Wenn solche Stressoren sich häufen, schwächen sie das Immunsystem, so dass Viren, Bakterien und Krebszellen sich vermehren und uns krank machen können.

Die Wissenschaft hat bestätigt, dass unsere Reaktion auf Stressoren eine tief greifende Wirkung auf die Fähigkeit des Körpers hat, sich vor alltäglichen Infektionen und lebensgefährlichen Krankheiten zu schützen. In seinem Buch *Der Stress des Lebens* schrieb Dr. Hans Selye: „Wenn eine Mikrobe immer in uns oder um uns herum ist, uns aber erst dann krank macht, wenn wir unter Stress stehen – was hat dann die Krankheit verursacht, die Mikrobe oder der Stress?" Dr. Selye war der Meinung, beide Faktoren seien an der Krankheit beteiligt. Einer schweren Krankheit geht oft eine große Belastung voraus, zum Beispiel ein Todesfall, Arbeitslosigkeit, die Erkrankung eines Angehörigen oder auch

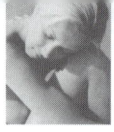

ein Umzug. Können Antibiotika wirksam sein, wenn wir die Ursache des Stress nicht beseitigen? Wir werden nicht jedes Mal krank, wenn wir mit einer Bakterie oder einem Virus in Kontakt kommen. Stress, falsche Ernährung und Umweltgifte schwächen die Abwehr und lassen das Pendel zur Krankheit hin ausschlagen.

Stress und Krankheit

Immer wieder berichten Leute von einem Freund, der eben einen Herzanfall hatte oder bei dem Krebs diagnostiziert wurde, und fügen hinzu: „Er war doch so gesund. Ich verstehe nicht, wie ihm das passieren konnte!" Dann erzählen sie, dass er auf gute Ernährung achtete, fünfmal in der Woche vier Kilometer joggte und großartig aussah. Leider können Sport und Ernährung allein eine Krankheit nicht verhindern. Wie bereits erwähnt (s. S. 69 ff.), spielt auch der Geist eine wichtige Rolle, denn er stärkt oder schwächt die Immunität. Ja, sie können mehr Vitamin B und Magnesium zu sich nehmen, und beides hilft Ihnen, Stress besser zu bewältigen. Sie können sich besser ernähren, um den Körper gesund zu erhalten. Aber wenn Sie den Stress in Ihrem Leben nicht bewältigen, kleben Sie lediglich ein Pflaster auf Ihre gesundheitlichen Probleme.

Stress ist der größte Risikofaktor, was schwere Krankheiten anbelangt. Ein guter Arzt fragt seine Patienten, welchen Belastungen sie ausgesetzt sind und wie sie damit umgehen. Stress ist die Hauptursache für Herzkrankheiten und Krebs. Manche Menschen haben ein normales Blutbild und müssen dennoch mit einem Herzinfarkt rechnen, weil sie Stress schlecht verkraften oder einfach zuviel Stress haben. Im Rahmen einer Studie fanden Wissenschaftler bei 20 000 Frauen, die Brustkrebs hatten, einen gemeinsamen Faktor: Sie fühlten sich als Gefangene ihres Lebens und ihrer Ehe und hatten keine Hoffnung, sich befreien zu können. Entscheidend war nicht, dass sie Gefangene waren, sondern dass sie das *Gefühl* hatten, gefangen zu sein.

Am Montagmorgen kommen Herzanfälle häufiger vor als während der restlichen Woche. Mediziner führen diesen Umstand darauf zurück, dass viele Menschen montags zu einer Arbeit zurückkehren, die sie verabscheuen. Wenn Sie Ihre Arbeit hassen, müssen Sie sich eine andere suchen! Bemühen Sie sich nach Kräften, dieses Problem zu lösen. Wenn Sie in Ihrem Beruf unzufrieden oder unglücklich sind, lei-

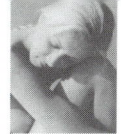

det der ganze Körper darunter, am meisten das Herz. Von einer neuen Arbeit oder einem neuen Beruf kann Ihr Leben abhängen. Aber das ist auch eine gute Nachricht, denn sie besagt, dass Sie den Stress in Ihrem Leben bewältigen können.

Des einen Stress ist des anderen Spiel

Jeder Mensch versteht unter Stress etwas anderes. Vielleicht macht es Ihnen Spaß, einen Vortrag zu halten; aber andere haben schreckliche Angst davor. Stellen Sie sich zwei Redner vor, die außerhalb eines vollen Saales warten. Der eine kann es kaum erwarten, sein Wissen mit den vielen Menschen im Saal zu teilen. Sein Puls ist leicht erhöht, aber das tut ihm gut, und es macht sein Gedächtnis schärfer. Der andere geht alle paar Minuten in die Toilette. Sein Herz klopft so laut, dass es ihm in den Ohren dröhnt, und außerdem hat er alles vergessen, was er sagen wollte. Diese beiden Menschen reagieren verschieden auf den gleichen Reiz. Der eine ist erwartungsvoll, der andere angespannt und ängstlich. Stress hängt also von unserer Einstellung ab, und darum ist es schwer, ihn zu definieren.

Natürlich verfügt der Körper über Mittel und Wege, sich vor den schädlichen Folgen des Stress zu schützen. Aber wenn der Stress extrem wird oder nie nachlässt, werden diese Abwehrmaßnahmen ihrerseits gefährlich. Eine Möglichkeit, mit starkem Stress fertig zu werden, ist „Kampf oder Flucht". Wenn wir merken, dass wir in Gefahr sind, löst das Gehirn einen Alarm aus und weist die Nebennieren an, Adrenalin und Kortison abzusondern, damit wir sofort kämpfen oder fliehen können. Vielleicht haben Sie schon die Geschichte der Mutter gehört, die ohne nachzudenken ein Auto hochhebt, weil ihr Kind darunter liegt. Die Stressreaktion ist die Quelle solcher übermenschlicher Leistungen.

Ursprünglich musste der Mensch gefährliche Situationen in Minuten oder Sekunden bewältigen. Heute befinden sich viele von uns ständig unter Druck: am Arbeitsplatz, im Straßenverkehr und zu Hause. Anhaltender körperlicher und seelischer Stress bringt das Immunsystem aus dem Gleichgewicht. Das überlastet die Nebennieren, das Herz und die Gefäße sowie die endokrinen Drüsen. Erschöpfte Nebennieren schrumpfen ähnlich wie die Thymusdrüse (s. S. 22 ff.), und ihre Hormonproduktion lässt nach.

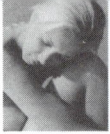
Die Nebennieren bilden auch das wichtige Hormon DHEA. Wenn sie erschöpft sind, treten Symptome einer Immunstörung auf: Allergien, Autoimmunreaktionen, Erkältungen, Grippe, chronische Infektionen, Reizdarm, Kopfschmerzen und Krebs. Das Gefühl, erschöpft und gestresst zu sein, ist meist auf ausgelaugte Nebennieren zurückzuführen.

Alles im Griff

Eine optimistische Einstellung zu den Stressoren des Lebens schützt das Immunsystem. Menschen, die gelernt haben, mit Stress umzugehen und Probleme zu lösen, fühlen sich nicht nur besser, sondern vergeuden keine Energie mit Dingen, die sie nicht ändern können. Setzen Sie sich realistische Ziele, stärken Sie Ihre Selbstachtung, und lernen Sie, wie man Stress abbaut.

Entspannung

Eine Entspannungsmethode

Die folgende Entspannungsmethode lernen Psychologiestudenten im ersten Studienjahr. Spannen Sie die Gesichtsmuskeln zwei Sekunden lang an, und entspannen Sie sich dann. Atmen Sie während der Anspannung tief ein und während der Entspannung tief aus. Spannen Sie dann die Hals- und Schultermuskeln an, und entspannen Sie sich nach zwei Minuten. Arbeiten Sie sich auf diese Weise hinunter bis zu den Füßen, und achten Sie darauf, wie viel Spannung sich dabei löst. Vielleicht müssen Sie diese Übung zwei- oder dreimal wiederholen, bis die Muskeln völlig entspannt sind.

Schützen Sie Ihren Körper, indem Sie möglichst viel Stress abbauen, und lernen Sie, mit dem Rest zu leben. Probieren Sie die beschriebenen Methoden der Stressbewältigung aus (s. S. 100 ff.), und nehmen Sie neben den dort genannten Nährstoffen auch die nachfolgend beschriebenen ein – sie sind speziell für die Behandlung stressbedingter Krankheiten gedacht.

Angehörige und Freunde als Seelentröster

Was die Stressbewältigung anbelangt, können wir die Bedeutung sozialer Kontakte – guter Freunde, der Familie, der Kirche und anderer Gruppen – gar nicht überschätzen. Gesellige Menschen mit erfüllenden Beziehungen erkranken seltener an Infektionen, brauchen seltener

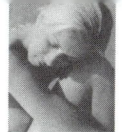

ärztliche Hilfe und haben ein stärkeres Immunsystem. Es ist nachgewiesen, dass Krebspatienten, die an einer Selbsthilfegruppe teilnehmen, sich von einer Operation oder Chemotherapie schneller erholen, länger leben und optimistischer in die Zukunft blicken. Wir sind soziale Wesen, und wir brauchen körperliche und seelische Interaktionen, um gesund zu bleiben. Kinder, die im Waisenhaus aufwachsen, selten berührt werden und wenig menschlichen Kontakt haben, erkranken häufiger, und manche sind sogar geistig zurückgeblieben.

Lächeln ist besser als Stirnrunzeln

Vielleicht merken Sie gar nicht, dass Sie die Stirn runzeln und die Schultern hängen lassen, als müssten Sie die Last der ganzen Welt tragen. Wenn Sie Ihre Haltung verbessern und lächeln, werden Sie mit dem alltäglichen Stress besser fertig. Machen Sie einen einfachen Test: Drücken Sie zwei etwa 5 cm lange Klebstreifen so auf die Stirn, dass sie ein Kreuz bilden. Jedes Mal, wenn Sie die Stirn runzeln, geben die Klebstreifen Ihnen ein Signal. Wenn Sie tiefe Runzeln auf der Stirn haben, sollten Sie darin ein Indiz für zuviel Stress sehen. Entspannungstechniken können solche Falten schneller beseitigen als eine Wundercreme oder eine kosmetische Operation.

Nährstoffe schützen vor Stressfolgen

Stärken sie Ihr Immunsystem durch richtige Ernährung (s. S. 65 ff.), und nehmen Sie die empfohlenen Ergänzungsmittel (s. S. 37 ff. und S. 54 ff.) sowie die folgenden Anti-Stress-Mittel ein.

Moducare

Stress löst im Körper immer die gleichen Reaktionen aus, einerlei, ob er körperlicher oder seelischer Art ist. Moducare erhöht den DHEA-Spiegel auf natürliche Weise und fördert die Bildung und die Aktivität der T-Zellen und der Killerzellen. Gleichzeitig hemmt es die Produktion des Stresshormons Kortison und des entzündungsfördernden Interleukins-6, die beide die Abwehr schwächen.

Nehmen Sie eine Woche lang täglich 6 Kapseln und dann täglich 3 Kapseln auf leeren Magen, um die Absorption zu verbessern.

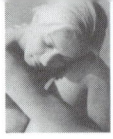

Nebennierenextrakte

Organspezifische Extrakte fördern die Reparatur bestimmter Gewebe. Je nachdem, welche Wirkung Sie anstreben, sollten Sie Extrakte aus der Nebennierenrinde oder aus der ganzen Drüse nehmen.

Die Dosierung der einzelnen Produkte ist unterschiedlich. Lesen Sie den Beipackzettel, und beginnen Sie mit der halben empfohlenen Dosis. Wenn Sie zuviel einnehmen, werden Sie nervös und können schlecht einschlafen. Verwenden Sie nur Extrakte von guter Qualität.

Homöopathische Arzneien

Die Homöopathie ist ein außergewöhnlich sanftes, natürliches Heilverfahren, das den ganzen Menschen behandelt, nicht nur seine Symptome. Die Arzneien wollen die Natur unterstützen, anstatt sie zu bekämpfen. Fieber, Entzündungen, Durchfall, Kopfschmerzen und andere Symptome gelten als Versuch des Körpers, zum Normalzustand zurückzukehren. Homöopathische Arzneien werden so ausgewählt, dass sie genau zum Symptombild des Kranken passen. Dabei werden körperliche und seelische Symptome berücksichtigt. Nach dem Gesetz „gleiches heilt gleiches" imitiert die Arznei die Symptome, an denen der Patient bereits leidet, und kurbelt auf diese Weise das müde Immunsystem an. Da zwei ähnliche Störungen nicht gleichzeitig im Körper existieren können, muss der Körper eine von ihnen beseitigen. Wenn beide so ähnlich sind, dass er sie nicht unterscheiden kann, beseitigt er beide und wird wieder gesund.

Die Arzneien werden aus Pflanzen, Tieren und Mineralien hergestellt. Sie sind stark verdünnt und daher für Menschen in jedem Alter und in jedem Zustand ungefährlich. Bei akuten, einfachen Beschwerden ist eine Selbstbehandlung möglich. Wenn Sie jedoch an einer komplexen oder chronischen Krankheit leiden, sollten Sie einen qualifizierten Homöopathen konsultieren.

Homöopathische Arzneien sind auch bei seelischen Störungen sehr wirksam. Wenn eine zerbrochene Beziehung, ein verdrängter Missbrauch oder der Tod eines Angehörigen Sie unglücklich macht, kann die Homöopathie Ihnen helfen. Die Arzneien werden auf das Individuum abgestimmt – denn was dem einen hilft, muss beim anderen nicht wirken. Wir haben mit der Homöopathie hervorragende Ergebnisse erzielt. Probieren Sie es aus – mit einem guten Arzt.

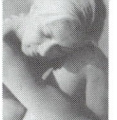

Kava-Extrakt

Unruhe und Angst lösen Schweißausbrüche, Verspannungen und Herz-klopfen aus. Manche Menschen leiden an Panikattacken, einer schwe-ren Form von Angst mit Symptomen, die so heftig sind, dass sie kaum noch atmen können oder einen Herzanfall befürchten. Auch das Reizdarmsyndrom verschlimmert sich unter dem Einfluss von Stress und Angst.

Kava Kava ist ein vorzügliches Kraut gegen Angst. Es ist ebenso wirk-sam wie Diazepam (Valium), ohne dessen Nebenwirkungen zu haben. Nehmen Sie täglich 200 mg ein, aber achten Sie darauf, dass das Präpa-rat 30 % Kavalactone (aktive Bestandteile) enthält.

Sport und Immunität

Maßvoller Sport fördert die Gesundheit und stärkt die Immunität. Ge-hen ist am nützlichsten, denn es bringt den Körper in Schwung und klärt den Geist. Aber Sie können auch zuviel des Guten tun. Starke kör-perliche Belastungen schwächen das Immunsystem so sehr, dass Sie sich hinterher leichter erkälten und länger brauchen, um sich zu erho-len. Marathonläufer leiden besonders unter den negativen Folgen ihrer großen Belastung. Patrick Bouic und andere Wissenschaftler haben herausgefunden, dass die Aktivität der T-Zellen und der natürlichen Killerzellen nach einer zu großen Anstrengung abnimmt. Das schwächt die Abwehr, und der Körper wird vorübergehend anfälliger für Mikro-organismen. Die Krankheitsneigung und sogar das Krebsrisiko nehmen dabei zu.

Immunologen und Sportphysiologen haben untersucht, warum Ma-rathonläufer unmittelbar nach einem Rennen so oft an Erkältungen oder Grippe erkranken. Sie stellten fest, dass die übermäßige körperli-che Belastung Gewebe schädigt und die Bildung von Kortison und ent-zündungsförderndem Interleukin-6 verstärkt. Ist Ihnen schon einmal aufgefallen, dass Marathonläufer und andere Hochleistungssportler alt aussehen? Wenn diese Athleten sich nicht korrekt ernähren und keine Ergänzungsmittel einnehmen, beschleunigen sie in der Tat den Alte-rungsprozess. Die Folgen sind Muskelschwund und Hautfalten. Der Körper holt sich die benötigten Nährstoffe notfalls aus den Muskeln, aus den Knochen und aus dem Bindegewebe. Achten Sie also darauf, dass Sie die Nährstoffe aufnehmen, die Sie für Ihren Sport brauchen.

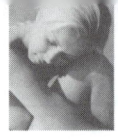

Wir raten Ihnen nicht, mit dem Sport aufzuhören. Aber wir empfehlen Ihnen, Vorkehrungen zu treffen, wenn Sie eine Sportart bevorzugen, die eine lang anhaltende, starke Belastung für den Körper ist. Sorgen Sie dafür, dass Ihr Immunsystem alles bekommt, was es braucht, um den Körper zu schützen. Wir wissen, dass Antioxidantien für Sportler notwendig sind, um die freien Radikalen unschädlich zu machen, die sich beim harten Training bilden. Auch Phytochemikalien werden immer mehr als wichtige Schutzstoffe bei großen körperlichen Belastungen anerkannt. Wenn Sie an Nährstoffmangel leiden und dennoch ins Fitness-Center gehen oder joggen, schädigen Sie nicht nur Ihre Muskeln, sondern auch Ihr Immunsystem. Fitness beginnt mit gutem, gesundem Essen. Sie müssen alle Nährstoffe zu sich nehmen, die notwendig sind, um die Muskulatur und die Immunität zu schützen.

Die Ernährungswissenschaft hat in den letzten Jahren im Bereich des Sports erhebliche Fortschritte gemacht. Gesunde Ernährung ist die Voraussetzung für optimale Leistungen. Sterole und Steroline tragen dazu bei, dass Sie sich vom Training schneller erholen und mit der Zeit bessere Leistungen erbringen. Erkältungen, Grippe und Beschwerden nach dem Training lassen sich weitgehend vermeiden. Denken Sie aber daran, dass es uns hier nicht um den Muskelaufbau geht, sondern um das Immunsystem, die Vorbeugung gegen Infektionen und eine kürzere Erholungsphase. Wenn Sie mehr über Muskeltraining und Fitness wissen wollen, empfehlen wir Ihnen Michael Colgans Bücher *The Sports Nutrition Guide* und *The Power Program* (Apple Publishing) sowie *Now or Never* von Joyce L. Viedral, dessen Thema Fitness für Frauen ist.

Sterole und Steroline für Marathonläufer

Viele Marathonläufer haben ein schwaches Immunsystem. Wir wissen, dass die Wirkung eines harten Trainings auf die Immunität von der Dauer und der Intensität der Belastung abhängt. Ein hartes, langes Training unterdrückt die Immunreaktion, während ein mäßiges Training sie fördert. Wissenschaftler haben festgestellt, dass die Zahl der weißen Blutkörperchen nach einem anstrengenden Training zunimmt, ihre Funktionstüchtigkeit jedoch abnimmt. Die Immunschwäche nach einem Marathonlauf ist möglicherweise darauf zurückzuführen, dass die Helferzellen keine regulierenden Substanzen mehr absondern. Es mangelt vor allem an dem hochwirksamen, antiviralen Gamma-Interferon.

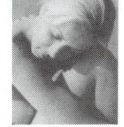

Außerdem wurde im Blut und im Urin von Sportlern nach hartem Training mehr Interleukin-6 gefunden. Diese Substanz erhöht den Kortisonspiegel und senkt den DHEA-Spiegel, aber sie inaktiviert auch die natürlichen Killerzellen. In dieser Phase der zeitweiligen Immunschwäche können Mikroorganismen, besonders Viren, unerkannt in den Körper eindringen und Infektionen auslösen.

Patrick Bouic und sein Team haben nachgewiesen, dass Phytosterole und -steroline starke Immunmodulatoren sind (sie harmonisieren also das Immunsystem). Mit ihrer Doppelblindstudie wollten sie herausfinden, ob Sterole und Steroline die tief greifenden physiologischen Veränderungen hemmen, die im Blut von Sportlern zu beobachten sind, und ob diese Pflanzenfette die Entzündungen und Muskelschmerzen lindern, die nach einem anstrengenden Marathonlauf auftreten.

Bouic und seine Kollegen stellten eine Gruppe von 20 Sportlern zusammen, die einem Verein angehörten. Sie waren gesund und hatten einen Fragebogen beantwortet, bei dem es um ihre bisherige sportliche Karriere und um ihre Neigung zu Krankheiten der oberen Atemwege und zu Virusinfektionen nach Marathonläufen ging. Vier Wochen nach dem Lauf entnahmen die Forscher ihnen Blut und vermerkten genau, ob sie in den vergangenen vierzehn Tagen Vitamine, Mineralien oder antivirale Mittel eingenommen hatten. Acht Sportler bekamen Kapseln, die Phytosterole und -steroline enthielten, und nahmen dreimal am Tag zwei Kapseln ein. Die anderen neun erhielten ein Placebo. Drei Sportler wurden ausgesondert, weil sie nicht zum abschließenden Bluttest (Blutbild, Differenzialblutbild, Interleukin-6 und Leberfunktionstest) erschienen waren.

Nach dem Marathonlauf zeigte sich, dass die mit Sterolen und Sterolinen behandelte Gruppe im Vergleich zur Placebogruppe einen signifikant niedrigeren Interleukin-6-Spiegel hatte und dass bei ihr das Verhältnis zwischen Kortison und DHEA deutlich harmonischer war. Kortison unterdrückt die Immunreaktion, und in der Placebogruppe war der Kortisonspiegel erhöht, was man auch erwartet hatte. In der behandelten Gruppe war er dagegen gesunken, und der DHEA-Spiegel war signifikant gestiegen. DHEA moduliert das Immunsystem, schützt vor viralen und bakteriellen Infektionen und hemmt die Tumorbildung. Es schützt auch vor dem tödlichen Coxsackie-B-Enterovirus und vor dem Bakterium Enterococcus faecalis. Studien belegen, dass DHEA bei Ratten das Cryptosporidium parvum hemmt. Der DHEA-Spiegel

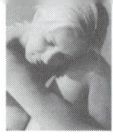

sinkt, wenn wir älter werden, und die Folge sind nach Ansicht einiger Wissenschaftler Immunstörungen, zum Beispiel ein erhöhter Interleukin-6-Spiegel und chronische Krankheiten einschließlich Arthritis.

Wir wissen, dass optimale Gesundheit ein Gleichgewicht zwischen zwei Arten von Helferzellen voraussetzt. DHEA aktiviert die T_H1-Zellen und die modulierenden Substanzen, die sie freisetzen, darunter Interleukin-2. Außerdem steigert DHEA die Aktivität der zytotoxischen T-Zellen und die Zahl der T-Zellen insgesamt, während es die Bildung von Interleukin-4 hemmt, das Entzündungen auslöst und Gewebe zerstört. Sterole und Steroline sind Vorstufen des Pregenolons und somit auch des DHEA. Sie erhöhen den DHEA-Spiegel auf natürliche Weise und ohne die kleinen Nebenwirkungen der direkten Substitution (z. B. Akne und bei Frauen Haarwachstum im Gesicht).

Wenn die T_H2-Zellen dominieren und die T_H1-Zellen wenig aktiv sind, sinkt der DHEA-Spiegel stark, vor allem bei Kranken, die Kortikosteroide einnehmen, um Beschwerden bei Knorpel- oder Muskelschäden und Autoimmunstörungen wie Lupus, rheumatoider Arthritis und Multipler Sklerose zu lindern. Zu niedrig ist der DHEA-Spiegel auch bei Menschen, die an CFS leiden oder sich nach körperlichen Anstrengungen schlecht erholen. DHEA ist ein äußerst wichtiges Immunhormon, und wenn wir jung und gesund bleiben wollen, müssen wir für einen optimalen DHEA-Spiegel sorgen.

Über die Auswirkungen starker sportlicher Anstrengungen (ein Stressor) auf das Immunsystem wird seit Jahren intensiv diskutiert. Die meisten negativen Folgen des Übertrainings sind auf eine zu hohe Kortisonproduktion, ein Ungleichgewicht zwischen T_H1- und T_H2-Zellen sowie einen sinkenden DHEA-Spiegel zurückzuführen. Phytosterole und -steroline verbessern diese Parameter innerhalb weniger Wochen drastisch. Wenn Sie nur ein einziges Ergänzungsmittel einnehmen wollen, dann sollten Sie Moducare nehmen. Es ist ungiftig und preiswert. Nehmen Sie eine Woche lang 6 Kapseln täglich und danach 3 Kapseln am Tag, um das Immunsystem zu stärken. Am besten nehmen Sie Moducare ein Leben lang, damit Sie auch in stressigen Zeiten vor opportunistischen Infektionen geschützt sind.

Wenn Sie Ihr Immunsystem mit den richtigen Nährstoffen versorgen und ihm nach körperlichen und seelischen Belastungen genügend Ruhe gönnen; wenn Sie Umweltgifte meiden und Ihr Immunsystem hegen und pflegen, dann besitzen Sie eine mächtige Waffe gegen Krank-

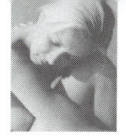

heiten. Sie wissen jetzt, wie Sie Ihr Immunsystem heilen können. Wenden Sie nun Ihr Wissen an, und genießen Sie ein Leben ohne chronische Krankheiten. Respektieren Sie die Bedürfnisse Ihres Körpers, und achten Sie auf eine ausgewogene Lebensweise. Dann haben Sie Ihr Leben und Ihre Gesundheit im Griff.

Anhang

Bezugsquellen

Für Moducare (Sterole/Steroline), essentielle Fettsäuren (z. B. Fischöle), Nachtkerzenöl, Quercetin, Aminosäuren, Vitamine und Mineralien wenden Sie sich bitte an:

Alyx Biologicals B. V.
Koperstraat 17
NL-6291 AH Vaals
Niederlande
Telefon +31 43 308 0285
Telefax +31 43 308 0290
E-Mail: info@alyxbiologicals.com
E-Net: www.alyxbiologicals.com

Für weitere Informationen und Bezugsquellen wenden Sie sich bitte an die:

DGR-Foundation
Dr. Gustav Rauch Stichting
Postbus 451
6290 AL Vaals
Niederlande
Telefon +31 43 306 6526
Telefax +31 43 308 0284
E-Mail: info@dgrfoundation.org
E-Net: www.dgrfoundation.org

Literatur

Becher, Barbara: Zink und seine heilende Wirkung, Heidelberg, HAUG Verlag 1999, ISBN 3–8304–2009–9

Beyersdorff, Dietrich: Biologische Wege zur Krebsabwehr, Heidelberg, HAUG Verlag 1999, ISBN 3–8304–2007–2

Burgerstein, Lothar: Burgersteins Handbuch Nährstoffe, Heidelberg, HAUG Verlag 2000, ISBN 3–8304–2017-X

Dandekar, Govin: Mit Ayurveda Hepatitis heilen, Heidelberg, HAUG Verlag 1998, ISBN 3–8304–0798-X

Enders, Norbert: Enders' Handbuch Homöopathie, Heidelberg, HAUG Verlag 1998, ISBN 3–8304–0808–0

Enders, Norbert: Enders' Homöopathische Hausapotheke, Heidelberg, HAUG Verlag 2000, ISBN 3–8304–2038–2

Friebel, Volker: Die sanfte Kraft der inneren Bilder, TRIAS RELAX-CD, Stuttgart, TRIAS Verlag 1997, ISBN 3–89373–408–2

Friebel, Volker: Durch Gelassenheit und Ruhe zu neuer Kraft, TRIAS RE-LAX-CD, Stuttgart, TRIAS Verlag 1998, ISBN 3–89373–455–4

Friedrich, Uwe: Homöopathie als Alternative, Heidelberg, HAUG Verlag 1998, 3–8304–0819–6

Harnisch, Günter: Das Glück im Sandkorn, Stuttgart, TRIAS Verlag 2000, ISBN 3–89373–541–0

Kretschmer, Christine/Herzog, Alexander: Gesunde Ernährung bei Krebs, Heidelberg, HAUG Verlag 1998, ISBN 3–8304–0850–1

Lubinic, Edeltraud: Handbuch Aromatherapie, Heidelberg, HAUG Verlag 1997, 3–8304–0857–9

Mayr, Peter: Die Candida-Diät, Heidelberg, HAUG Verlag 2001, ISBN 3–8304–2049–8

Ohm, Dietmar: Stressfrei durch Progressive Relaxation, Stuttgart, TRIAS Verlag 1999, ISBN 3–89373–508–9

Ohm, Dietmar: Stressfrei durch Progressive Relaxation, TRIAS RELAX-CD, Stuttgart, TRIAS Verlag 1998, ISBN 3–89373–456–2

Schmidt, Friedrich Wilhelm: Strahlentherapie, Heidelberg, HAUG Verlag 2000, ISBN 3–8304–2002–1

Schmiedel, Volker/Augustin, Matthias: Handbuch Naturheilkunde, Heidelberg, HAUG Verlag 1997, ISBN 3–8304–0909–5

Walb, Ludwig: Original Haysche Trennkost, Heidelberg, HAUG Verlag 1996, ISBN 3–8304–0923–0

Wilk, Daniel: So einfach ist Autogenes Training, Stuttgart, TRIAS Verlag 2000, ISBN 3–89373–600-X

Wilk, Daniel: So einfach ist Autogenes Training, TRIAS RELAX-CD, Stuttgart, TRIAS Verlag 2000, ISBN 3–89373–597–6

Register